名医遗珍系列丛书·江苏专辑

张泽生医案医话集

张继泽　邵荣世　单兆伟　**编著**

张抱芳　张子明　　　　　**整理**

U0346012

中国中医药出版社

·北京·

图书在版编目（CIP）数据

张泽生医案医话集/张继泽，邵荣世，单兆伟编著．—北京：中国中医药出版社，2013.4（2020.4 重印）

（名医遗珍系列丛书．江苏专辑）

ISBN 978-7-5132-1222-9

Ⅰ.①张⋯　Ⅱ.①张⋯ ②邵⋯ ③单⋯　Ⅲ.①医案 – 汇编 – 中国 – 现代 ②医话 – 汇编 – 中国 – 现代　Ⅳ.①R249.7

中国版本图书馆 CIP 数据核字（2012）第 262936 号

中国中医药出版社出版

北京经济技术开发区科创十三街 31 号院二区 8 号楼
邮政编码　100176
传真　010 – 64405750
三河市同力彩印有限公司印刷
各地新华书店经销

开本 880×1230　1/32　印张 12　字数 269 千字
2013 年 1 月第 1 版　2020 年 4 月第 2 次印刷
书号　ISBN 978 – 7 – 5132 – 1222 – 9

定价　49.00 元
网址　www.cptcm.com

社 长 热 线　010 – 64405720
购 书 热 线　010 – 89535836
维 权 打 假　010 – 64405753

微信服务号　zgzyycbs
微商城网址　https://kdt.im/LIdUGr
官 方 微 博　http://e.weibo.com/cptcm
天猫旗舰店网址　https://zgzyycbs.tmall.com

如有印装质量问题请与本社出版部联系（010 – 64405510）
版权专有　侵权必究

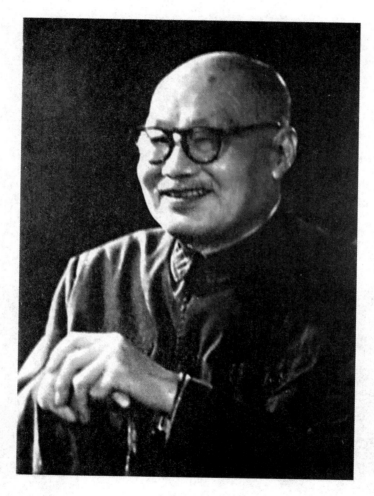

张泽生教授

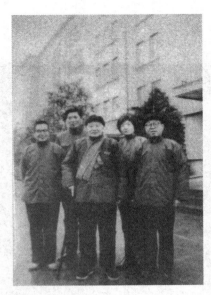

张泽生教授（中）与张继泽（左一）及学生合影

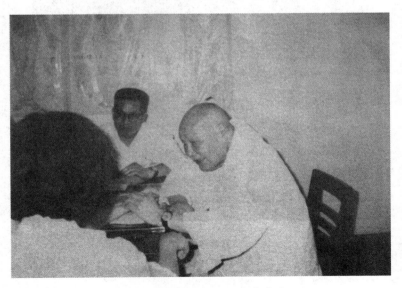

张泽生教授（右一）为患者诊病

出版者言

　　《名医遗珍系列丛书》旨在搜集、整理我国近现代已故著名中医生前遗留的著述、文稿、讲义、医案、医话，等等。这些文献资料，有的早年曾经出版、发表过，但如今已难觅其踪；有的仅存稿本、抄本，从未正式刊印、出版；有的则是家传私藏，未曾面世、公开过，可以说都非常稀有、珍贵。从内容看，有研习经典医籍的心悟、发微，有学术思想的总结、阐述，有临证经验的记录、提炼，有遣方用药的心得、体会，篇幅都不是很大，但内容丰富多彩，且都带有鲜明的名医个人特色，具有较高的学术和实用价值，足资今人借鉴。

　　寻找、搜集这些珍贵文献资料是一个艰难、漫长而又快乐的过程。每当我们经过种种曲折找到并落实好一种想要的文本时，都如获至宝，兴奋不已，尤其感动于这些文本拥有者的无私帮助和大力支持。他们大都是名医之后或门生弟子，不仅和盘献出这些珍贵文献，并主动提供相关素材、背景资料，而且很多都亲自参与整理、修订，确保了所出文本的高保真和高品质，也激励、鞭策我们不畏艰难，更加努力。

　　江苏自古人杰地灵，中医药历史底蕴深厚，历代名医大家辈出，学术流派纷呈，医书珍籍充栋。我们这次推出的《名医遗珍系列丛书·江苏专辑》，集中收集、整理了肾病宗师邹

1

云翔、肝病大家邹良材、丹阳贺派鼻祖贺季衡、张锡纯入门弟子黄星楼、红顶御医曹沧洲祖孙三代、脾胃病名家张泽生，以及吴中名医黄一峰、奚凤霖等江苏名医大家的著述医验，资料珍贵，内容精彩，从一个侧面展示了江苏中医药的风貌。

我们还将陆续推出类似的专辑。真诚希望同道和读者朋友继续给我们提供线索，提出好的意见和建议（qkk5806@sohu.com），共同把这套书做成无愧于时代的精品、珍品。

《名医遗珍系列丛书》编委会
2012 年 12 月

序　言

忆昔朝夕受教益，大医良师古风存。倥偬不觉半世纪，仰瞻慈容念恩情。道德文章贻后学，青囊仁术有传人。誉载四海众缅怀，华夏喜留不朽名。

我于1957年来院工作，张泽生老先生当时是主管医疗的内科主任，虽已年逾花甲，但门诊病房，工作繁忙，不辞辛劳，对下级医师关怀备至，热心指导。翌年，创建时病病区，50张床分为东西两组，我与汪履秋同志各管一组，任住院医师。张老全面负责，天天一早来病房。早会后先诊查危重病员，处理妥当后，普查各病室，隔日一组，指导诊疗工作。四诊、辨证确定治法、选方用药，一丝不苟。晚间还到病房诊视危重病患。3年时间，使我朝夕受教获益。以后的岁月里，我在内科脾胃肝胆病区，张老每周2~3次来查房指导。特别是对脾胃（消化系统）病疑难重症，他细心诊查，传授经验。我们还常不定期聆听张老辅导讲座。10多年相随学习，大医、良师的形象永志不忘，业务上的启示、提高，使我终身受益。瞻仰遗容、缅念恩情，往事历历在目。

张老行医60余载，救死扶危，屡起沉疴，一生诊病无数，德技双馨，誉满省内外。来院以后，医教相兼，对省中医进修学校学员、南京中医学院历届中医本科生、西学中班（包括

1

卫生部 1956 年首届）学员、省内外进修医生等进行临床带教指导。辅导讲课，释疑解难，教授医道，传承薪火，受教益者不下万余人。其中诸多学者，陆续成为各地各单位内科、脾胃病学科带头人。名师高徒，桃李芬芳，遍及海内，名实相符，难能可贵。

1979 年岁末，由其学术继承人张继泽、邵荣世、单兆伟（均为我省第二批名中医）整理张老历年来资料较完整的百余例病案及医话 30 余篇，约 18 万字，当时张老阅后欣然嘱余加以统稿审校。《张泽生医案医话集》书成，江苏省科技出版社于 1981 年 9 月刊行，第一次印 9500 册，全国热销，很快售罄。

今岁张继泽同志遵其先父遗愿，又加以补充前书遗篇及文章，并应广大学者之需求，拟付梓再版。再读书稿，既备感亲切，又增添喜庆，不朽之作，将永载医史。

张老擅治内科温热时病，宗仲景之学，融叶桂、吴瑭温病治法，又从实践中贯通创新。自来院后侧重脾胃病诊疗，对胃肠肝胆等消化系诸疾，均积有独特经验。广读书、勤实践，数十年积累之硕果，丰富多宝。

张老熟谙历代诸家学说，并宗孟河费、马"以和为重，以平为期"的观点，对内伤杂病重视调理脾胃。治胃府之疾，凡病为中虚者，建其中阳，调中理气、补中寓消，巧用通补之法；胃阴不足者，甘凉濡润；肝胃气滞者，疏通畅达、解郁和中。并重视治血治气相结和、宣通开泄相配。善于选择药物，精于配伍。其学术思想平中有奇，创新阐发，镶嵌于按语处方医话之中，值得永远学习、反复学习。书中所列医案均经当时核实，凡有理化检验资料者，均择其同一医院所查，借以明确诊断，药后相比有助于效果判断。

　　至于疑难杂病之经验要领，恕未一一述及，读后细心体味，自明其醇美甘香。再版问世之前，不胜怀念激动之衷，寄语与序。

江苏省中医院　徐景藩

庚寅荷月

增订再版前言

　　为纪念张泽生教授诞辰 120 周年，张泽生之子、现年 87 岁的张继泽主任医师，率张氏第三代传人张挹芳、张履南、张莉莉及其学生江杨清、汪红、张子明等，增订再版《张泽生医案医话集》一书。原书由张泽生教授亲自审阅，国医大师徐景藩教授统稿审校，张继泽、邵荣世及单兆伟主任医师整理。

　　张泽生教授，江苏丹阳人。年少习医，先受业于当地名医张伯卿，后师从孟河马培之嫡传贺季衡先生。学成后，在丹阳行医 30 余载。1956 年赴江苏省中医院主持中医内科工作。张老辨证细腻，方药轻灵，擅于诊治温病及内科杂症，自 1958 年起侧重于脾胃病的治疗研究。因此，他在辨证施治中非常重视脾胃功能的调理，主张外感祛邪亦需处处照顾胃气，邪势既衰则应尽早恢复胃气；对内伤诸病更要着眼脾胃，分清主次轻重缓急，妥为调治。用药反对滥施攻伐或滞补，以免损伤胃气。几十年来，他对脾胃病的治疗积累了丰富的经验，提出了许多有见地的看法。张老治学严谨，实事求是，不尚浮夸；同时，他诲人不倦，为后学解疑释难不厌其烦，备受同仁敬重。张老的学术经验于 2011 年入选国家重点图书项目《中国中医昆仑》。

张挹芳等作为张泽生教授的学术继承人，为弘扬中医精髓，并期与时俱进，以《张泽生医案医话集》为底本，删去一些已非现今临床常见病证及习用药物，增补了张泽生教授治疗脾胃病外其他疾病的医案，期望诸位同道能全面学习他诊治脾胃肝胆病证、其他系统病证及疑难杂病的宝贵经验。

　　本书分为医家小传及学术思想、医案选析、医话辑要、医论撷拾、学术继承人论文成果摘编5部分。医家小传及学术思想记述了张泽生教授的从医履历和学术思想；医案选析，重点阐述了张泽生教授诊治脾胃病、内科其他各系病证的验案近150例，均为诊病实例，力求理论联系实际；医话辑要，辑录了张泽生教授对某些病证、治法、方药等方面的独到见解或心得体会30余篇，多为诊余漫笔，行文不拘一格；医论撷拾，系张老临床总结的部分资料、论文、辅导或讲座材料等，受篇幅所限未能全部收录，仅择其精要载入本书；学术继承人论文成果摘编，选入了近年发表的且有代表性的数篇论文。

　　国医大师徐景藩教授对于本书的再版深感欣慰，欣然命笔为之作序，编者谨向徐老致以衷心谢意！对于原整理者及前辈的辛勤劳动，一并致以崇高敬意和衷心感谢！

　　愿《张泽生医案医话集》的再版，能予医家同道及后学诸君以启迪，共襄发扬光大中医之伟业！

编者

2012 年 12 月

原前言

张泽生教授，江苏丹阳县人，今年84岁。张老少年习医，先受业于当地名医张伯卿，后从孟河马培之嫡传贺季衡。学成后，在丹阳行医30余载。1956年，来我院主持中医内科工作。

张老辨证细腻，方药轻灵，本擅长诊治温病杂症，1958年以来，又侧重于脾胃病的治疗研究。因此，在辨证施治中，他非常重视脾胃功能的调理，主张外感祛邪亦处处照顾胃气，邪势既衰，则应尽早恢复胃气；对内伤诸病，更要着眼脾胃，分清主次、轻重、缓急，妥为调治，用药则反对滥施攻伐或滞补，以免损伤胃气。几十年来，他对脾胃病的治疗，积累了丰富的经验，提出了许多有见地的看法。

张老治学严谨，实事求是，不尚浮夸。同时诲人不倦，临床带教，为后学解疑释难，不嫌其烦，备受同仁敬重。但惜其诊务繁忙，无暇著述，治案笔录多所散失，为保存和继承张老丰富的医疗经验，近由其继承人张继泽、邵荣世、单兆伟医师将他的部分医案、医话进行整理，并由徐景藩副主任协助编集，最后由张老逐一校阅而成本书。本书虽未能全面反映其医疗经验，但亦胜于无，故先行付梓，以供中医界参考。

邵荣世医师现在南通医学院附属医院中医科工作，在整理

1

过程中，得到该院大力支持，附志谢意。

江苏省中医院

南京中医学院附属医院

1979 年 12 月

目　录

医家小传及学术思想

医案选析

脾胃病证·· 9

一、胃脘痛··· 9

  1. 萎缩性胃炎（中虚气滞证）··············· 9

  2. 胃窦炎（肝脾不和证）····················· 12

  3. 溃疡病··· 13

  4. 肝脾不调夹寒湿证···························· 16

  5. 胃癌手术后（中虚气滞证）··············· 18

二、呕吐··· 22

  1. 胃寒证··· 22

  2. 肝热犯胃证····································· 23

  3. 肝热胃寒证····································· 24

三、嘈杂··· 26

  1. 阴虚火旺证····································· 26

  2. 脾虚虫积证····································· 27

四、口疳··· 28

1

脾胃积热证 …………………………………… 28

五、牙痛 ……………………………………… 29
　阴虚胃热证 ………………………………… 29

六、噎膈 ……………………………………… 30
　胃癌（气阴两虚证）………………………… 30

七、痞 ………………………………………… 34
　阳虚气滞证 ………………………………… 34

八、腹胀 ……………………………………… 36
　肠结核（中虚气陷证）……………………… 36

九、腹痛 ……………………………………… 37
　1. 急性胰腺炎（里热腑实证）……………… 37
　2. 结肠癌手术后（正虚夹瘀证）…………… 40
　3. 肠寄生虫病 ……………………………… 42

十、泄泻 ……………………………………… 45
　1. 暑湿证 …………………………………… 45
　2. 肝脾不和夹湿证 ………………………… 46
　3. 脾肾两虚证 ……………………………… 48
　4. 慢性肠炎 ………………………………… 50
　5. 脾虚肝郁证 ……………………………… 54
　6. 肺脾两虚证 ……………………………… 59
　7. 脾虚夹湿证 ……………………………… 60
　8. 脾肾阳虚证 ……………………………… 60

十一、痢疾 …………………………………… 62
　1. 急性菌痢 ………………………………… 62
　2. 休息痢（脾虚气陷证）…………………… 66

十二、便秘 …………………………………… 67

    1. 阴伤肠燥证 ·· 67

    2. 痰气郁滞证 ·· 68

    3. 血虚肠燥证 ·· 70

    4. 血虚浊滞证 ·· 70

 十三、便血 ·· 71

    1. 脾虚证 ·· 71

    2. 结肠癌（阳虚邪滞证） ························ 72

内科其他各系病证 ·· 74

 一、心悸 ·· 74

    1. 病毒性心肌炎（心气不足证） ·············· 74

    2. 病态窦房结综合征（心气不足证） ········ 76

    3. 阴阳两虚证 ·· 78

 二、筋惕肉瞤 ·· 78

    心脾两虚证 ·· 78

 三、不寐 ·· 80

    1. 阴虚火旺证 ·· 80

    2. 心肾两虚证 ·· 82

    3. 心脾两虚血瘀证 ·· 83

    4. 痰热内扰证 ·· 84

 四、自汗、盗汗 ·· 85

    1. 阳虚证 ·· 85

    2. 气阴两虚证 ·· 86

    3. 阴虚证 ·· 87

    4. 阴虚火旺证 ·· 88

 五、紫斑 ·· 89

    心脾两虚证 ·· 89

六、咳嗽 ··· 90

  1. 急性支气管炎（风寒袭肺证）················· 90

  2. 慢性支气管炎（脾虚感寒证）················· 91

七、咳喘 ··· 93

  1. 老慢支、肺气肿（痰湿犯肺证）············· 93

  2. 肺气肿（肺肾两虚证）······················· 94

  3. 老慢支、肺心病（肾虚痰浊证）············· 96

八、痰饮 ··· 98

  1. 痰饮伏肺证 ································· 98

  2. 渗出性胸膜炎（悬饮内停证）··············· 99

  3. 胸腔积液（阳虚饮停证）·················· 101

九、咳喘、痢疾 ······································· 102

  脾肾阳虚证 ······························· 102

十、失音 ··· 105

  阴虚肺痹证 ······························· 105

十一、咯血 ··· 106

  1. 阴虚火旺证 ······························· 106

  2. 肝火犯肺证 ······························· 107

十二、鼻衄 ··· 108

  肺胃积热证 ······························· 108

十三、肺痨 ··· 109

  1. 肺结核（肺脾阴虚证）·················· 109

  2. 肺结节病（肺脾肾俱虚证）·············· 113

十四、风温 ··· 115

  1. 大叶性肺炎（痰热蕴肺证）·············· 115

  2. 热传心包证 ····························· 117

十五、感冒 ································· 120

  1. 风寒证 ······························· 120

  2. 风寒化热证 ························· 121

  3. 风寒痰浊证 ························· 122

十六、胁痛 ································· 123

  1. 慢性肝炎 ··························· 123

  2. 慢性肝病（脾虚肝瘀证） ········· 129

  3. 早期肝硬化（肝脾不和证） ······· 130

  4. 血吸虫病肝硬化（肝脾两虚证） ··· 134

  5. 急性胆道感染（湿郁肝胆证） ····· 137

  6. 胆石症（肝胆湿热证） ··········· 138

  7. 肝脓肿（肝经热毒证） ··········· 140

十七、中风 ································· 141

  1. 风阳痰浊证 ························· 141

  2. 痰火内闭证 ························· 144

十八、眩晕、耳鸣 ······················· 145

  1. 眩晕综合征（痰热上扰证） ······· 145

  2. 阴虚阳亢证 ························· 147

  3. 椎—基底动脉供血不足（脾胃不和证） ··· 148

  4. 脑震荡后遗症（心肾阴虚证） ····· 150

  5. 气阴两虚证 ························· 151

十九、头痛 ································· 153

  1. 肝阳兼风寒证 ····················· 153

  2. 阴虚阳亢证 ························· 154

  3. 蛛网膜下腔出血（风阳痰火证） ··· 155

  4. 脑动脉硬化（阴虚阳亢证） ······· 158

5. 血虚风寒证 ······························ 159

6. 血虚肝阳夹痰证 ······················· 159

二十、癫证、痫证 ···························· 162

1. 抑郁性精神病（阴虚痰热证） ······· 162

2. 心肾失养证 ····························· 165

3. 心肝积热证 ····························· 166

4. 痰火蒙蔽证 ····························· 167

二十一、消渴（糖尿病） ···················· 168

1. 阴虚燥热证 ····························· 168

2. 阴虚火旺证 ····························· 169

3. 气阴两虚证 ····························· 172

4. 脾肾阳虚证 ····························· 175

二十二、淋、浊 ······························ 178

1. 尿路感染（湿热证） ················· 178

2. 输尿管结石（湿热蕴结证） ·········· 181

3. 尿血（阴虚湿热证） ················· 182

4. 乳糜血尿 ······························· 184

5. 气虚湿热证 ····························· 188

二十三、癃 ·································· 189

前列腺肥大（气虚湿热证） ·········· 189

二十四、尿频 ······························· 190

脾肾气虚证 ····························· 190

二十五、遗精 ······························· 192

阴虚火旺证 ····························· 192

二十六、阳痿、阳强 ························· 194

1. 肾阳不足证 ····························· 194

2. 肾阴不足证 ·························· 197

二十七、阴汗 ······························ 198

　　脾虚湿热证 ························ 198

二十八、腰痛 ······························ 199

　　肾虚寒湿证 ························ 199

二十九、痹证 ······························ 200

1. 风寒湿痹证 ······················· 200

2. 气虚络痹证 ······················· 202

3. 风湿热（风湿热痹证） ········· 204

4. 气虚阳衰证 ······················· 205

5. 血痹虚劳证 ······················· 207

三十、痿证 ································· 208

1. 多发性结节性动脉炎（正虚湿热证） ········· 208

2. 多发性周围神经炎（脾胃虚弱证） ········· 210

三十一、久疟 ······························ 212

　　气虚劳疟证 ························ 212

三十二、暑痱 ······························ 213

　　暑湿证 ···························· 213

三十三、恶寒 ······························ 214

1. 阳虚寒湿证 ······················· 214

2. 表虚湿胜证 ······················· 216

三十四、瘙痒 ······························ 217

1. 血虚湿热证 ······················· 217

2. 血虚风湿证 ······················· 219

三十五、舌瘖 ······························ 220

　　少阴痰郁证 ························ 220

三十六、狐惑 ································· 221

    口、眼、生殖器综合征（热毒蕴积证）········· 221

妇科病证··································· 223

  一、乳癖 ··································· 223

    痰气搏结证 ····························· 223

  二、月经不调 ······························· 224

    1. 肝郁脾虚证 ·························· 224

    2. 气滞血瘀证 ·························· 226

  三、崩漏 ··································· 227

    1. 气血两虚证 ·························· 227

    2. 阴虚血热证 ·························· 228

  四、产后发热 ······························· 229

    气热津伤证 ····························· 229

  五、宫颈癌 ································· 231

    虚损积湿证 ····························· 231

医话辑要

病证述要··································· 235

  一、温病应保津 ··························· 235

  二、感冒与咳嗽 ··························· 236

  三、哮喘 ··································· 240

  四、失音 ··································· 241

  五、泄泻 ··································· 243

  六、痢疾 ··································· 245

  七、癥积 ··································· 246

  八、头痛 ··································· 247

九、虚劳 ………………………………………………… 249

十、尿浊 ………………………………………………… 251

十一、血证 ……………………………………………… 253

  1. 衄血 …………………………………………… 253

  2. 远血近血 ……………………………………… 254

以案说治 ………………………………………………… 256

一、战汗 ………………………………………………… 256

二、流涎 ………………………………………………… 257

三、失血后腹痛发热 …………………………………… 257

四、瘀血腹痛 …………………………………………… 258

五、阳虚中寒腹痛 ……………………………………… 259

六、中寒积滞腹痛 ……………………………………… 260

七、鼓胀 ………………………………………………… 260

八、急黄 ………………………………………………… 261

九、胸痹 ………………………………………………… 262

十、惊悸 ………………………………………………… 263

十一、眩晕 ……………………………………………… 264

十二、坐骨神经痛 ……………………………………… 264

十三、瘫痪 ……………………………………………… 265

十四、放疗后肛周痒疹 ………………………………… 266

十五、产后恶露不下 …………………………………… 267

十六、小儿慢惊 ………………………………………… 267

十七、白血病高热 ……………………………………… 268

方药心得 ………………………………………………… 270

一、豆豉在温病中的应用 ……………………………… 270

二、青蒿的临床应用 …………………………………… 271

三、药物配伍点滴 …………………………… 273

四、简述小建中汤 …………………………… 276

医论摭拾

一、对肿瘤证治的点滴体会 ………………… 281

二、诊治萎缩性胃炎的病例分析及初步经验 ………… 290

三、从医生涯七十秋 ………………………… 303

四、当代著名老中医张泽生对脾胃学说的贡献 ……… 316

学术继承人论文摘编

一、忆祖孙对话数则 ………………………… 327

二、张泽生治疗妇科疑难杂症的学术思想 ………… 331

三、孟河医派张泽生、张继泽教授运用膏丸散剂
调补的学术经验 ………………………… 335

四、学习张泽生教授运用升脾降胃法治疗杂病的体会 … 340

五、"胃炎灵"冲剂治疗中虚气滞型慢性浅表性
胃炎的初步探讨 ………………………… 348

六、张泽生教授脾胃病用药特点剖析 …………… 353

医家小传及学术思想

张泽生，字扫尘，男，汉族，江苏丹阳人（1895—1985）。原为南京中医学院附属医院主任医师、教授，国务院首批公布的博士生导师。张老少年习医，先受业于当地名医张伯卿，后师从孟河马培之嫡传贺季衡。学成后，在丹阳行医30余载。1950—1955年被选为丹阳县人民代表，1956年筹建江苏省中医院（南京中医学院附属医院）并主持中医内科工作，负责内科疑难杂症治疗，并先后担任江苏省政协委员、常务委员以及全国中医学会江苏省分会常务理事。

张老专长中医内、妇科，尤精于内科，早年在丹阳时，即以善治温热时病和疑难杂症而闻名。来南京后重点研究中医脾胃学说，对治疗萎缩性胃炎、十二指肠及胃溃疡、慢性结肠炎、慢性腹泻等有独到的经验。晚年由于肿瘤病人日增，又专门开设肿瘤专科门诊，对治疗胃癌、食道癌颇有建树，并研制神农丸等制剂。在学术上继承孟河四大家之一马培之高徒贺季衡氏之衣钵，一生推崇张石顽、叶香岩，对《张氏医通》、《叶天士医案》有深入研究，主张师古而不泥古，博采先贤之长，结合己见，去芜存菁，重视辨证，灵活施治。治疗急性温热病以存阴为第一要义，但又非纯用滋阴保津，而是采用清热保津、急下存阴和透邪又不伤阴的治则，使邪祛而不伤正，所谓"留得一分津液，便有一分生机，津液复得一分，则热邪退却一分"。治疗慢性病以调理脾胃为要旨，根据"五脏六腑皆禀气于胃"，只要胃气不伤，则生化有源，胃气有伤，则运化无权，处处维护胃气，冀得执中央以灌四旁。临证时既重李东垣补中升提之长，又循叶天士甘寒濡润之意，圆融变通。一般学者认为，萎缩性胃炎乃胃阴不足之故，主张投以大剂甘寒养阴之品。但张老通过长期临床观察，发现萎缩性胃炎以中虚气滞居多，应以温中理气为主要法则，并据此辨证施治，临床上取得较好疗效。在遣方用药上，除善于利用药物的协同作用外，更善于运用药物之相畏、相反的拮抗作用，扬长补短，避害取利。

张老辨证细腻，方药轻灵，本善于诊治温病及内伤杂症，1958 年以来，又侧重于脾胃病的治疗研究。因此，在辨证施治中，他非常重视脾胃功能的调理，主张外感祛邪亦处处照顾胃气，邪势既衰，则应尽早恢复胃气；对内伤诸病，更要着眼脾胃，分清主次轻重缓急，妥为调治，用药则反对滥施攻伐或滞补，以免损伤胃气。几十年来，他对脾胃的辨证治疗，积累了丰富的经验，提出了许多有见地的看法。自拟的"胃炎灵"治疗胃脘痛的课题，被列为省级科研课题，临床疗效卓著，并成为院内制剂长期使用。1983 年，由其子张继泽等继承人共同研制的"张泽生教授脾胃病诊疗与教学电脑软件"，经省科委组织专家鉴定，建议推广应用，并获省政府科技进步四等奖、全国运用软件展览会荣誉奖，现已向全国转让软件，受到同道好评。

张老治学严谨、实事求是、不尚浮夸，同时诲人不倦，临床带教，为后学解疑释难，不嫌其烦，备受同仁敬重。公开发表学术论文 24 篇，代表作有"萎缩性胃炎的辨证论治"（1981 年发表于《中医杂志》，被评为省优秀论文奖），"温病分证辨治"（1978 年发表于《江苏中医学术活动文选》第一辑），"从医生涯七十秋"（1982 年发表于《山东中医杂志》），"脾胃学说及其临床运用"（1979 年发表于《江苏医药·中医分册》）等。主要著作有《张泽生医案医话集》，由张继泽、单兆伟、邵荣世等编写，徐景藩审订，江苏省科学技术出版社出版，印数 1 万册，全国发行，受到同行好评。

张老忠诚党的中医教育事业，新中国成立前已收带中医学学徒 10 余人，为壮大中医队伍作出贡献。来院后热心传授自己的经验，诲人不倦，毫无保留，先后收带中医学院本科、西医离职学习中医班和中医进修提高班学生百余人。其中，继承班的单兆伟、邵荣世和硕士研究生江扬清等都已成为后起之秀。

最推崇的医家：张仲景、李东垣、张石顽、叶天士、贺季衡。

必读的中医书籍：《内经》、《伤寒论》、《金匮要略》、《温病条辨》、《张氏医通》、《临证指南医案》等。

治学格言：读书研究，取精于宏；活到老，学到老，医无止境。

行医准则：救死扶伤，对病家无贵贱高低之分，一视同仁。

最擅长治疗的疾病：萎缩性胃炎、慢性结肠炎、胃癌、偏头痛、阳痿、风疹块、顽固性呕吐。

最擅长应用的药物：党参、黄芪、炒苍白术、川朴、陈皮、木香、桂枝、白芍等。

最擅长运用的方剂：清温败毒方、胃炎灵、偏头痛方、二陈汤、香砂六君汤。

医案选析

脾胃病证

一、胃脘痛

1. 萎缩性胃炎（中虚气滞证）

案一　蔡某，男，45 岁。

病史：胃痛已历 20 余年，常服维生素 U、普鲁本辛等，近 1 年来胃痛加重。1976 年 5 月 6 日在省委门诊部做胃镜检查，诊断为慢性萎缩性胃炎（中度）。鼓楼医院病理科报告：胃窦小弯、胃体小弯、胃底小弯中度萎缩性胃炎。

1976 年 5 月 31 日初诊：胃痛 20 余年，开始未予重视，以后病情逐渐加重，能食易饥，不泛酸，大便干结。近来食后则脘腹胀痛，频频嗳气，厌食油腻，脉弦细，舌质偏紫，苔薄白。中虚气滞，胃失和降。拟建中和胃，理气止痛。

潞党参 9g　炒白术 9g　炒当归 9g　杭白芍 9g

川桂枝 6g　广木香 5g　广陈皮 6g　法半夏 9g

老苏梗 5g　佛手片 5g

二诊：服药 7 剂，胃痛已止，嗳气亦少，胃脘仍作胀，精神差，面部赤脉如缕，脉弦细，苔薄白，质紫。证属中虚气

9

滞，夹有痰瘀。

原方去佛手，加红花9g。连服25剂后，症状有改善，继予丸方缓图。

潞党参50g　炒当归50g　炒白术50g　川桂枝24g
杭白芍50g　广木香30g　法半夏50g　广陈皮24g
炒建曲60g　云茯苓50g　炙甘草15g　佛手片15g
炒枳壳50g　炙鸡金50g

上药共研细末，另用玉竹120g、红枣240g煎汤泛丸，如梧桐子大，每次服5g，每日2次。

上方共服4个月，胃痛未再作，腹胀消失，嗳气亦止，大便通畅，情况良好。

1977年5月8日，去鼓楼医院复查胃镜，诊断为慢性浅表性胃炎。病理报告：胃窦小弯，黏膜组织慢性炎变，胃体小弯为浅表性胃炎。患者于1977年6月8日因过食棒冰，自觉胃脘又复作胀，嗳气不舒，脉弦细，舌质暗红。证属中虚气滞，运化不力。再用理气建中之剂调治，症状消失。

〔按〕本例胃痛20余年，腹胀嗳气，久痛多虚，中虚气滞，胃失通降，故以建中理气为主。通过中药治疗，病情明显好转。在服中药汤剂有效的基础上，张老改用丸方益气建中、理气和胃以巩固疗效。服药以后，临床症状消失，复查胃镜及病理报告证实，萎缩性胃炎已近期治愈。胃病初愈，尤需注意饮食调养。由于患者平时饮食不慎，且过食棒冰，致使胃病又发，食欲不振，频频嗳气，胃脘作胀，仍属中虚气滞，故仍用建中理气之剂而告痊愈。

案二　罗某，男，50岁。

1976年3月6日初诊：右上腹疼痛五六年，最近两年来病情加重，甚则每天持续疼痛不止，痛甚出汗，喜热喜按。经鼓楼医院胃镜检查为慢性萎缩性胃炎、食道中段憩室；病理报告：中度萎缩性胃炎（胃窦大弯、胃窦小弯、胃体小弯），十二指肠球部、胃底小弯黏膜组织轻度慢性炎症。脉沉弦，舌淡苔白，唇紫。中虚气滞，拟调中和胃治之。

潞党参15g　炒当归9g　川桂枝3g　杭白芍9g

法半夏9g　广木香5g　广陈皮6g　炙甘草3g

1977年1月19日二诊：上方连服200余剂，胃痛明显减轻。在鼓楼医院复查胃镜印象：慢性萎缩性胃炎；病理报告：胃窦大弯、胃体后壁黏膜组织、胃体小弯为轻度萎缩性胃炎。

上方去半夏、木香，加红花9g、乌梅炭5g。

6月13日三诊：患者来信云，上方又服150剂，胃痛未作，症情稳定，唯出汗较多。

原方加生姜2片、大枣4枚，调和营卫，以资巩固。

药后来信称：出汗明显减少，胃痛未作。

12月30日又来南京请张老诊治。胃痛已除，形体较前为胖，饮食、二便正常。并于1978年1月2日再往鼓楼医院做胃镜检查，原萎缩性胃炎已消失。病理报告：仅见胃体小弯重度浅表性胃炎，胃底小弯为轻度浅表性胃炎。张老仍以原方嘱其间断服之，以冀巩固。

〔按〕根据张老经验，萎缩性胃炎以中虚气滞或中虚胃寒证居多，治宜温中健运为主，最常用方为归芍六君和小建中汤加减，方中白芍量重于桂枝，旨在温中缓急。该方特别适用于胃脘痛喜热喜按或得食则缓之患者。当药症相合，病情有改善之时，一般不要轻易更改主方，可嘱患者长期服用，亦可制成丸药进治。此例患者先后进服中药共400余剂，胃脘痛消失。

11

胃镜复查证实原萎缩性胃炎已消失。通过此例治疗，说明慢性胃病包括萎缩性胃炎，必须耐心治疗，持之以恒，可望向愈。

2. 胃窦炎（肝脾不和证）

顾某，女，33 岁。

病史：患者于 1976 年 1 月初，因饮食不慎，引起胃脘疼痛，痛无规律，自服普鲁本辛及中药，未得减轻。于 1 月 20 日在本院行上消化道钡餐检查，诊断为胃窦炎、低张胃。后因突然胃痛加剧，恶心呕吐而入院治疗。

1976 年 2 月 7 日初诊：1 月来胃脘痛，每天不定时发作，痛则呕吐残食，频频嗳气，自觉胃脘有火灼感，大便每日 2 次。舌质暗红，脉沉弦。证属脾虚肝胃不和，拟先疏肝和胃。

炒当归 9g　炒白术 9g　醋柴胡 5g　煨木香 5g

杭白芍 9g　淡吴萸 1.5g　法半夏 9g　炒枳壳 9g

佛手片 5g　姜竹茹 5g　广陈皮 6g　4 剂

2 月 11 日，药后胃脘痛大减，痛时喜按，呕吐已止，烧灼感亦除，不欲冷食，吃稀饭则泛酸，频频嗳气，大便每日 1 次，舌质偏紫，脉弦细。肝胃初和，中气不足，脾胃运化不力。再以疏肝健脾和胃。

太子参 15g　炒当归 9g　炒白术 9g　醋柴胡 5g

紫丹参 15g　杭白芍 9g　淡吴萸 1.5g　广木香 5g

炙甘草 3g　广陈皮 6g　5 剂

2 月 17 日，胃脘痛已止，饮食不香，大便正常，舌质暗红，舌边有齿印，脉弦细。中虚未复，运化不力。予以健脾和胃。

太子参 15g　炒白术 9g　法半夏 9g　炒建曲 12g

广木香5g　广陈皮6g　炒谷芽12g　杭白芍9g

鲜生姜2片　佛手片5g　5剂

以上方加减，调理数日，脘痛痊愈出院。

〔按〕本例胃脘痛因饮食不慎而发作，伴有呕吐、嗳气频作，是属气机不调，胃气上逆。大便次多而溏，为脾胃运化不力。舌质暗红偏紫，似属血瘀之证。张老在诊治时认为证属脾虚，肝胃不和为主，方以逍遥散加减。胃脘虽有火灼感，但舌质不红，口中不苦，并非全属肝郁化火之候，故不用苦寒之品，免伤脾气。方中半夏、吴萸、木香理气和胃、止呕，加竹茹一味，甘而微寒，止呕开郁。药后痛减吐止，烧灼感亦除。继用健脾疏肝和胃之剂调治而愈。张老对胃痛属寒属热、宜温宜清，辨治甚为注意。

3. 溃疡病

（1）气滞血瘀证

王某，男，成年。

1978年1月14日复诊：胃脘痛10余年，平时痛有规律，得食则缓。经胃镜检查，诊断为胃窦部溃疡、慢性浅表性胃炎、十二指肠球部炎症。服药以后，白天已不痛，晚上亦有3天未痛，脉沉弦，舌偏紫苔黄腻。平日嗜酒辛，证属气滞血瘀、胃气不和。

炒当归9g　杭白芍9g　川桂枝3g　广木香5g

炙五灵脂9g　广陈皮6g　炙甘草3g　杜红花9g　5剂

1月18日三诊：药后胃脘痛已止，大便每日1次，质软不成形，食欲颇佳，脉沉弦，舌苔黄腻渐退，边有紫气，仍当理气化瘀。

炒当归9g　炒白术9g　杭白芍9g　川桂枝3g

杜红花9g　炙五灵脂9g　广陈皮6g　广木香5g

炙甘草3g　香橼皮6g　5剂

2月14日四诊：上药连续服15剂，胃脘痛一直未作，大便已转为正常，舌苔黄腻进一步消退。原方续服10剂，以资巩固。随访3个月，病未复发。

〔按〕本例患者，胃痛久病，屡治未效。初诊处方用药与1月14日所拟大致相似，服药数剂，脘痛已缓。因初案未录，故缺。张老认为，此例久痛入络，舌质偏紫，是属血瘀之征。且平素饮酒、嗜辛辣，所谓昔日好饮，必有蓄瘀，酒辛助热伤胃，胃气戕伤，更易加重气滞而使胃络瘀阻，故治法以理气化瘀为主。药后脘痛得止。佐用白术以健脾，亦寓标本兼顾之意，辨证用药，贵在抓住主要矛盾。

（2）中虚胃寒证

案一　王某，男。

脾为阴土，得阳始运。中虚胃寒，胃脘疼痛10余年，痛处喜按，得食则减，口渗清涎，舌淡苔白，脉弦细。健运脾阳、温养中焦为治。

炙黄芪12g　川桂枝3g　大白芍12g　潞党参9g

炙甘草3g　法半夏6g　广陈皮6g　淡干姜3g

大枣4枚　饴糖（冲入）1匙　5剂

服5剂后胃痛即止，余症亦减。但病久根深，仍需注意饮食起居，原方出入再进，以冀巩固。

〔按〕"暴痛多实，久痛多虚"。本例胃痛已历10余年，痛处喜按，得食则减，舌淡，脉细无力，均属中焦虚寒之证。宗"急者缓之必以甘"、"虚者补之必以温"之旨，选用黄芪

14

建中汤。取黄芪益气补中，桂枝合饴糖，甘温相得，温中补虚。但张老认为，加用饴糖，应该是舌苔不腻、大便不溏、食欲尚可者。甘草配芍药，甘酸以和里缓急，更有姜、枣和脾，半夏、陈皮助运化湿。药味不多，但配伍精当。

案二 马某，男，50岁。

1976年6月10日初诊：胃脘痛已3年，去年大便曾见黑色。1976年6月7日经当地县人民医院行上消化道钡透，诊断为十二指肠球部溃疡。每日胃脘痛2次，得食则缓，喜按，苔白，脉濡细。中虚脾弱，气血不足，胃气不和。治当益气养营、建中散寒，用归芍六君合建中加减治之。

潞党参15g　炒白术9g　炒当归9g　杭白芍9g

法半夏9g　广陈皮6g　炙甘草3g　川桂枝3g

鲜生姜2片

〔**按**〕本例胃痛，病史3年，经钡透证实为十二指肠球部溃疡，痛时喜按，得食则缓，属脾胃虚寒，治疗当以补养为法。药后胃痛即除。连服20剂，胃痛告愈。

（3）痰瘀交阻证

张某，男，62岁，山东人。

1974年4月11日初诊：胃脘痛3月余，甚则不能进食，食入即吐，勉强食之则胃脘胀痛更甚，尤以剑突下明显，甚则如锥如刺，压痛拒按，呕吐痰涎，形体逐渐消瘦，大便干结。在当地检查，认为不能排除消化道肿瘤而来南京诊治。经上消化道钡透，谓十二指肠球部溃疡（活动期），余未见异常。脉沉涩，苔色灰白厚腻，满布舌面。痰瘀阻中，胃失通降，防成噎嗝。

广陈皮6g　法半夏9g　炒枳壳9g　佛手片5g

医案选析

15

全当归9g 桃仁泥9g 炙五灵脂9g 鲜生姜2片

川郁金9g 5剂

4月17日二诊：服药5剂，胃脘痛明显减轻，呕吐亦止，已能进少量饮食。但食后脘部仍痞闷，口干不欲饮。脉小滑数，舌苔灰黄浊腻稍化。此属老年中气已虚，胃中痰瘀交阻，原法出入再进。

干薤白12g 全瓜蒌15g 法半夏9g 广陈皮6g

广木香5g 杭白芍9g 炒竹茹5g 佛手片5g

太子参9g 炙五灵脂9g 桃仁泥9g 5剂

4月22日三诊：经通阳化浊后，大便通畅，舌苔灰黄浊腻已化大半，并思纳谷。但食后脘次仍有轻度痞闷隐痛，脉小滑。中焦痰浊瘀阻渐化，原方加减调治。

原方去炒竹茹，加制川朴3g、川黄连1.5g，并嘱如服上药5剂后，病情续有好转，接服下方，以资巩固。即上方去桃仁、五灵脂，加炒白术9g、炒枳壳9g。

〔按〕本例胃痛，痛有定处，如锥如刺，压痛拒按，呕恶痰涎，脉沉涩，舌苔满布灰腻，乃属痰瘀阻胃，通降失司。初诊用半夏、生姜降逆和胃，以止呕吐，木香、陈皮、佛手理气化湿，当归、郁金、桃仁、五灵脂等活血通络，以化瘀滞。药后疼痛减轻，苔灰黄浊腻化而未尽，故加用薤白、瓜蒌通阳泄浊，以化痰瘀。三诊时因仍有痞闷隐痛，又加入少量黄连、川朴苦辛通降，并嘱加服白术、枳壳，乃取白术健脾化湿助运，枳壳宽中下气消痞，消补兼施，冀其气机调畅，胃得和降。

4. 肝脾不调夹寒湿证

奚某，男，64岁。

16

1978 年 3 月 1 日初诊：1 月前因出差旅途劳累，不慎受凉，出现胃脘疼痛、脐腹攻窜、痛时喜按、不能进冷食，经当地医院检查，认为不能排除肝癌，因而顾虑重重。近来症情加重，进餐时脘部作梗，隐痛且胀，吃冷食以后疼痛尤甚，食量陡减，每餐饮食不足一两，形体日瘦，神疲乏力，舌苔满布白腻，脉沉缓。此属老年中气本已不足，复因劳倦饮食不当，脾胃尤伤，中阳不运，寒湿内停，又加情志不畅，肝郁不达，肝脾不调。治拟疏肝健脾、温化寒湿。

炒白术 9g　川桂枝 3g　法半夏 9g　广陈皮 6g

广木香 5g　炒枳壳 9g　杭白芍 9g　淡吴萸 2.4g

佛手片 5g　鲜生姜 2 片　5 剂

3 月 6 日二诊：药后脘痛腹胀已有明显减轻，舌苔白腻已化大半，脉来沉弦。疏肝健脾、温化寒湿之法，既合病机，无须更张。

予原方 3 剂。

3 月 10 日三诊：胃痛已轻，脘腹仍觉痞闷作胀，饮食转香，每餐能食四两，大便每日 1 次，舌苔薄白，脉细弦。再当疏肝和胃。

原方去枳壳，加茯苓 9g。

3 月 24 日来信，称上方已服 10 余剂，胃痛已止，纳谷、二便均已正常，唯两下肢稍有浮肿。遂拟益气健脾、利湿消肿，以资巩固。

潞党参 15g　炒白术 9g　法半夏 9g　广陈皮 6g

广木香 5g　生苡仁 15g　连皮苓 9g　杭白芍 9g

川桂枝 3g　车前子（包）12g　汉防己 9g

〔按〕本例胃痛，病起劳累受凉，寒凝中州，加之情志抑

17

郁，肝失疏泄，引起胃脘疼痛、腹胀攻窜、不思饮食、舌苔满布腻白。张老认为系属肝脾不和，寒湿中阻，方拟疏肝健脾、温化寒湿。用桂枝、吴萸、生姜辛温散寒，白芍、佛手柔肝理气，白术、枳壳、木香消补兼施、健脾助运，半夏、陈皮化湿宽中，药后即见效果，仍守前法巩固。经治不及 1 个月，来信称胃痛已止，饮食如常，二便亦调，唯下肢浮肿。肝郁已舒，胃寒亦去，但脾运未复，故去辛温散寒之吴萸、生姜，于益气健脾方中，加连皮苓、车前子、防己以利湿消肿，继续调治。

5. 胃癌手术后（中虚气滞证）

曹某，男，64 岁。

1976 年 4 月 7 日初诊：有胃痛史 20 余年，近来疼痛加剧，饮食减少，形体日瘦，经钡透检查，证实为胃体水平偏小弯侧有充盈缺损，周围黏膜中断，胃壁僵直，蠕动波到该处消失，张缩缺如，诊断为胃小弯癌肿。于 1975 年 3 月 21 日在某医院行剖腹探查术，发现胃小弯处有 1.5cm×3cm×1cm 大小之新生物，快速活检证实为胃癌，而行胃大部切除术（毕氏Ⅱ式），术后部分切口裂开，继发感染，经治愈合。病理报告为乳头状腺瘤两个，大者癌变肿瘤浸润黏膜肌层（腺癌Ⅰ级）。术后食欲尚可，但每于感寒或情志不愉快时，即感胃脘不适，频频嗳气，矢气多，口干，脉濡细，苔白腻。证属中虚气滞，肝胃不和。当调中理气化湿。

潞党参 15g　法半夏 9g　广陈皮 6g　广木香 5g

川郁金 9g　炒当归 9g　大白芍 9g　旋覆花（包）9g

瓜蒌皮 12g　佛手片 5g　石打穿 30g

另服神农丸 1 瓶，每次 1 片，1 日 2 次。

4月15日二诊：手术后已1年，经服中药治疗，一般情况尚可。但有时饮食不香，食后觉胃脘作胀，大便溏薄，1日1次。仍予调中和胃。

潞党参15g　炒白术9g　广陈皮6g　大白芍9g

广木香5g　生苡仁15g　半枝莲30g　石打穿30g

炙甘草3g

神农丸服量如前。

5月27日三诊：胃脘偶有隐痛，3天前在我院做上消化道钡透复查，吻合口通畅，未见明显狭窄及充盈缺损，输入道及输出道肠腔均无异常发现。食欲仍不香，大便不成形，血压偏低（90/60mmHg），脉濡细，舌质偏紫，舌苔碎白。中虚未复，运化不力，拟再调中和胃。

潞党参15g　炒白术9g　制黄精15g　法半夏9g

广陈皮6g　广木香5g　生苡仁15g　半枝莲30g

石打穿30g

神农丸服量如前。

6月24日四诊：药后食欲已好转，每餐能进食三两，并可吃干饭，二便正常，胃脘不痛，但自觉两腿酸软无力，睡眠差。血压偏低。脉沉细，舌质偏紫，苔薄黄。症情已稳定，原法再治。

原方去木香、生苡仁，加茯神9g、怀牛膝9g。

11月11日五诊：自服中药以来，停服抗癌西药，食欲增加，大便正常，有时早晨打太极拳后感觉头昏。脉沉弦，舌质暗红，舌左有一条黄苔。属中虚气滞，原方再进。

原方去陈皮、半夏，加白芍9g、紫丹参15g。

1977年5月7日六诊：胃癌手术后两年多来，已服中药

400 余剂，症情好转，精神亦振，每天能进食 500g，体重已增加至 59kg（原来仅 49kg）。最近因饮食不慎，腹鸣便泻，日两三次，得矢气则舒。脉濡细，舌质暗红，舌苔水白。证属中虚脾弱，消化不良，拟再调中健脾。

潞党参 15g　炒白术 9g　炒山药 12g　法半夏 9g

广陈皮 6g　煨木香 6g　炒苡仁 15g　炒建曲 12g

炙鸡金 6g　石打穿 30g

仍服神农丸。

5 月 21 日七诊：上药服 15 剂，腹泻已止，饮食渐增。近几天来胃脘隐痛，痛及腰背，须臾即止。脉弦细，舌少苔。仍当调中和胃健脾。

潞党参 15g　炒白术 9g　炒当归 9g　大白芍 9g

广陈皮 6g　法半夏 9g　炙甘草 3g　广木香 5g

石打穿 30g　佛手片 5g

神农丸服量如前。

6 月 14 日八诊：胃脘隐痛已止，脘部不适，或有嗳气，食欲不香，大便有时溏薄，脉弦细，舌苔薄黄腻。中虚脾弱，运化失常。拟温中和胃，佐以健脾。

太子参 15g　炒白术 9g　怀山药 12g　川桂枝 5g

法半夏 9g　广陈皮 6g　广木香 5g　炙甘草 3g

大白芍 9g　白花蛇舌草 30g

神农丸服量如前。

1978 年 3 月 1 日九诊：胃癌手术切除已 3 年，上方坚持连服 8 个月，症情稳定，食欲尚可，大便正常。唯有时左胸痛，痛及后背，或呛咳有痰。脉细滑，苔薄白，质偏紫。再予调中和胃，兼以化痰。

20

潞党参15g　炒当归9g　炒白术9g　法半夏9g

杜红花9g　川桂枝3g　大白芍9g　炙甘草3g

石打穿30g　白花蛇舌草30g

神农丸续服。

6月7日十诊：食欲正常，能吃干饭，有时呕吐酸苦水，大便正常，舌质紫暗，脉细弦。中虚气滞，肝气不调，胃气上逆。

潞党参15g　炒白术9g　上川连1.5g　淡吴萸2.4g

大白芍9g　广木香5g　广陈皮6g　云茯苓9g

佛手片5g　石打穿30g

神农丸续服。

〔**按**〕本例胃脘痛病史20余年，久病属虚，加之胃癌手术切除之后，脾胃复伤，气血生化之源不足。故张老选用香砂六君子汤为主方，健脾和胃。加用半枝莲、石打穿、白花蛇舌草以抗癌解毒，并根据病情变化，适当进行加减。如纳谷不香加鸡内金、炒建曲；呕吐吞酸加川连、吴萸英、白芍，胃脘隐痛加郁金、佛手，大便溏薄不成形加怀山药、炒苡仁；两腿酸软无力加怀牛膝；夜寐不宁时加茯神。胃癌手术后，坚持用中药治疗3年余，以香砂六君子汤为基本方剂，随症加减，经统计，前后所用中药仅28味，病情不断好转，随访至1978年11月，患者情况良好。另外，除服上述中药外，还坚持服本院自制的神农丸以抗癌，可能亦有效果。

医案选析

二、呕　吐

1. **胃寒证**

张某，男，29 岁。

初诊：新寒犯胃，胃失和降，脘痞胀痛，呕吐频作，饮食难进，脉沉细，舌苔白，边际多沫。拟方温胃散寒、降逆和中。

老苏梗 5g　白蔻仁（后下）3g　春砂仁（后下）3g

淡干姜 3g　炒白术 9g　炒枳壳 5g　姜半夏 6g

广陈皮 6g　广木香 3g　旋覆花（包）6g　鲜生姜 2 片

二诊：药后呕吐即止，昨日又复感寒，脘部不畅，时时欲吐，大便尚正常，苔薄白，脉细。中虚胃寒，当为和里。

炒白术 9g　淡干姜 6g　炒枳壳 5g　白蔻仁（后下）3g

春砂仁（后下）3g　广木香 3g　姜半夏 6g　广陈皮 6g

炒六曲 12g　鲜生姜 2 片

〔**按**〕本例暴病呕吐，因外寒所致，寒邪犯胃，胃气失降而上逆为呕，致舌苔白而边际多沫，兼有形寒畏风，故法当温散。生姜、苏梗辛散祛寒，干姜、半夏温胃止呕，砂仁、蔻仁、木香理气和胃宽中，复加旋覆花、枳壳以降逆。因平素脾胃不健，佐以白术，药后呕吐即止。由于复感于寒，又见欲吐之症，续以原法调治而愈。两诊方中，均同时用干姜、生姜，温中散寒止吐之效尤彰。呕吐之实证，不外乎寒、热、湿、食，其病机均由胃气上逆，只要辨证明确，一般取效亦快，生姜散寒止呕，亦可另捣自然汁冲服，或滴于舌上，然后服药，俾不使药液吐出。

2. 肝热犯胃证

忻某，男，28岁。

1964年1月30日初诊：半月来自觉胃脘不适，不能进食，食入即吐，呕吐酸水痰涎与食物夹杂，脘痞腹胀，右胁疼痛，嗳气则舒，大便5日未行，小便色黄而浑浊，伴有头昏目眩，口干而苦，苔黄腻，脉弦细滑。经云"诸呕吐酸，皆属于热"，肝热犯胃，胃失和降，治拟疏肝和胃、降逆通腑为法。

旋覆花（包）5g　代赭石12g　云茯苓9g　青陈皮各5g

法半夏9g　炒枳壳5g　炒竹茹5g　淡吴萸2.4g

姜川连3g　生大黄6g　沉香曲9g　鲜生姜2片

2月2日二诊：使用疏肝和胃、降逆通腑，3日来大便得通，呕吐已止，唯觉胸中烦热，胃胀隐痛，此痰热未清所致。原方去旋覆花、代赭石等镇逆，加黄芩取半夏泻心汤意，以苦辛散结、降逆和胃。

姜川连3g　淡黄芩6g　法半夏9g　广陈皮6g

云茯苓9g　炒枳实5g　炒竹茹5g　沉香曲9g

鲜生姜2片　生大黄5g

2月6日3诊：呕吐未作，纳食增加，仅有脘闷烦热未除，余无所苦，舌苔黄腻已化，脉弦细。肝气已疏，脾运未复，再予原法。

原方去大黄，加炒谷芽12g。

〔按〕《素问·至真要大论》："诸逆冲上，皆属于火，诸呕吐酸，皆属于热。"本例呕吐的特点是食入即吐、嗳气吞酸、胁痛口苦、脘痞腹胀、舌苔黄腻、脉弦细而滑，证属肝胃不和，胃有蕴热，失于通降。胃气上逆则呕吐，胃气不降则便结。故用左金、旋覆代赭、橘皮竹茹等方加减。黄连苦寒，用以泻火降逆止呕，佐吴萸之辛温下气降逆，并以旋覆花、沉香曲下气，代赭石重镇，半夏、陈皮以化湿和胃。宗《金匮要略》"食已即吐者，大黄甘草汤主之"方意，用大黄、枳壳通腑泄热。药后大便通畅，呕吐即止。二诊时自觉脘痞烦热，更用泻心汤意，以黄连、黄芩苦降泻热，生姜、半夏辛开散结。当肝胃初和，胃热未清，脾运未复之时，加用谷芽以养胃运脾，因虑大黄苦寒泄热，多用恐其败胃，故即去之。

3. 肝热胃寒证

胡某，男，32 岁。

病史：患者于 1 年前突然腹痛，以脐周阵痛为主。经某医院检查，认为由肠寄生虫引起，给服山道年片，驱出蛔虫 10 余条。嗣后经常胃脘疼痛，频频呕吐，诊断为神经性呕吐。近 2 月来呕吐加重，反复发作，转来南京，由门诊收入住院治疗。

1963 年 8 月 23 日初诊：脘腹阵痛，嗳气呃逆，呕吐频频，时有酸水涌出，胸脘亦痞闷不适，呼吸不畅，纳谷甚少，舌质偏红苔薄，脉象弦滑有力。肝气不调，横逆犯胃，胃气上逆。拟方泄肝理气、和胃降逆。

旋覆花（包）6g　代赭石15g　姜半夏6g　广陈皮5g

杭白芍9g　炒竹茹5g　老苏梗6g　炒枳壳5g

淡吴萸2g　炒川连0.6g　鲜生姜2片　川郁金6g

沉香片1.5g

8 月 24 日二诊：药后呕吐已减轻，但口中不时渗出苦味涎液，脉弦滑，苔薄。原方加入温中和胃之味。

原方加入淡干姜 2.4g、益智仁 9g，去生姜。

8 月 25 日三诊：入院 3 天，呕吐已大减。昨日夜间，突然腹痛复作，大便稀，给针刺内关、足三里，腹痛得以控制，加服藿香正气丸，大便泄泻亦止，现在胸闷气逆、口渗黏涎、脉弦滑、舌苔薄腻。胃阳不运，寒湿中阻，气郁化热，寒热夹杂，当以辛苦同进。

旋覆花（包）9g　代赭石 15g　姜半夏 9g　广陈皮 6g

炒竹茹 5g　炒枳实 6g　云茯苓 9g　淡干姜 3g

上川连 2.4g　淡吴萸 2.4g　大白芍 9g　炒白术 9g

8 月 27 日四诊：呕吐已止，胃脘尚觉隐痛。原方黄连改为 1.5g。

8 月 30 日五诊：呕吐控制，有时尚有嗳气，胃纳渐增，口中仍不时渗出黏涎，苔垢腻，脉弦滑。肝热已清，肝气亦调，胃中湿浊仍重。拟再温中化湿、和胃降逆。

旋覆花（包）8g　姜半夏 9g　广陈皮 6g　炒枳实 6g

云茯苓 12g　淡干姜 6g　上川连 1.5g　淡吴萸 2.4g

炒白术 9g　川桂枝 3g　广木香 3g　川椒目 3g

上方连服 30 剂不变，呕吐已愈，口渗清涎亦止，带回处方备服。

〔按〕患者呕吐有年，症情顽固，初诊时因呕吐酸苦痰水，脉弦滑，舌质偏红。辨证为肝郁气逆，肝热犯胃，给予清肝和胃。当肝气已舒，又呈胃寒痰湿不化时，再给以温中和胃、温化痰湿，方中川椒暖胃燥湿，益智仁温中而摄唾涎，佐用苦降，辛苦合法，病乃告愈。

25

三、嘈 杂

1. 阴虚火旺证

谈某，女，36 岁。

1963 年 5 月 11 日初诊：阴血不足，中州失濡，虚热犯胃，嘈杂善饥，咽干口燥，面易烘热，大便干结，脉弦细而数，舌红少苔。拟甘凉濡润，清肝和胃。

南沙参 9g　大麦冬 9g　大白芍 9g　乌梅炭 2.4g

黑山栀 5g　白蒺藜 12g　柏子仁 9g　熟枣仁 12g

法半夏 6g　炒竹茹 5g　龙眼肉 9g　津红枣 4 枚

5 月 18 日二诊：药后上述症状均已消失，停药之后脘部又有嘈杂感。头昏，大便较干，脉弦细，舌少苔。证属肝阳初潜，阴血尚亏，原方加减。

原方去竹茹，加炙甘草 3g。

6 月 1 日三诊：阴液不足，津不上承，咽干口燥，心膺仍觉嘈杂，脉细，舌质红苔少，拟养血生津。

南沙参 9g　大麦冬 9g　川石斛 12g　大白芍 9g

乌梅炭 3g　大生地 12g　阿胶珠 6g　炙甘草 3g

柏子仁 12g　龙眼肉 12g　津红枣 4 枚

6 月 10 日四诊：药后诸症均消失，因大便尚干结，给服桑椹膏调治而愈。

〔按〕嘈杂是指脘中如饥如嘈，甚则有懊憹不宁之状，病位主要在胃。其证有虚有实，必须仔细辨别。本例嘈杂，据其见证为营阴不足，胃失濡润，阴虚火旺，肝逆犯胃，因此治以养胃阴、补营血，甘凉濡润，稍佐苦泄以清肝。在二诊和三诊时肝火已清，即去苦寒之味，加入甘寒生津之生地、阿胶、石斛等，加重养阴，俾津液濡润，胃气和降，虚火自平。

2. 脾虚虫积证

熊某，女，40 岁。

1963 年 4 月 26 日初诊：中虚气弱，脾虚生湿，湿郁化热，嘈杂懊恼善饥，口渗清涎，面黄肌瘦，入夜少寐。脉沉细无力，舌淡带灰。拟益气和中，兼祛虫积，从苦辛酸甘法。

炒党参 9g　炒白术 9g　大白芍 9g　法半夏 6g

广陈皮 5g　乌梅炭 3g　淡吴萸 2.4g　炙甘草 3g

淡干姜 3g　龙眼肉 9g　津红枣 4 枚

4 月 30 二诊：用苦辛合酸甘法，脘部懊恼大减，而仍头昏乏力，入夜少寐，口易渗水，舌白中灰。脾土不足，中虚气滞，原方出入。

原方加冬瓜子 12g。续服 3 剂告愈。

〔按〕张老认为此例患者口渗清涎，面黄肌瘦为辨证的主要依据。《金匮要略》云："蛔虫之为病，令人吐涎、心痛……"《内经》有"脾开窍于口"、"脾主涎"之说，故此病与脾及蛔虫有关。脾虚生湿，湿郁化热，湿热蕴结，加之虫积为患，故善消谷食，嘈杂难忍。虫积日久，面黄形瘦，脾虚不运，故多食作胀。治疗应标本兼顾，正如张景岳所说："治疗虫病，欲杜其源，必须温养脾胃，脾胃强，虫不自生。"但虫既为患，不祛其虫，则脾胃不易恢复，故在治疗本病时，用四君子汤益气健脾，取乌梅丸以祛虫，苦酸辛温同治而获良效。

冬瓜子其性甘平，入肺经治痰热咳嗽等。《神农本草经》

27

言其有"益气"之功，《本草经疏》谓"能开胃醒脾"。张老对脾胃病，舌苔见灰，内蕴湿热，口泛清涎，于方中有时加此一味，取其"醒脾"之意，轻清得效，也是他用药的实践经验。

四、口疮

脾胃积热证

任某，男，20岁。

1963年8月9日初诊：上下口唇破溃，口有秽味。褓褓时起病，反复发作，多种药物治疗未能获效。舌红脉濡数。湿热蕴于脾胃，拟清泄苦降，兼以反佐引火归原。

天花粉12g　川黄柏9g　淡子芩9g　生甘草3g
生石膏30g　大生地12g　西赤芍6g　淡竹叶30片
乌玄参12g　上肉桂1g

8月13日二诊：经清泄苦降，略佐肉桂，上下口唇溃烂之势已减，原方再进。

原方石膏改为15g，加南沙参9g。

8月16日三诊：口唇溃破，左半已愈，大便溏泄，舌红少苔。原方减其制而治。

原方去石膏，加人中白5g。

另用绿袍散外搽破溃处，每日2次。

8月20日四诊：症情继续好转，仅有右颊车内破溃一处未愈。日来兼夹感冒，咳嗽，不发热。前方出入再治。

原方加桔梗5g、前胡6g。

8 月 23 日五诊：口唇部糜烂均愈，感冒咳嗽亦瘥，唯胃纳不香。脉细数，舌红苔黄。湿热已清，脾胃纳运未复。转当调和脾胃。

南沙参 9g　川石斛 9g　炒白芍 9g　炒白扁豆 9g

黑料豆 12g　焦谷芽 12g　冬瓜子 12g　天花粉 12g

净银花 9g　生甘草 3g　鲜芦根 30g

〔按〕口唇溃破，多属脾胃有热，治疗以清脾胃之热为主，故以三黄石膏汤加减，清泄苦降。但苦寒之品每易伤胃，在三诊时发现大便溏泄，即除石膏。四诊时因兼感冒咳嗽，加用前胡、桔梗，感冒即愈，咳嗽亦瘥。当口糜得以控制而脾胃未复时，又以健脾养胃而善其后。本例前后共诊 5 次，用药随证加减，灵活变通，治愈多年顽疾。

五、牙　痛

阴虚胃热证

李某，男。

1963 年 6 月 13 日初诊：肝肾不足，虚阳胃热上干，上牙根作痛，齿龈肿胀且痛，掣引及太阳穴，不能咀嚼，右胁隐痛。舌根苔黄，脉弦细数。拟清热养阴。

北沙参 12g　大麦冬 9g　炒生地 12g　生石膏 15g

大白芍 9g　乌玄参 9g　生甘草 3g　怀牛膝 9g

北细辛 1.5g　骨碎补 9g　飞青盐 1g

5 月 20 日二诊：进玉女煎加味后，龈肿齿痛减轻，已能咀嚼食物。右胁尚隐痛，脉弦细，苔薄黄。阳明积热初衰，肝肾本亏，木失条达。原法佐以疏理。

北沙参9g　大麦冬9g　大生地12g　大白芍9g

乌玄参9g　怀牛膝9g　广郁金9g　生甘草3g

旋覆花（包）6g　生牡蛎15g　骨碎补9g

5月27日三诊：齿痛已止，且能咀嚼如常。右胁痛亦减，唯齿龈仍有微肿，饮食及大小便均正常。脉细数，舌红苔黄。胃热未清，原方出入。

大生地12g　南北沙参各9g　乌玄参9g　炒赤芍9g

生石膏（杵碎先煎）30g　川牛膝9g　生甘草3g

酒子芩5g　天花粉12g　鲜芦根30g

〔按〕本例证属肝肾阴虚，虚阳上亢，加上胃热上蒸，引起牙痛牙龈肿胀，乃少阴不足而阳明有余之证。故用石膏清阳明之热，玄参、生地滋少阴之阴，沙参、麦冬养阴清肺，与生地同用，取金水相生之意，牛膝导热下行，共奏壮水降火之功。张老还常用骨碎补、青盐以治牙痛，取其补肾坚骨之意。根据临床观察，骨碎补对肾虚牙痛颇有良效。

六、噎膈

胃癌（气阴两虚证）

林某，男，45岁。

患者于1973年10月起上腹疼痛，嗳气吞酸，经常发作，近因疼痛呕吐，食物不能通过而来院治疗。1975年6月16日拟诊为十二指肠球部溃疡，伴幽门不完全性梗阻（胃癌不能排除）。由外科收住院。于6月27日在中药麻醉下行剖腹探查术，术中发现幽门环上下有一肿块，约 6cm×5cm×3cm，面积大，质硬，与周围组织粘连，无法切除。故在肿块上取活检，施行胃、空肠吻合术。病理报告：胃窦部黏液癌，内有散在恶性细胞。术后第 7 天化疗，口服 5－Fu，每周 2 次。于 8月 7 日转内科病房。在内科共住 302 天，张老共会诊 13 次。现摘其中 6 次诊治记录如下。

1975 年 8 月 9 日初次会诊：由外科转来，经手术证实为胃窦部癌症。面色萎黄，食欲不振，脉沉细，苔薄黄。术后气血两伤，中虚气滞，痰瘀交阻为患。

太子参 15g　炒白术 9g　炒当归 9g　杭白芍 9g

法半夏 9g　广木香 5g　炙甘草 3g　石打穿 30g

另：神农丸 1 瓶，每服 1 片，1 日 2 次。

9 月 6 日三诊：胃癌手术后，经服中药治疗，食欲增加，舌苔黄厚，口干舌尖发麻，大便尚正常，原方出入。

原方去木香、半夏，加天花粉 12g。

10 月 1 日四诊：自觉症状好转，症情稳定，体重增加 5kg。舌苔黄腻，脉细弦。证属痰瘀中阻，郁而化热。

炒当归 9g　杭白芍 9g　炒白术 9g　云茯苓 9g

天花粉 12g　川石斛 12g　川连 3g　炙甘草 3g

半枝莲 30g　石打穿 30g

11 月 14 日五诊：食欲增加，但食后胃脘作胀，辘辘有声，约 1 小时始安，口干仍甚。"三阳结，谓之隔"，津液受伤，不能上承。

潞党参 15g　炒当归 9g　杭白芍 9g　大麦冬 9g

云茯苓 9g　北沙参 12g　川石斛 12g　广陈皮 6g

炙甘草 3g　石打穿 30g　半枝莲 30g

1976 年 1 月 10 日七诊：自觉食后作胀作梗，脘痞不适，口干欲饮，舌红苔少。中气受伤，胃阴不足，养阴散结兼顾之。

潞党参 15g　威灵仙 15g　川石斛 12g　天花粉 12g

生半夏（先煎一小时）9g　急性子 9g　杭白芍 9g

广陈皮 6g　佛手片 5g　石打穿 30g

5 月 4 日十三诊：住院 9 月余，症情稳定，每餐能食二三两，形体不瘦，活动如常，唯食后脘部稍有饱胀感，加服"宁癌 154"，觉口干，再以调中和胃。

潞党参 15g　威灵仙 15g　生苡仁 15g　炒当归 9g

炒白术 9g　法半夏 9g　炒枳壳 9g　天花粉 12g

半枝莲 30g　石打穿 30g

上方又服 1 个月，症情明显好转，要求外科会诊。外科同意手术根治。于 6 月 9 日在硬脊膜外麻醉下行剖腹探查术，术中发现原肿块明显缩小，为 3cm×3.5cm，但与胰腺及腹壁均有粘连，尚能分离。给予胃次全切除，空肠部分切除，大网膜切除，麝香埋藏，结肠前胃空肠吻合，空肠侧吻合。6 月 12 日病理报告：胃窦部腺癌Ⅰ～Ⅱ级，胃系膜及网膜淋巴结反应性增生，未见转移性癌。

〔按〕此例胃癌属于中医噎膈范畴。《素问·阴阳别论》云："三阳结，谓之隔。"三阳者，即手阳明大肠、手太阳小肠、足太阳膀胱；结者，热结也。小肠主液，大肠主津，小肠热结则血脉燥，大肠热结则后不圊，膀胱热结则津液涩，前后秘涩，下元既扃，势必上涌，故食入呕恶梗阻。虽经手术，气血受伤，用中药调补气血，扶正祛邪，往往可以改善症状，延长生命。本例胃癌，由外科第一次姑息手术后转入内科病房，经过内科治疗10个月，病情明显改善，为手术根治创造了条件。术中及术后病理报告，均证实病情明显好转。张老前后共用药30余味，基本方为归芍六君子汤，即当归、白芍、党参、白术、陈皮、半夏、炙甘草等，此方多用于气血不足、脾胃不健、致不思饮食、神倦、脉细，或伴有胸膈不利、脘痞腹胀等症者。张老在运用本方时，曾加用石打穿、威灵仙、半枝莲、天花粉等药抗癌解毒；当出现胃胀痛时加木香、延胡索、佛手、枳壳等；阴伤明显加北沙参、麦冬、石斛等。自始至终加用神农丸（由马钱子、甘草、糯米组成，每片含马钱子25mg，每次服1片，每日2次。切不可多服，多则中毒）。张老在治疗噎膈时也常用生半夏，因噎膈多为痰气交阻，如有进食时黏涎上泛、中焦堵塞梗痛等症，即可运用。服后堵塞及呕痰现象可获不同程度的缓解。但必须先煎1小时，不可短少，否则服后有舌麻、不语等反应出现，宜加注意。张老在治疗癌症时，非常重视病员体质的强弱、气血阴阳的偏衰，以及病邪属寒属热、属痰属瘀等各方面的情况，从整体考虑辨证施治。在选择抗癌的中草药时，用2～3味即可，因为有些具有抗癌作用的中草药如龙葵、菝葜、半枝莲、白花蛇舌草、土茯苓等，都是苦寒败毒之品，味苦易伤胃气，故主张不宜过多使用。

说明：本例在治疗过程中，除服用张老所开中药外，短期内曾运用小剂量西药抗癌，如5－Fu、宁癌154，及小量多次输血等支持疗法，中西医结合，共同努力而收效。

医案选析

七、痞

阳虚气滞证

刘某，女，52岁。

1963年12月27日初诊：脘腹膨胀，痞满不适，泛恶痰涎，食少便难，小溲不多，脉象细弦，舌苔薄白而腻。证属气机窒滞，脾运不健，痰湿内蕴，和降失司。先拟疏肝运脾、宣降气机。

旋覆花（包）6g　代赭石12g　炒枳壳5g　白杏仁9g

冬瓜子12g　川楝子9g　广郁金9g　合欢皮18g

川朴花3g　代代花3g　枇杷叶（去毛）9g

火麻仁9g　瓜蒌仁12g

1964年1月4日二诊：病情仍如上述，近两月来，大便秘结不能自行排出，必须灌肠或服泻药才能大便，口淡无味，纳谷减少，腹胀，脉象弦细，舌淡苔白。再拟温运为法。

制附片3g　川桂枝3g　炒白术9g　炒枳壳5g

广陈皮5g　广木香3g　云茯苓9g　炙甘草3g

淡干姜3g　沉香曲12g　炒谷麦芽各12g

1月7日三诊：投温运之剂后，胸脘痞闷已得宽松，大便能自行解出，原方再进。

原方附片改为5g。

1月20日四诊：中阳不足，脾运未复，湿浊阻滞，阴邪窃踞阳位，多食则胸脘痞胀，气窒而闷，胀甚影响睡眠，舌苔白腻，脉细而弦。原方增入瓜蒌、薤白以通阳化浊，而消痞满。

　　川桂枝 8g　　全瓜蒌 9g　　干薤白 12g　　炒白术 9g

　　炒枳壳 5g　　广木香 5g　　春砂仁（后下）3g

　　广陈皮 6g　　法半夏 9g　　云茯苓 9g　　炙甘草 3g

　　淡干姜 3g　　沉香曲 9g　　炒谷麦芽各 9g

　　2 月 3 日六诊：经用化痰下气、通阳泄浊剂后，胃脘痞胀已除，腹胀亦消，纳谷转香，日进六七两，大便溏而不实。湿浊渐化，脾运未复，原方稍加健脾助运之品。方以香砂六君、枳术为主，以资巩固。

　　潞党参 9g　　炒白术 9g　　炒枳壳 9g　　广木香 3g

　　春砂仁（后下）3g　　川桂枝 3g　　法半夏 9g

　　广陈皮 6g　　云茯苓 9g　　炙甘草 3g　　淡干姜 3g

　　沉香曲 12g　　炒谷麦芽各 9g

　　上方连服 25 剂，诸恙悉平，痊愈出院。

　　〔按〕患者 1 个月前有肠梗阻病史，经治好转，但半月来脘腹气胀，痞闷不适，泛恶痰涎，嗳气不出，矢气不爽，杳不思食，大便又有 9 日未通，经 X 线透视检查谓胃扩张。患者素性抑郁，肝失条达，饮食不当，脾失健运，谷入不消，水入不运，脾不能为胃行其津液，胃不能为脾受盛水谷，清气不升，浊气滞留，则生膜胀，浊气不降，腑气不通，则大便难。治疗重在和胃降逆、调肝运脾。由于湿滞阻中，阳气不运，故用温化痰湿、健脾助运为主。继因苔腻不化，配伍瓜蒌薤白桂枝汤通阳化浊，以消痞满。终以香砂六君、枳术健脾化湿，从本缓图，而获痊愈。张老根据此证虚实夹杂的特点，主要以温阳与理气药配伍而取效。重在辨证，于此可见一斑。

八、腹　胀

肠结核（中虚气陷证）

徐某，女，32岁。

初诊：脾虚气弱，清阳不升，腹部胀满，大便不爽，虚坐努责，肛门作坠，已有10余年，经某医院检查诊断为肠结核。舌苔淡白，脉沉迟。拟予益气升清运脾法。

潞党参9g　生黄芪9g　炒白术9g　青升麻3g

法半夏9g　广陈皮5g　炒枳壳5g　广木香3g

沉香曲9g　炮姜炭1.5g　炙甘草3g　香橼皮5g　5剂

二诊：进益气升清运脾之剂，腹胀已消，肛门作坠亦减，食欲渐振。唯大便3日不通。脉沉细渐起，舌苔淡白。清气初升，阴血尚亏，肠腑失于濡润，原方加入温润之味。

原方去沉香曲，加淡苁蓉9g、黑芝麻9g，5剂。

三诊：上药服后大便畅通，腹胀已除。入冬以来，工作烦劳过度，腹部又觉作胀，头昏且痛，食欲颇佳，脉沉细，舌苔薄白。仍当益气升清，健脾助运。

药用潞党参、炙黄芪、炒白术、青升麻、淡苁蓉、大白芍、白蒺藜、炮姜、陈皮等调理至愈。

〔按〕经云："清气在下，则生飧泄，浊气在上，则生䐜胀。"脾宜升为健，胃以降为和。脾主运化，输布水谷之精微，升清降浊。脾虚而健运失司，气滞于中，则腹部胀满。清气不升，故肛门坠迫。经投益气升清运脾之剂，腹胀即除，食欲增加，肛坠亦减。气虚无力传送大便，故用补中益气汤为主，以党参、黄芪、升麻益气升清，炮姜温阳，甘草和中，白术、陈皮、木香化湿健脾，以助健运，半夏、枳壳理气宽中。继因肠腑失于濡润，大便经常秘结，张老在运用益气健脾的同时，增以肉苁蓉、黑芝麻濡润大肠，而收显效。后因烦劳过度，腹胀又作，仍以原方加减调治而得痊愈。

九、腹　痛

1. 急性胰腺炎（里热腑实证）

张某，女，43 岁。

病史：腹痛发于前日饭后，持续不解，呕吐黄苦水，经用解痉镇痛剂腹痛不减，又用氯霉素治疗，发热有汗不解。查体：体温 39.4℃，呼吸 24 次/分，血压 140/110mmHg，呈急性痛苦病容，发育正常，营养中等，神清，体位自如。巩膜、皮肤无黄染，无出血点，浅表淋巴结不肿大。两肺呼吸音粗糙，未闻及干、湿性罗音。心率 146 次/分，律齐，未闻及杂音。腹膨胀，上腹部偏左压痛明显，并有反跳痛，腹水征（-），肝脾未满意触及，肠鸣音消失。查血：白细胞 17.2×10^9/L，中性92%，淋巴8%，血沉 55mm/h，尿淀粉酶 512U，尿胆素（+），胸腹部透视无异常发现，诊断为急性胰腺炎而入院治疗。

1975 年 6 月 2 日初诊：发热（体温 39.9℃），汗出而身热不退，口干欲饮，腹痛拒按，腹部膨隆，小便短赤，大便 3 日未行。舌红苔黄，脉弦而数。热结阳明，腑气不通。治拟清热通腑，仿大柴胡汤化裁。

春柴胡 9g　淡黄芩 9g　法半夏 9g　广陈皮 6g

上川朴 9g　广木香 9g　蒲公英 30g　风化硝（冲）12g

生大黄（后下）9g

6月3日二诊：脘腹痞胀作痛，拒按，呕吐未消化食物，并有酸苦水。头痛且胀，有汗身热已衰，大便已通，腹痛不减，脉小数，左手沉弦，舌苔黄腻。腑气虽通，中焦湿滞未化，胃气上逆，肝气失疏。拟方苦辛宣泄、和解枢机为法。

春柴胡 5g　淡黄芩 9g　上川连 2.4g　淡吴萸 2.4g

大白芍 9g　法半夏 9g　广陈皮 6g　广木香 9g

广郁金 9g　鲜生姜 2 片　蒲公英 15g

6月4日三诊：大便畅通，身热已衰（体温最高时 38.8℃），腹痛减轻，呕吐次数减少，脉滑数，舌苔黄腻。湿热内阻，胃气不降，再拟原方出入。

原方去生姜、吴萸，加川朴 5g、延胡索 9g。

6月6日四诊：腹痛大减，发热亦退（体温 37.5℃），舌苔黄腻，脉稍数。肠腑积蕴初化，湿热未清，再拟化湿清热。

原方去延胡索，加炒苍术 9g。

6月7日五诊：热退（体温 36.4℃），腹部已不痛，稍觉胀气，未见呕吐，饮食得进，食欲转香，二便亦调，苔腻渐化。查血：白细胞 7.4×10^9/L，中性 78%，淋巴 22%。复查尿淀粉酶 8U。超声波：肝肋下 0.5cm，剑突下 2.5cm，稀疏微波，脾（－），胆囊液平：3^+cm，进出波无异常。此属湿热已清，气机得疏，肠腑积蕴亦化。邪滞虽去，脾胃受戕，治拟健脾理气和胃，善后调理。

太子参 15g　炒白术 9g　广木香 5g　广陈皮 9g

法半夏 9g　鸡内金 5g　佛手片 5g　云茯苓 9g

服上方5剂，腹痛未作，饮食日增，精神好转，后因宿疾关节痛发作，转从养血蠲痹调治数日出院。

〔按〕本例主症为腹痛拒按，身热，有汗不解，便秘，舌苔黄。病位在里而不在表。里有实热，热从何来？分析其病因，可能一属外邪，二由饮食不节。外邪入里，积滞内蕴，故主症为腹痛身热，腹满膨隆，上为呕逆，下为便秘。暴病属实，故张老以通腑泄热治之，以大柴胡汤加减。方中柴胡、黄芩和解清热，半夏、陈皮化湿和胃，枳壳、木香行气定痛，川朴化湿除满，硝、黄泻热通腑。药后大便虽通，身热亦衰，而腹痛未减，呕吐频作，吐有酸苦水，舌苔黄腻。分析病机，肠腑之热虽得下泄，但中焦湿滞未化，胃气上逆，肝气失疏，肝胃尚有郁热，故于原方中去硝、黄、枳、朴，加入左金、生姜苦辛通降，和胃降逆。服药后，呕吐减少，苔腻不化，再予原法出入，共服药4剂，诸症次第改善。类此病例，张老先以下法与和解同用，釜底抽薪，使腑热得泄，再化中焦之湿滞，疏肝胃之气机。急性病症，需辨证精确，当机立断，切勿因循迁延，致使邪势鸱张为要。

本例虽亦具有"痞、满、燥、实"之证，然起病即伴有呕吐黄苦水、脉弦、身热起伏、不为汗解，按六经分证，还属少阳、阳明，故以大柴胡汤为主。

患者上腹痛，发热、呕吐，有上腹局限性腹膜炎体征，血白细胞总数及中性均高，尿淀粉酶512U，符合急性胰腺炎的诊断。入院后除予以静脉补液支持外，以中医中药治疗为主，使病情迅获好转。近年来，张老曾诊治急性胰腺炎数例，疗效均颇满意，治法方药大致相仿，以大柴胡汤为主，随证加减。并常配入蒲公英，该药主要功用，诚如《本草衍义补遗》所述之"化热毒"、"散滞气",可以概括之。

2. 结肠癌手术后(正虚夹瘀证)

张某,男,成人。

病史:患者于 1971 年 12 月发现腹部有包块,经钡剂检查,诊断为结肠肝曲部肿瘤。在某医院于硬膜外麻醉下行剖腹探查,肉眼观察符合结肠癌,周围有淋巴结转移,行根治术。病理切片诊断为横结肠腺癌Ⅱ级,伴有周围淋巴结转移。术后伤口愈合尚好,半月后出院。当时估计预后极差,患者家属已准备后事。出院后用化疗 5 - Fu、725 及 1213 等注射液治疗,病情未见好转,形体日渐消瘦。

1972 年 3 月 22 日初诊:结肠癌手术已 3 个月,腹痛,右胁下痛,创口刺痛,咳嗽阵作,大便溏泄,日行六七次,两手肿胀,右锁骨上可摸到淋巴结。脉细弦,舌苔薄黄。术后气血两亏,癌毒已经扩散,治疗不易。拟先益气养阴、活血定痛。

太子参 15g 炒当归 9g 大白芍 9g

参三七粉(分吞)3g 延胡索 9g 杜红花 9g

煅瓦楞 15g 半枝莲 30g 白花蛇舌草 30g

3 月 27 日二诊:咳嗽减轻,手术疤痕部位仍感刺痛,胃纳尚可,大便仍溏,且夹有黏液。脉小弦,苔薄黄。肠腑积浊未尽,脾土受伤,血络不和,原方出入再进。

太子参 15g 炒白术 9g 炒当归 9g 延胡索 9g

大白芍 9g 桃仁泥 9g 杜红花 9g 炙鸡金 9g

参三七粉(分吞)3g 凤尾草 15g

4 月 7 日三诊:药后手术疤痕部刺痛大减,大便仍溏,但黏液已少,日行三四次,脉弦苔薄,前法再治。

太子参 15g　炒白术 9g　炒当归 9g　大白芍 9g

参三七粉（分吞）3g　凤尾草 15g　地榆炭 9g

煨肉果 5g　半枝莲 30g

神农丸 1 瓶，每服 1 片，1 日 2 次。

4 月 25 日四诊：右胁下仍痛，痛连脊背，口干，纳谷尚可，便溏，每日 2 次，脉细弦，舌苔黄腻。脾气已伤，湿滞未尽。

太子参 15g　炒当归 9g　大白芍 9g　炒枳壳 9g

法半夏 9g　马齿苋 15g　杜红花 9g　鸡血藤 15g

制豨莶 12g

5 月 9 日五诊：上方连服 10 剂，两手肿胀减轻，右胁痛已止，大便溏薄亦好转，便前腹痛，肠鸣纳少。苔白而干，脉弦。肝脾不调，湿热蕴于肠胃，阴液不足。

炒白术 9g　炒枳壳 9g　天花粉 12g　大白芍 9g

淡黄芩 9g　乌梅炭 5g　炙甘草 3g

此方可连服 20 剂。

6 月 2 日六诊：结肠癌手术切除已半年，大便日行两三次，便前腹胀而痛，便后痛缓，精神尚好，苔薄质红，脉弦。脾虚肠腑积蕴未清，脉络不和之候。

北沙参 12g　炒当归 9g　炒白术 9g　大白芍 9g

煅瓦楞 12g　马齿苋 15g　生甘草 3g

此方可连服 15 剂。

6 月 16 日七诊：药后大便日行两三次。便前腹部仍有轻微胀痛，早饭后有时恶心，舌红苔黄腻。肝逆犯胃，肠腑积蕴未尽。

南沙参 12g　炒当归 9g　京赤芍 9g　广郁金 9g

马齿苋 15g　薤白头 12g　淡黄芩 9g　姜竹茹 5g

上方续服一段时间，病情日趋稳定，精神亦渐振，未再来复诊。

于 1977 年初，登门随访，患者情况良好，饮食亦恢复正常，每餐能进主食半斤，并能适当参加体力劳动（一次可挑煤球 60 个）。体重明显增加，已达 60kg。询知经张老治疗后，症情明显好转，大便溏泄亦有显著改善，服过一些单方草药，如蜀羊泉、龙葵、蛇莓等。还遵照张老的医嘱，每日坚持服神农丸，每次 1 片，1 日 2 次，一直服到 1975 年 12 月底才停。另外还服民间验方，特抄录于下。

蟾皮 15g、金钱蕲蛇 7 条、水蛭 10g，研末吞服，前后共服 10 料，计服金钱蕲蛇七八十条。

〔按〕本例晚期结肠癌，已广泛转移，先经手术切除，又复行化疗，再以中药辨证施治。由于采用中西医结合，中医辨证与单方草药相结合的综合疗法，故取得较好疗效。张老当时治则，重视术后气血不足、肝脾不调，故治以益气顾阴、健脾和胃，兼清肠腑浊瘀，使症情明显改善。至于常服神农丸以及服用单方草药也有良好作用，故录之以供临床参考。

3. 肠寄生虫病

（1）里寒蛔厥证

燕某，男，48 岁。

初诊：腹痛常作，以午后为甚，痛剧如绞，查大便发现钩虫、蛔虫卵，多次服西药驱虫未效。舌有细红点，苔白，脉沉弦。证属脾虚气滞，虫积不化，治当温中安蛔为法。

全当归 9g　上川朴 3g　胡黄连（酒炒）1.5g

淡吴萸 3g　上肉桂 2.4g　川楝子 9g　大白芍 9g

广木香 3g　青陈皮各 5g　炒枳壳 5g　炙乌梅 2.4g

川椒目 1.5g　3 剂

二诊：药后大便连下 3 次，夹有蛔虫数条，腹痛大减。近日来关节疼痛，头昏而眩，痰多。脉沉细，舌上颗粒红点已退。肠腑虫滞已除，唯积劳气血两伤，病非一端，尚需次第调理。

潞党参 9g　炒白术 9g　上川朴 3g　大白芍 9g

淡吴萸 2.4g　川桂枝 3g　广木香 3g　青陈皮各 5g

法半夏 9g　乌梅炭 2.5g　炒使君肉 9g

川椒目 1.5g　炙甘草 3g

〔按〕本例腹痛属虫积内扰所致，治用乌梅之酸、黄连之苦，协同驱蛔，再以吴萸、川椒、肉桂等温中散寒以缓急，药后腹痛大减。继投香砂六君加减调理，本驱虫务尽之意，故虽蛔下、痛除，仍佐以椒、梅、使君辈。

（2）里寒蛔扰证

薛某，女，29 岁。

1963 年 9 月 14 日初诊：经事超前而至，右少腹经常作痛，经西医检查诊断为慢性阑尾炎。曾用大黄牡丹皮汤、薏苡附子败酱散等方，腹痛依然。面色萎黄，杳不思食，舌起红点，面部亦有虫斑。拟先调气和血。

紫丹参 9g　鸡血藤 12g　大白芍 9g　桃仁泥 5g

益母草 12g　香附炭 9g　川楝子 9g　青木香 3g

炒生地 12g　鲜生姜 2 片

9 月 20 日二诊：右少腹痛，迄今 4 个月，经行已净，痛势未已。行走起立不痛，面有虫斑，舌起红点。查大便找到蛔虫卵。少腹属厥阴之络，拟用乌梅丸加减，温脏安蛔。

炙乌梅2.4g　太子参9g　熟附片3g　川桂枝3g

川椒目1.5g　淡干姜3g　大白芍9g　川楝子9g

上川连2.4g　炒使君肉9g　青木香3g　生甘草3g

9月24日三诊：药后大便解出蛔虫10余条，长者尺许。右少腹疼痛大减，食欲渐振，舌边红点已退，中间红点未净，原方减其制。

原方去川椒。

9月29日四诊：蛔虫驱后，纳谷较香，昨日下午右少腹小痛1次，脉沉细，舌上红点未全退。再当和中疏肝，佐以驱虫。

太子参9g　炒白术9g　川桂枝3g　醋柴胡3g

青木香3g　大白芍9g　川楝子9g　淡吴萸1.2g

炙乌梅2.4g　炒使君肉9g　陈艾绒2.4g

鲜生姜1片

10月4日五诊：右少腹痛已愈，纳谷正常，脉弦细，舌上红点已退。再以健脾温中理气，善后调治。

潞党参9g　炒白术9g　川桂枝3g　大白芍9g

川楝子9g　淡吴萸3g　广木香3g　炙甘草3g

炒陈皮5g　鲜生姜2片　津红枣4枚

〔按〕此例腹痛系虫积引起，因其痛在右少腹，症状与肠痛相似，故前医曾投清热解毒通腑之剂，腹痛未减。张老根据面部有白斑（虫斑）及舌面有朱红点，加之面色萎黄、腹痛时作时止，故诊断为虫积腹痛。选用乌梅丸加减，温脏安蛔。取乌梅酸以制蛔，川椒、使君肉驱虫，配附片、桂枝温里散寒，加黄连苦以降之。柯韵伯云："蛔得酸则静，得辛则伏，得苦则下。"服后驱出蛔虫 10 余条，腹痛乃愈。

十、泄　泻

1. 暑湿证

凌某，男，23 岁。

1963 年 7 月 2 日初诊：暑湿先受，内蕴肠胃，新感外加，卫表失疏。症见恶寒发热无汗，头痛，遍体酸痛，腹痛便泄，泻下急迫，肛门灼热，胸闷呕恶，不能进食，心烦口渴，小溲短少。舌苔淡黄而腻，脉濡而数。治拟解表清里、和中分利。

荆芥穗 5g　青防风 3g　粉葛根 5g　藿佩兰各 6g
淡黄芩 9g　上川连 2.4g　法半夏 9g　广陈皮 5g
云茯苓 9g　福泽泻 9g　鸡苏散（包）12g
焦楂曲各 12g　鲜车前草 3 株　干荷叶 1 角

7 月 3 日二诊：服药 1 剂，汗出颇多，发热已退清，遍体酸痛亦瘥，泄泻已止，唯腹部隐痛，舌苔黄腻，脉濡。表证从汗而解，肠胃积滞未清，再以原方出入。

原方去荆芥，加大腹皮 9g。

7 月 5 日三诊：上方服 2 剂，大便已正常，腹胀亦松，纳谷渐香。苔薄，脉平。表邪祛后，肠胃湿滞渐化，转从健脾和胃以资调理。

炒枳壳 5g　生白术 9g　法半夏 9g　广陈皮 5g
扁豆衣 9g　炒苡仁 12g　炒谷芽 12g　云茯苓 9g
稽豆衣 9g

〔按〕本例泄泻，属暑热夹湿，又感新邪，既有恶寒发热、

45

遍体酸痛之表证，又有腹痛泄泻、肛门灼热之里证，表里同病，治当双解。初诊用葛根黄芩黄连汤加味，取葛根、荆芥、防风解肌疏表，配荷叶升清，可鼓舞胃气升腾。用芩、连以清泄里热，苦坚肠胃。藿香、佩兰芳香化湿。半夏、陈皮、山楂、神曲健脾和中，而化湿滞。茯苓、泽泻、车前草分利小便，以实大便。二诊时表证已解，肠胃积蕴尚未化尽，故去表药，加大腹皮理气宽中再治，终以健脾和胃而善其后。

2. 肝脾不和夹湿证

许某，女，41 岁。

1976 年 3 月 8 日初诊：原有肺结核病史，近来经常头晕，甚至昏倒。胃脘隐痛，嗳气，吞酸。清晨腹痛腹泻，大便 1 日四五次，呈水样便，腰酸，睡眠差。舌苔薄黄，脉濡细。脾虚夹湿，清浊混淆，拟健脾利湿。

炒白术 9g　青防风 5g　白扁豆 9g　粉葛根 9g
云茯苓 9g　炒苡仁 15g　福泽泻 9g　干荷叶 1 角

3 月 18 日二诊：服药期间，每晨水泻已好转，但停药后，今晨水泻又如前，头昏脘痞，嗳气。舌苔薄净，脉濡细。脾虚夹湿，木乘土位，再予原方出入。

太子参 15g　炒白术 9g　广陈皮 6g　乌梅炭 5g
宣木瓜 9g　炒建曲 12g　云茯苓 9g　福泽泻 9g

4 月 1 日三诊：腹泻已止，大便仍不实，腹痛腹鸣，小便少，夜寐多梦，舌净少苔，脉濡细。脾土虚弱，运化不力，再以补脾运中，佐以抑肝。

太子参 15g　炒白术 9g　怀山药 12g　煨木香 6g
炒苡仁 15g　白扁豆 12g　大白芍 9g　乌梅炭 5g

广陈皮 6g

4 月 29 日四诊：腹泻止后，大便仍未成形，腹鸣辘辘，小便不多，午餐后脘痞嗳气。肝郁气滞，脾胃未和，原方出入。

醋柴胡 5g　连皮苓 9g　香橼皮 9g　太子参 15g

炒白术 9g　煨木香 5g　炒建曲 12g　大白芍 9g

云茯苓 9g

5 月 6 日五诊：治疗后大便已正常。但最近 2 天因不慎受凉，大便每日 2 次，频频嗳气，小便不多。脾虚夹湿，清浊混淆，当为分利。

炒白术 9g　大白芍 9g　煨木香 5g　炒苡仁 15g

白扁豆 12g　广陈皮 6g　整滑石 15g　福泽泻 9g

云茯苓 9g

5 月 17 日六诊：大便已成形，食后胃脘隐痛，频频嗳气，脉沉细，苔薄黄。脾气初复，肝胃未和。

太子参 15g　炒白术 9g　法半夏 9g　广陈皮 6g

煨木香 5g　炒建曲 12g　炒苡仁 15g　扁豆衣 9g

云茯苓 9g

1977 年 9 月 17 日七诊：去年经治疗，先后服中药 45 剂，腹痛腹泻均愈。最近因感冒，宿患腹泻又发作，水分多，1 日 2 次，两腿乏力，脉濡细，舌苔薄黄腻。脾虚夹湿，健运失常。

炒白术 9g　煨木香 5g　广陈皮 6g　炒建曲 12g

炒苡仁 15g　车前子 9g　福泽泻 12g

上方服 5 剂后，腹泻即止，大便正常。

1978 年 10 月，患者因胃病前来门诊，自诉 1 年多来腹泻一直未复发。

〔**按**〕脾性敦厚，不运则壅，脾虚湿停，清浊相混，水谷并趋大肠，泄泻乃作。病位主要在脾，正如经云："脾病者，虚则腹满肠鸣，飧泄食不化。"初诊时，以湿浊困脾证为主，故用药偏重健脾分利，这是张老治疗水泻的常法，所谓"治湿不利小便，非其治也"。故临床上在健脾药中，加一两味利小便药，如泽泻、茯苓等。复诊时，因考虑患者还兼夹肝气郁滞，土为木侮，又当加入疏肝抑木之品。张老对这类证候，常喜佐用乌梅炭、木瓜、白芍等，最后仍以参苓白术散加减治之。患者治愈后 1 年余，又因感冒而宿疾复发，再用健脾分利之剂，5 剂后即恢复正常。病人每次来诊时，常对我们说："服张老的药，脘腹很觉舒服，症状日趋好转，原来体弱多病，现在体力渐复，治疗信心增强。"

3. 脾肾两虚证

案一 汪某，女，42 岁。

1963 年 11 月 19 日初诊：腹泻 2 个月，1 日五六次，腹痛且胀，头昏腰酸，颜面及下肢浮肿，脉濡细，舌苔腻白。脾虚湿胜，当为健运分化。

炒茅术 6g　防风炭 5g　大白芍 9g　煨木香 3g

炒建曲 12g　青陈皮各 5g　炮姜炭 3g　炒苡仁 12g

车前子（包）9g　干荷叶 1 角

11 月 26 日二诊：大便仍溏，日行四五次，腹痛，舌苔仍腻。脾失健运，当再和化，加入辛苦温药。

炒茅术 6g　上川朴 3g　煨木香 3g　炒苡仁 12g

炒扁豆 9g　炮姜炭 1.5g　广陈皮 5g　煨肉果 6g

干荷叶1角

11月29日三诊：药后舌苔渐化，腹痛减轻，大便已成形，次数亦减少，唯仍头昏腰酸，前法再治。

原方加炒建曲12g。

12月3日四诊：大便已正常，面目仍有轻度浮肿，舌苔薄黄。素体不足，气血亏虚，脾胃不和，当再健运脾胃为主。

炒茅术9g　上川朴3g　煨木香3g　大白芍9g

白蒺藜12g　潞党参9g　春砂仁（杵）3g　广陈皮5g

炮姜炭2.4g　炙甘草3g　津红枣4枚

1964年1月3日五诊：一周前因受凉引起腹胀腹泻，腹鸣有声，经治后大便已减为日行一两次，面目轻度浮肿，头昏腰酸，脉细，苔白舌不荣。久病脾虚及肾，脾肾阳衰，气不化湿。拟温肾助阳，健脾和中，巩固调治。

熟附片5g　太子参9g　炒茅术6g　怀山药9g

煨木香3g　春砂仁（杵）3g　肉豆蔻（杵）5g

炮姜炭2.4g　姜半夏6g　炙甘草3g　广陈皮6g

津红枣4枚

〔按〕本例腹泻伴有腹痛且胀、头昏腰酸、面肢浮肿、脉濡细、苔腻白，乃属脾虚木侮，健运失司，湿滞内停，肠腑传化失职。治当健脾化湿，佐以泻肝抑木。故用痛泻要方加味，以健脾疏肝、运中化湿，并用炮姜温运脾阳，荷叶升清泄浊，泄泻得已。但药后仍不能控制泄泻复发，考虑其面肢时肿、脉细舌淡，属泄泻病久，脾虚及肾，故又用附子理中汤合香砂六君子汤为主，温补脾肾之阳，从本缓图，病乃向愈。

案二　孙某，男，25岁。

阴土不足，脾失健运，经常大便泄泻，已历数年，夹有不消化食物，面色㿠白，脉细苔少。拟补益阴土、运脾健中。

潞党参9g　炒白术9g　怀山药9g　炒扁豆9g

煨木香3g　炒苡仁12g　煨肉果5g　乌梅炭2.4g

广陈皮5g　炙甘草3g　干荷叶1角

上方连服10剂，大便已成形，后用上药研末泛丸，调理而愈。

〔按〕本例泄泻属脾虚运化失职，故用参苓白术散加减，取参、术、甘草、山药、扁豆益气补脾，木香、陈皮理气和胃，薏苡仁理脾渗湿，荷叶升清。久泻脾虚，运化无权，升降失常，清浊不分，故便泄有完谷不化、面色㿠白、脉细等见证。煨肉果功能温中下气，消食固肠，为治虚泻冷痢之要药，《本草正义》云："肉果温脾即以温肾。"故用肉果温肾运脾，佐以乌梅之酸敛，共收涩肠止泻之功。

4. 慢性肠炎

（1）脾虚湿热证

周某，女，45岁。

1976年1月13日初诊：慢性肠炎迄今已四五年，经常反复发作，形体逐渐消瘦。近因饮食不慎，腹痛肛坠，大便夹有红白黏冻。查大便常规，黏液（＋＋＋），白细胞（＋＋＋），红细胞（＋），吞噬细胞（－），大便多次培养均未见致病菌。舌苔薄黄，脉沉弦。肝脾两伤，肠腑湿热，蕴结不清。拟健脾和中、化湿清热。

炒白术9g　上川朴5g　炒枳壳9g　上川连2.4g

白头翁9g　大白芍9g　煨木香5g　广陈皮6g

马齿苋30g

1月17日二诊：药后，大便转为日行1次，前干后溏，胃脘痞胀，肠鸣腹痛。最近又增胃痛，痛势较重，食欲不香，嗳气频频，胁肋作胀。脉沉细，舌苔薄黄。中虚气滞，肝胃不和，先当疏肝和胃，佐以健脾。

炒白术9g　醋柴胡5g　大白芍9g　煨木香5g

川桂枝3g　炒当归9g　广陈皮6g　淡吴萸2.4g

炙甘草3g

2月6日三诊：因春节值班感寒，腹痛腹泻又作，大便日行七八次，伴有胃痛呕吐，舌红少苔，脉沉弦。感受外寒，肝脾气滞，胃肠不和。

炒白术9g　大白芍9g　淡吴萸2.4g　法半夏9g

广陈皮6g　煨木香5g　炒枳壳9g　炒六曲12g

云茯苓9g　炮姜炭3g　炙甘草3g

2月11日四诊：服药5剂，大便次数已少，日行2次，如糊状，夹有黏液，腹部鸣响隐痛。兼有胃痛，饮食不香，脉沉细，苔薄黄。脾虚夹湿，肠胃不和。

炒白术9g　大白芍9g　淡吴萸2.4g　煨木香5g

炒建曲12g　炮姜炭3g　炙甘草3g　广陈皮6g

法半夏9g　云茯苓9g　炙鸡金9g

2月22日五诊：少腹隐痛，肠鸣辘辘，脘胁作胀，食欲不香，大便黏冻已少，脉沉细，苔薄白。病延日久，脾肾两伤，肠腑积蕴未尽。

炒当归9g　淡苁蓉9g　炒白术9g　大白芍9g

炮姜炭3g　上肉桂（后下）3g　煨木香5g

炒枳壳9g　马齿苋30g　法半夏9g

2月27日六诊：大便每日1次，少腹隐痛，黏液已少，肠鸣辘辘，脘胁仍胀痛，食欲仍不香，脉沉细，苔薄白。脾虚未复，肠胃积蕴未清。

潞党参 15g　炒白术 9g　大白芍 9g　淡吴萸 2.4g

煨木香 3g　乌梅炭 9g　广陈皮 6g　炒建曲 12g

马齿苋 30g

3 月 23 日七诊：症情继续好转，胃痛已止，腹痛亦轻，而仍肠鸣辘辘，大便黏液已少。查大便常规，颜色黄，硬度软，黏液（＋），红细胞少，吞噬细胞（－），培养（－）。舌苔薄白，脉沉细。脾虚气弱，肠胃未和。用党参、白术、白芍、木香、山药、陈皮、炒建曲、炙甘草、佛手等加减调理而愈。

〔按〕本例病延 4 年余，常因饮食不慎，以致病情反复，下利红白黏冻，肛门作坠，中医辨证似为休息痢，西医诊断为慢性结肠炎。初诊用白头翁、黄连、马齿苋清肠止痢，川朴、枳壳理气化湿，陈皮、白术、木香健脾止泻，服药 4 剂即见效果，大便转为日行 1 次。但胁肋胀痛，频频嗳气，饮食不香，证属肝胃不和，转以疏肝和胃。后因感冒风寒，痢下又作，日行七八次，改投健脾和胃、化滞畅中之剂。当肠腑积蕴初化，胃肠未和，出现脾肾两虚之证时，张老用苁蓉配入当归、肉桂、白芍、白术之中。盖苁蓉之性，温能达下，咸能益肾，能补阳中之阴，此乃属变法。药后便次得减，唯少腹隐痛、脘胁胀痛，继以健运中宫、酸柔泄木，终以健脾扶土，调治而愈。从本例病情反复之变，可知节饮食、慎起居、避免受凉感冒，防重于治，极为重要。

（2）脾虚证

王某，男，50 岁。

病史：患者于 1973 年 8 月参加江苏省抗震救灾医疗队，奔赴唐山地区，因饮食不慎，患急性细菌性痢疾，大便脓血，里急后重，经大便培养为福氏痢疾杆菌。自服氯霉素、新霉素及注射庆大霉素等，症情稍有好转，但大便仍夹有黏液，肛门作坠。回宁后住某医院治疗，认为肠腑湿热积滞未清，用和中消导清肠止痢之剂，如藿香、枳壳、川连、黄芩、马齿苋等，大便次数减少，但仍感里急后重，腹痛不舒。化验大便常规，脓细胞 0～2 个，余（－）。仍以枳实导滞丸加味，并先后配合西药磺胺脒、甲硝唑、颠茄酊等药，亦未取效，出院诊断为慢性结肠炎。出院后又用益气健脾，如香砂六君丸加马齿苋、翻白草等，下利仍未根治。

1978 年 1 月 11 日初诊：病史已如上述，刻下腹泻仍作，尤以进食油腻食物后症情加重，便中夹有白色黏冻，肛门作坠。两目红赤多眵（眼科诊断为结膜炎），脉濡缓，舌质红有纹。肠腑积蕴未清，脾运不健，拟调中运脾，而和肠胃。

太子参 15g　炒白术 9g　炒白芍 9g　煨木香 5g

炒苡仁 15g　白扁豆 12g　淡黄芩 5g　焦山楂 12g

北秦皮 5g

1 月 18 日二诊，药后大便见爽，白色黏冻已消失，多食油腻则大便稀溏，肛门稍有坠感，两目仍有红赤，脉沉弦，舌质暗红。仍当调中运脾和胃。

原方去黄芩、秦皮，加炒建曲 12g、炙鸡金 9g。

2 月 1 日三诊：大便已日行 1 次，偶夹有白冻或不消化食物，腹痛已止。脉濡细，舌红少苔而起纹。阴土尚亏，脾运不健，原方出入。

太子参 15g　炒白术 9g　怀山药 12g　炒苡仁 15g

医案选析

煨木香 5g　广陈皮 6g　炙鸡金 9g　炙甘草 3g

焦山楂 12g　炒建曲 12g

2 月 11 日四诊：服药以来，症情大有好转，大便保持每日 1 次，肛门作坠已除，无黏冻。春节期间，多食油腻，病情仍稳定，胃纳颇佳，两目红赤亦渐退，要求继续服药治疗，以冀巩固。

原方去炙甘草，加云茯苓 9g。

〔按〕张老对本例腹泻，认为是阴土不足，脾运不健，初诊在益气健脾的基础上加用秦皮、黄芩以清泄肠道积蕴，服后大便黏冻即消失。但胃纳不香，苦寒不可过剂，即去秦皮、黄芩，加建曲、鸡内金悦脾和胃，以助消化。后始终以参苓白术散为主方，加减进治，不到 1 个月，病已基本治愈。此例说明，当辨证符合病机，已经获效时，不应随意更换方药，坚持治疗，利于巩固。

5. 脾虚肝郁证

案一　曹某，男，35 岁。

1974 年 5 月 10 日初诊：十二指肠球部溃疡，反复出血，手术治疗后，头昏眩晕，神疲乏力，饮食减少，食后即腹痛腹泻，肠鸣辘辘，肛门作坠，便次频多。查大便无异常。诊断为倾倒综合征。舌淡苔白，脉濡缓。中虚脾弱，土受木侮，拟方健脾泄木。

太子参 15g　炒白术 9g　煨木香 5g　法半夏 9g

淡吴萸 2.4g　炙甘草 3g　大白芍 9g　宣木瓜 9g

石榴皮 9g　乌梅炭 5g

5 月 14 日二诊：药后大便转为早晨 1 次，仍溏薄，少腹隐痛，站立时疼痛尤甚，肛门作坠，舌苔薄黄，脉沉细。脾虚木侮，清阳下陷。

太子参 12g　炒白术 9g　炒白芍 9g　青升麻 3g

炮姜炭 3g　煨木香 5g　乌梅炭 5g　淡吴萸 2.5g

5月29日三诊：腹泻已止，大便每日1次，无黏液，但久立或行走之后，少腹仍作胀，时有隐痛，舌质红，苔白，脉细。脾虚气弱，清阳不升，治拟健脾益气升阳。

潞党参 15g　炙黄芪 15g　炒白术 9g　青升麻 3g

炮姜炭 3g　禹余粮 15g　炒当归 9g　炒白芍 9g

炙甘草 3g

6月12日四诊：大便已成形，每日1次，腹痛减轻，但久立仍感少腹作胀，饮食不香，舌淡红，脉细弦，再予健脾助运。

潞党参 5g　煨木香 5g　淡吴萸 1.5g　广陈皮 6g

煎汤送服健脾丸 5g，每日2次。

〔按〕本例十二指肠球部溃疡术后，脾胃受伤，按其主症，属于中医脾虚泄泻，脾弱木侮，健运失司，升清降浊无权，以致精微不能输布，清浊混淆，故见腹泻腹胀。先用太子参、炒白术益气健脾，配入木瓜、白芍、吴萸、石榴皮之酸以泄木。继用升麻鼓舞胃气上腾，清阳得升，浊阴自降。再以禹余粮之涩以止滑，终以丸药健脾助运，以资巩固。本案治疗经过，较为顺利，原来便次频多，食少神疲，稍稍进食，则辄致泄泻，服药后便次显见减少，并由溏薄转为成形。

案二　郭某，男，53岁。

病史：肝硬化病史10余年，合并复合性溃疡经常出血，于1972年行胃次全切除术，术后检查，肝脾肿大，肝功能异常，白球比倒置，血小板亦减少。1975 年 5 月又患急性肠炎，经西药治疗，未能很治，经常腹痛腹泻，肛门坠胀，大便夹有黏冻。

1975 年 12 月 28 日初诊：病情如上述，舌质偏紫，舌苔糙白灰腻，脉弦细而数。湿瘀气滞，肝脾两伤，湿浊留恋肠腑，拟运脾清肠。

炒当归 9g　上川连 3g　上川朴 5g　广陈皮 6g

煨木香 5g　炒枳壳 9g　大白芍 9g　淡黄芩 5g

茅术炭 9g　马齿苋 24g

1 月 12 日二诊：上药服 10 剂，腹痛已止，大便黏液亦少，质软不成形，停药 2 天，大便上浮一层如油状，肝区隐痛。苔薄白，舌心灰腻渐化。肝脾两伤，肠腑积滞未尽，原方出入再进。

潞党参 15g　炒白术 9g　茅术炭 9g　上川连 2.4g

川厚朴 5g　煨木香 5g　炒枳壳 9g　大白芍 9g

广陈皮 6g　马齿苋 24g

1 月 28 日三诊，服中药以来，大便黏液已少，便前腹中尚隐痛，大便每日 1 次，睡眠尚好。苔薄白，脉濡细。肝脾肿大不消，胁下隐痛。转当疏肝运脾。

潞党参 15g　炒白术 6g　醋柴胡 5g　大白芍 9g

煨木香 5g　青陈皮各 6g　延胡索 9g　炒建曲 12g

炒川楝子 9g　炙鸡金 9g

6 月 24 日四诊：大便溏薄已好转，日行 1 次，夹有泡沫，少腹隐痛。早年胃已切除，有慢性肝炎、早期肝硬化病史。肝大，腰酸，足跟痛，睡眠有进步。脉弦细，舌淡红。肝、脾、肾三脏俱亏，气滞血瘀，脾运不健。

潞党参 15g　当归 9g　炒白术 9g　大白芍 9g

广木香 5g　炒枳壳 9g　炒建曲 12g　广陈皮 6g

延胡索 9g　紫丹参 15g　连皮苓 12g

10 月 26 日五诊：肝病及脾，脾运不健，大便不正常，服药以来，大便日行 1 次，先干后溏，胃脘隐痛，食欲不香，口干，精神疲乏，两腿无力，腰酸。脉濡细，舌前嫩白，舌根黄腻，仍当健脾化湿运中。

潞党参 15g　炒白术 9g　煨木香 5g　大白芍 9g

炒苡仁 15g　广陈皮 6g　炒建曲 12g　云茯苓 9g

炙甘草 8g　炙鸡金 9g

11 月 19 日六诊：时届冬令，拟用膏方益气健脾、养血行瘀并培补下元，从本调治。

红参（另煎）60g　炒白术 90g　潞党参 150g　全当归 90g

紫丹参 150g　大白芍 90g　抱茯神 120g　炙甘草 30g

广陈皮 60g　杜红花 90g　法半夏 90g　怀山药 120g

延胡索 90g　醋柴胡 50g　肥玉竹 120g　熟枣仁 120g

五味子 50g　川杜仲 90g　川断肉 120g　紫河车 90g

龙眼肉 120g　津红枣 240g　清阿胶 60g　绵白糖 500g

上冰糖 500g

如法熬膏，每日早晚各 1 匙，开水冲服。

1977 年 4 月 8 日七诊：近来大便转为 2 日 1 次，成形，肛门坠胀亦除，食入胃脘作胀，频频嗳气，时或作恶，肝区隐痛，肝脾均肿大，脉细弦，舌苔带灰已化，舌根仍黄腻。病在脾胃，肝失条达，健运不力，拟疏肝运脾和胃。

炒白术 9g　炒枳壳 9g　法半夏 9g　广陈皮 6g

上川朴 3g　广木香 5g　延胡索 9g　制香附 5g

香橼皮 9g 炒建曲 12g

12月4日八诊：自治疗以来，慢性腹泻有改善。肝区痛，食欲差，精神疲乏，腹胀，大便3日1行，先干后溏，小便微黄。证属脾胃运化不良，拟运脾化湿和络治之。

潞党参 15g 炒白术 9g 炒当归 9g 青陈皮各 6g

炒枳壳 9g 炒建曲 12g 广木香 5g 香橼皮 9g

连皮苓 12g 干蟾皮 5g

12月10日九诊：肝硬化肝区隐痛，多次检查肝功能已正常，但仍腹胀，食欲不振，头昏腰酸，小便黄，慢性肠炎已治愈，兼有慢性气管炎史，又值冬令，再服膏方调治。

潞党参 150g 全当归 90g 炙黄芪 150g 炒白术 90g

紫丹参 150g 延胡索 90g 大白芍 90g 炙鳖甲 240g

桃仁泥 90g 法半夏 90g 广陈皮 60g 香橼皮 90g

熟枣仁 120g 龙眼肉 120g 云茯苓 90g 炙甘草 30g

广木香 50g 生地黄 150g 川断肉 120g 川杜仲 90g

紫河车 90g 马鞭草 150g 炒建曲 120g 清阿胶 60g

津红枣 40g 绵白糖 500g

如法熬膏，每日早晚各服1匙，开水冲服。随访至1978年10月，慢性肠炎未发，复查肝功能全部正常，气管炎亦未见发作。

〔按〕本例肝病日久，疏泄失司，木旺克土，加之胃病手术，中气受伤，又复感新邪，留滞肠腑，致成急性肠炎，未能根治而转成慢性肠炎。经常腹痛腹泻，夹有黏冻，肛门作坠，多治少效。张老初诊时给予健脾助运、清肠止泻。三诊时，肝区隐痛，肝病及脾，给予疏肝运脾，用柴胡、川楝子、延胡索、白芍疏肝理气，党参、白术、木香、陈皮益气健脾，建曲、鸡金以助消化。四诊时再守原制巩固，而腹泻显见好转。后再以膏方培本调治。七诊时大便已成形，2日1行，慢性肠炎已愈。九诊时肠炎愈后未复发，但肝区痛未已，慢性气管炎亦间或发作，改从疏肝健脾、和血化瘀，兼补肺肾立法，仍用膏方调治。本例病情复杂，张老坚持随证变化，按证立法，前后经治两年，肠炎向愈，肝硬化亦见显效，气管炎控制未发。

6. 肺脾两虚证

余某，男，40岁。

脾胃虚弱，纳食不香，大便溏泄，形体消瘦，土不生金，肺阴不足，呛咳痰中带血。舌淡苔白，脉濡无力。症属劳瘵，病已过中，急拟培土生金。

南沙参9g　怀山药9g　炒白术9g　云茯苓9g

炙甘草3g　炒扁豆9g　广陈皮6g　煨木香3g

炙鸡金9g　川贝母6g

服药5剂，便泄即止，继续调治数月，胃纳转旺，诸症均消，体重增加。

〔按〕本例治效颇速，用参苓白术散加减，培土生金。盖脾为肺之母，脾有生肺之机，用参、术、苓、草益气健脾，怀山药、白扁豆补脾之阴，陈皮、木香和胃理气，加用南沙参、川贝母养肺止咳，本方药性平和，无寒热偏胜之弊。张老当时曾谓："如有午后潮热，颧红骨蒸等阴虚内热见证，可酌加银柴胡、青蒿、白薇、地骨皮；舌红无苔者，可用炒生地、炙鳖甲；津伤口干者，可加石斛、稽豆衣、麦冬；夜寐盗汗可加煅龙骨、煅牡蛎、糯稻根、红枣等；如痰中带血不止，可配用茜草炭、白茅根、藕节等。"但药后症状改善顺利，故坚持原方为主。所述加减用药，列备参考。

7. 脾虚夹湿证

吉某，女，34 岁。

脾虚气弱，不能化湿，3 年来大便经常溏泄，近又泄泻如注。舌苔白腻，脉濡细。拟运脾化湿治之。

炒白术 9g　炒枳壳 5g　煨木香 5g　上川朴 3g

炒白芍 9g　淡吴萸 2.4g　炮姜炭 3g　炙甘草 3g

炒扁豆 9g　干荷叶 1 角　车前子（包）9g

服药 5 剂，泄泻即止，再以前法增入健脾之品巩固。

〔按〕本例方中枳、术，是张老治疗胃肠病常用之品。对于脾虚运迟，饮食不化，气滞痰凝而致心下痞满，大便溏泄者，用之尤宜。白术甘苦温，能补脾兼除痰湿，枳实（壳）苦降，能消痞满，除积滞。上方中配以荷叶芳香醒胃，鼓舞胃中清气上升，以增强食欲和消化之功能，补中寓消，消补兼施，补而不滞，加用木香、川朴运脾化湿，扁豆、车前子健脾分利，使湿滞得以分消，故收效甚捷。

8. 脾肾阳虚证

朱某，女，38 岁。

1972 年 3 月 21 日初诊：1958 年宫颈癌手术之后，经常下利腹痛，春秋为甚，口吸冷空气或茹荤腥腻则腹痛腹泻，白色黏液较多，面足轻度浮肿，舌苔淡白，脉沉细。脾肾阳虚，湿滞阻于肠腑，拟温理为法。

潞党参 15g　炒白术 9g　熟附片 5g　炮姜 3g

炙甘草 3g　广木香 5g　吴茱萸 3g　煨肉果 5g

石榴皮 9g

4月4日二诊：药后大便已转黄，稍带黏液，日行 1 次，但仍溏。食后脘腹饱胀，矢气多，近几天肝区有时胀痛，有时隐痛。脉沉细，苔淡白有齿印。再以原方加减。

原方加青皮 6g。

4月18日三诊：服药 20 剂，腹痛已止，食欲正常，唯大便仍稀，面足轻度浮肿，右半身不适，宫颈癌手术后脾肾阳虚，原方出入。

潞党参 15g　炒白术 9g　熟附片 5g　炮姜 3g

炙甘草 3g　炒陈皮 6g　大白芍 9g　云茯苓 9g

煨肉果 9g

1973 年 2 月 13 日四诊：慢性腹泻，去年冬头昏甚，曾昏倒 2 次。经医院检查尿糖、血糖均高，诊断为糖尿病。口渴多尿等症不明显。因控制饮食，多吃青菜，腹泻转甚，腹鸣隐痛。肝功能亦不正常。脉濡细，舌质略淡。脾肾两伤，健运失职，拟温肾运脾为主。

潞党参 15g　炒白术 9g　怀山药 5g　熟附片 5g

上肉桂 2.4g　山萸肉 9g　煨木香 5g　煨肉果 5g

云茯苓 9g　赤石脂（包煎）9g　鲜荷叶 1 角

2月20日五诊：宫颈癌手术后引起慢性腹泻，兼有糖尿病，服药后腹泻已减，大便仍不成条，火升面赤。脉弦细，舌根薄白腻。脾肾两伤，虚阳上浮所致。

潞党参 15g　炒白术 9g　怀山药 15g　煨葛根 9g

熟附片 5g　云茯苓 9g　上肉桂 2.4g　炙甘草 3g

天花粉 12g

2月27日改方：原方去天花粉，加煨肉果 5g、煨木香 5g。

4月3日六诊：腹泻已止，腹痛亦解，口渴，小便不太多，脉沉迟，舌苔薄黄，腰痛，原方加减。

潞党参15g　炒白术9g　怀山药15g　煨葛根9g

熟附片5g　煨木香5g　云茯苓9g　炙甘草3g

杜仲叶15g

1979年1月10日，患者因糖尿病复发来诊，自述经过以上方药治疗后，腹泻已痊愈，从1973年起迄今6年，大便一直正常。

〔按〕本例腹泻比较顽固，曾先后在上海、南京等多处医院住院治疗，亦曾服用清利湿热、健脾利湿、温补固涩之剂，效果均不理想。张老据证起于手术后，病后体弱，脾运失职，中阳不健。且腹泻以春秋季为甚，茹荤腥即发作，亦说明是脾虚。由于久泻未愈，脾虚及肾，命火不足，故出现面浮足肿，脉见沉细，苔淡白有齿印。因此重用温肾健脾之品，方用附子理中汤、四神丸加减，先后服药达1年之久，方告痊愈，6年之中未再复发。从此案可见，对某些顽固性慢性疾患，贵在坚持治疗，患者密切配合，甚为重要。

十一、痢　疾

1. 急性菌痢

（1）暑邪湿热证

杨某，女，45岁。

住院检查摘要：体温40.3℃，脉搏108次/分，呼吸28次/分，血压100/80mmHg。急性病容，发育良，营养佳，神志清，体位自如，心肺均（－），肝脾肋下未触及，病理反射未引出。查血：白细胞 14.4×10^9/L，中性79％，淋巴21％。尿常规：蛋白（＋＋），脓细胞少，红细胞（＋＋＋）。大便常规：色黄质稀，黏液（＋＋），血液（＋＋），脓细胞少，吞噬细胞（＋＋）。

治疗经过：入院前两天高热恶寒，头痛，曾服安乃近、黄连素等无效，发热不退。入院后中医辨证认为风热外感，束于肌表，卫表失疏，闭而为热，正当暑令，治以解表清热祛暑为主。药用银花、连翘、荆芥、薄荷、豆豉、板蓝根、鸭跖草、半枝莲等。

1975年7月23日张老会诊：药后未汗，头痛依然，心烦口渴，发热，体温仍 40.3℃，舌偏红，苔白腻。暑邪侵袭，湿热交蒸，治法当以清暑解表化湿。

陈香薷 6g 上川朴 9g 鲜藿香 9g 鲜佩兰 9g

白扁豆 9g 上川连 2.4g 广木香 5g 荷叶边 30g

六一散（包）12g 上下午各服 1 剂

7月24日二诊：经用清暑解表化湿之剂，遍体出汗，发热即退。但呕吐腹泻仍作，大便日行 15 次，夹有红白黏冻，腹痛里急后重。证属暑邪已解，肠道积滞未清，治拟前法增损。

陈香薷 6g 上川连 5g 广木香 9g 上川朴 9g

炒白术 9g 车前草 30g 马齿苋 30g 上下午各服 1 剂

7月26日三诊：药后痢下好转，大便红白黏冻减少，腹痛隐隐，肛门作坠，苔少舌红，前方再服。

7月29日四诊：大便已正常，无里急后重。复查血：白细胞 6.7×10^9/L，中性74％，淋巴26％。大小便常规均阴性。

63

主诉疲乏无力，纳食不香。舌红苔薄，脉细而数。暑湿之邪初退，肠道积滞渐清。唯脾胃功能未复，予健脾和胃调理之。

太子参 9g　炒白术 9g　云茯苓 9g　白扁豆 9g

炒苡仁 15g　广木香 5g　广陈皮 6g　炒谷芽 12g

上方连服 1 周，病愈出院。

〔**按**〕本例暑热夹湿，先用辛凉解表，兼以祛暑，不应。张老认为，暑热之邪多与湿合，治疗当以清暑化湿分利，宣通三焦，拟黄连香薷饮加减。用香薷、黄连清暑退热，藿香、佩兰、川朴化湿宣透，白扁豆、荷叶边、六一散皆可清暑利湿，使暑邪得以分消。当热退之后，痢下仍甚，稍加黄连之量，并加车前草、马齿苋以清热利湿。痢止之后，脾虚未复，又用太子参、茯苓、白术、白扁豆、木香、陈皮、谷芽等善后调理至愈。张老强调，辨证要抓住主要矛盾，选方用药，要切合病机，方可药到病除。

（2）暑湿伤脾证

王某，男，63 岁。

病史：1965 年因胃穿孔而行胃次全切除术。1968 年曾患菌痢，此后每年均发作 1 次。这次因中午吃冷粽子，晚上又进肉食，引起腹痛下痢，痢下红白黏冻，肛门作坠，在单位医务室治疗，症状未见好转，痢下次数无度，血压逐步下降，急送我院急诊室，经中西医积极抢救，血压得以回升，但大便仍夹稀水黏液，病势不见好转，而收住院服中药治疗。

1975 年 6 月 18 日初诊：饮食生冷肥腻，先是腹痛腹泻，继则痢下稀水黏冻，肛门作坠，里急后重，频频临圊。恶寒发热，口干不欲饮，头昏目糊，呕吐，不欲食，精神萎靡。查大便常规：黏液（＋＋＋＋），潜血（＋＋＋），红细胞（＋＋），白细胞（＋＋＋＋），巨噬细胞少数。查血：白细胞 $20.5 \times 10^9/L$，中性 90%，淋巴 8%，嗜酸性粒细胞 2%。舌偏红，苔黄腻，脉细数。湿热夹滞，交阻肠腑，先以清肠止痢，用葛根芩连汤合藿香正气散加减。

煨葛根 9g　炒黄芩 9g　上川连 3g　藿佩兰各 6g

炒苍术 9g　上川朴 5g　广木香 6g　福泽泻 9g

马齿苋 30g　京赤芍 9g

6月20日二诊：急性菌痢，发热已退，呕吐酸苦水亦止，腹痛下痢红白黏冻已少，但里急后重依然，精神疲乏，小溲不多，脉小数，舌苔苍黄。邪滞初解，肠胃未和。

上川连 2.4g　上川朴 3g　炒黄芩 9g　白扁豆 9g

广木香 5g　炒枳壳 9g　云茯苓 9g　整滑石 15g

干荷叶 1 角

6月23日三诊：药后痢下已止，大便已成形，无红白黏冻，腹痛亦除，知饥欲食，舌苔苍黄渐化，唯舌红少津，脉小弦。复查大便常规已正常，大便培养亦阴性。查血：白细胞 $8.2 \times 10^9/L$，中性 78%，淋巴 16%，嗜酸性粒细胞 2%，大单核细胞 4%。邪去正伤，脾胃功能未复，治拟健脾养胃。

南沙参 12g　大麦冬 9g　肥玉竹 9g　白扁豆 9g

白蔻仁（后下）3g　炒白术 9g　怀山药 9g

云茯苓 9g　干荷叶 1 角

7月1日四诊：痢下已愈，唯觉精神较差，纳谷欠振，舌偏红已有津，苔薄少，脉小弦。再以益气健脾，用参苓白术散加减调理。

太子参 15g　炒白术 9g　白扁豆 9g　广陈皮 6g

怀山药 12g　莲子肉 9g　云茯苓 9g　炒苡仁 15g

〔按〕患者久患痢疾，每年夏秋或因饮食不洁，或受寒凉，均能发作。此次因食冷粽子及肥肉，又复感新邪，以致表证未解，寒热交作，内有湿热，来势急骤，身热下痢，痢下赤白黏冻，里急后重，若不及时治疗，可使病邪内陷，正不胜邪而入险途。入院后先用葛根解肌清热，黄连、黄芩清泄里热，藿香、佩兰芳香化浊、理气和中，厚朴化湿行气，赤苓淡渗分利湿热，马齿苋清肠止痢。药后寒热即退，痢下亦减。二诊仍以原方加减。痢止而证见胃阴耗伤，故用沙参、麦冬、玉竹养阴和胃，白术、扁豆、怀山药、茯苓、蔻仁醒脾化湿，干荷叶升清泄浊。当胃阴渐复，脾运不健时，改用参苓白术散益气健脾、和胃渗湿，以善其后。末次方药只8味，但配伍恰当，无寒热偏胜之弊。凡肠胃邪滞已去，而脾胃功能未复时，此方调理，较为妥切。本案初用清利推荡，以祛其邪，邪去之后，正虚未复，再扶其正，先复其阴，后补其气，标本缓急，立法严谨，选方用药，丝丝入扣，果获良效。

2. 休息痢（脾虚气陷证）

于某，男，38岁。

痢初未行推荡，肠腑积蕴未清，休息痢延及二载，痢时腹痛肛坠，夹有白色泡沫黏液，脉沉细，舌质暗红。久痢伤脾，脾虚气陷。拟益气升清，兼清余蕴。

太子参9g　炒白术9g　青升麻3g　炮姜炭3g

大白芍9g　广陈皮5g　煨木香3g　焦楂炭9g

乌梅炭3g　炙甘草3g　石榴皮9g

药后痢止，再予调理脾胃巩固之。

〔按〕患者经西医确诊为阿米巴痢疾，前已选用通、清、补、涩等法鲜效，病史已历 2 年，久痢伤脾，脾虚气陷，经云："清气在下，则生飧泄。"张老认为，脾虚气馁，清气下陷，若纯用术、草，守补中土，可致中焦气滞，宜用升补之法，使脾运来复，清气得升，浊阴自降。故在方中用升麻升提举陷，5 剂获瘥。考升麻性味甘辛，可佐参、芪，引清阳之气上行阳道，举脾胃之气陷，故脾虚气馁、清气下陷而致久痢、久泄，需用升麻。本例痢久脱肛，用之尤宜。轻者或用荷叶 1 角，行其升提之功亦可。患者痢初未行推荡，余积未清，故痢下愈而复发，正气已虚，邪滞未清，虚中夹实，故从标本兼顾治之，既补中益气以复脾气，又化积消导以去邪滞。所用白芍、木香、陈皮等，所谓"行血则便脓自愈，调气则后重自除"。山楂一味，可消积止血，为治痢之常用药。

十二、便 秘

1. 阴伤肠燥证

陈某，男，56 岁。

1962 年 1 月 8 日初诊：习惯性便秘已有 30 年，必须服泻药才能通行。口渴，舌红，苔黄，脉小数。属阴伤肠燥，津液不能濡润肠腑，传送无力所致。先服煎药，继用丸方巩固。

南沙参 9g　大麦冬 9g　火麻仁 9g　郁李仁 9g

瓜蒌仁 15g　肉苁蓉 9g　炒枳实 6g　皂角子 5 粒

肥知母 6g　5 剂

丸方如下：

生首乌 50g　大生地 50g　肉苁蓉 50g　火麻仁 50g

郁李仁 50g　瓜蒌仁 50g　炒枳实 30g　生大黄 30g

皂角子 9g　南沙参 60g　大麦冬 50g　炙紫菀 60g

白桔梗 30g　光杏仁 50g　桃仁泥 30g

上药共研末，炼蜜为丸，如梧桐子大，每服 5g，1 日 2 次。

1963 年 6 月 4 日复诊：服上方丸剂，大便已能每日畅解，最近体重增加，精神振作。过去血压偏低，近来血压正常，有时略高，余无所苦。脉弦细，舌质红，原方出入再治。

原丸方生大黄减为 15g，炒枳实减为 15g，另加决明子 60g。

用夏枯草 90g 煎汤，加蜂蜜 240g 泛为丸，如梧桐子大，每服 5g，每日 2 次。

〔按〕本例便秘久恙，症见口渴、舌红、苔黄、脉象小数。张老认为，其病机主要由于阴液不足，肠腑失濡，以致传送无权，阴虚液少，大便燥结，久则肠中积热，热易伤阴，互为因果。故治法以养阴滋液润肠为主。兼用枳实、大黄导滞通腑；皂角子润燥通便；肉苁蓉甘咸性温，功擅补肾壮阳、润肠通便，以盐渍之，咸而滑润，益阴通阳，不伤津液，张老对老年人便秘者常用之。丸方中紫菀、桔梗、杏仁宣通肺气，亦有助于通便，从肺与大肠相表里之意。制为丸剂，便于常服。30 年顽疾，得以解除，爰录此案，以资参考。

2. 痰气郁滞证

王某，男，49 岁。

1976 年 2 月 24 日初诊：习惯性便秘年余，少腹两侧膨胀作坠，辘辘有水声，腰部酸痛。在某医院摄片有腰椎退行性病变。脉细数，舌质偏紫，苔薄白腻。此由肝肾两亏，气机不畅，肠腑失于濡润所致。

肉苁蓉9g　全当归9g　大白芍9g　川桂枝3g

法半夏9g　香独活9g　西秦艽9g　云茯苓9g

大腹皮9g　决明子15g

3月25日二诊：腹胀年余，重按则痛，大便干，常需五六日1次，食后嗳气。脉弦，舌苔黄腻，唇干而紫。经钡餐透视为浅表性胃炎。痰气郁滞，胃失通降，当以辛滑通阳。

干薤白9g　全瓜蒌15g　川桂枝3g　法半夏9g

广陈皮6g　决明子30g　广郁金9g　石打穿30g

麻仁丸（分吞）9g

4月8日三诊：药后大便连续畅通3次，现在每日1次，唯排便欠爽，腹胀多矢气。脉弦，舌尖红，苔薄白，质地较胖。脾虚夹湿，气机不调。

潞党参15g　炒白术9g　广陈皮6g　大白芍9g

广木香5g　炒建曲12g　决明子15g　香橼皮9g

6月24日四诊：停药月余，大便又复干结，少腹胀痛，腰酸，舌苔黄腻，前法再进。

干薤白9g　全瓜蒌15g　广木香5g　川桂枝3g

法半夏9g　广陈皮6g　炒枳壳9g　决明子15g

大白芍9g

〔按〕本例初诊时因有腰椎痛，故从益肾养血散寒立法，药后大便仍不通畅，复诊时，张老考虑其舌苔黄腻，食后嗳气，辨证为痰气郁滞，胃失通降，转用辛滑通阳之瓜蒌薤白半夏汤加减进治。药后大便得以畅行，并保持每日1次。后因患者停药1月余，大便又复秘结，张老仍以原方加减进治获效。

69

说明对待便秘，亦须辨证确切，方能中病。

3. 血虚肠燥证

刘某，女，49岁。

顽固性便秘10余年，每五六日方得大便1次。此次膀胱炎控制后，大便16日未通，服用多种中西药物未效，自己用手挖出大便，以后服猪胆汁，大便才通行，停药后大便又复干结，服麻仁丸亦无效。脉沉细，舌质红起纹。阴血不足，不能濡润肠腑，拟方养血润燥。

肉苁蓉12g　全当归9g　火麻仁9g　郁李仁9g

炒枳实9g　全瓜蒌15g　制大黄9g　元明粉（冲）12g

10剂

〔**按**〕此例便秘系血虚津少，不能濡润肠腑所致，脉见沉细，舌质红起纹。张老主要选用养血润肠的苁蓉、当归、麻仁、郁李仁等，并加入枳实导气破积，元明粉软坚荡腑，药后大便得以畅通。

4. 血虚浊滞证

徐某，女，62岁。

脾胃失调，津液不能濡润肠腑，大便干结，2日1行。食欲不振，夜寐差，右腹脐旁摸到一小包块，经西医检查为"结肠下垂"。脉细，舌苔黄腐而腻，面色萎黄，口干不欲饮。拟养血通阳润肠。

当归9g　干薤白12g　全瓜蒌15g　川桂枝3g

大白芍9g　法半夏9g　决明子24g　火麻仁12g

桃杏仁（打）各9g　皂角子（杵）7粒

〔按〕本例便秘，既有气滞胃失通降，以致浊气不能下行，又有血虚肠燥，不能濡润肠腑。对此类夹杂见证之便秘，张老根据辨证施治的原则，综合养血润燥、辛滑通阳之法化裁。药后大便渐调，嘱再服 5 剂，以资巩固。

便秘是临床常见症状之一，造成便秘的原因很多，一般多由于胃肠燥热、血枯津少、气虚郁滞或阴邪凝结所致。张老认为，除上述病因外，由于脾虚内停湿浊，胃失通降而致的便秘，在临床上亦屡见不鲜。对这类便秘，单用攻下或滋润之剂，均不适宜。故吸取《金匮要略》中瓜蒌薤白半夏汤治疗胸痹之经验，将该方化裁，治疗胃失通降之便秘，效果甚好。由于该方既能宣痹下气，又能通阳散结，取其"下气"和"散结"之功，移治便秘，别具一格。当然，这类便秘应具有舌苔黄腻、胸腹胀满或嗳气不舒等症，方可使用。

十三、便　血

1. 脾虚证

李某，女，35 岁。

1963 年 7 月 8 日初诊：大便下血，色暗量多，已历月余，腹部隐痛。今适经行，面色无华，面浮足肿，舌淡苔白，脉沉细。脾虚统摄失职，血渗肠间，治拟益气健脾为主。

潞党参 9g　土炒白术 9g　大白芍 9g　地榆炭 9g

侧柏炭 9g　炒枳壳 5g　煨木香 3g　旱莲草 12g

紫丹参 9g　榆槐脏连丸（包煎）12g

7 月 16 日二诊：腹痛已愈，便血亦止，大便粪色渐转正常。面足仍有浮肿，胃纳欠馨。前法再治。

原方加玉米须24g。

〔**按**〕脾为后天之本，脾气健则元气旺，阴血自固。脾又为统血之脏，脾气旺则血不妄行。本例便血亦属脾气虚，统摄无权所致，治用益气健脾、清脏止血而收近功。

2. 结肠癌（阳虚邪滞证）

姜某，男，47岁。

1963年10月26日初诊：便血年余，五色俱下，肛门坠痛，有灼热感，经治少效，愈发愈剧。刻下形体消瘦，面色无华，杳不思食，腹膨胀大，按之微痛，大便10日未解。脉弦滑而数，舌黄底白垢腻，上盖焦黑。据此症情，非一般便血痢疾，其病延已久，气血衰惫，阳虚不能化气，湿热浊瘀交阻不化。治从扶正祛邪兼顾，仿黄龙汤加减。

潞党参9g　全当归9g　川厚朴5g　炒枳实9g

生大黄9g　熟附片5g　炒苍术6g　法半夏6g

云茯苓9g　青陈皮各5g　全瓜蒌12g　海南子9g

另：神农丸1瓶，1日2次，每次1片。

10月30日二诊：来人代诉病情，药后大便通，便血减少，腹胀痛不减，肠鸣辘辘，小便艰涩。再从原意增损治之。

潞党参12g　全当归9g　川厚朴5g　炒枳实9g

生大黄6g　炙乳没各5g　炮山甲9g　桃仁泥9g

肉桂心3g　肥知母6g　炒黄柏6g　小茴香3g

台乌药5g　茜根炭6g

11月2日三诊：连进扶正通腑之剂，大便畅通，便血已止，小溲艰涩之症亦除，腹痛减轻，唯胀势依然。苔厚腻渐化，诊脉滑数，腰背酸楚，口干欲饮，纳谷转香。症情所示，气阴有来复之势，湿热浊瘀凝滞亦得渐化，再以原意化裁，巩固其效。

北沙参9g　全当归9g　上川连2.4g　姜半夏9g

上川朴5g　炒枳实6g　制大黄6g　肥知母6g

川黄柏6g　上肉桂2.4g　细木通5g　车前子12g

台乌药6g　白矾（冲）1g

〔按〕本例便血年余，气阴耗竭，出现便结腹胀，按之疼痛，舌苔垢腻，脉弦滑而数，乃属阳明腑实之征象。但正气衰惫，攻邪则正气不支，若强攻之则伤阴劫液，尤损正气，若专事扶正补益则实邪愈壅，便血难已。然不攻则不能祛其邪，不补则无以救其虚。故选用黄龙汤加减，邪正并顾，药后大便畅通，积滞得撤，便血即止。小便艰涩，用滋肾通关丸（知母、黄柏、肉桂）及利水消胀之法，兼顾而取效。方中白矾，一般均知其具酸涩之性，然亦能通利，《本草纲目》载其"蚀恶肉……通大小便"。张老用当归、大黄、枳实等药复加白矾，亦取其通利之意，共收通因通用之功。

内科其他各系病证

一、心　悸

1. 病毒性心肌炎（心气不足证）

袁某，女，17岁。

病史：患者于 1975 年 6 月感冒高热，经西药治疗后热退，但仍头昏头晕、心悸不宁。心电图查见频发性室性期前收缩，心肌受损，诊断为病毒性心肌炎。用心得安、维生素 C 及 ATP 等治疗，症情不见好转。加用氯化钾、辅酶 A 等治疗，效亦不著，而来我院就诊。当时症见胸闷气短，心悸少寐，间有胃脘作痛，汗出颇多，精神疲乏，脉细数，有时至数不清，舌质淡白。用中药温通心阳，补益心气。并配合应用 ATP、辅酶 A、细胞色素丙、胰岛素、维生素 C，加入 10% 葡萄糖中静脉点滴，每日 1 次，共用 20 天。自觉症状仍不见好转。于 1975 年 11 月 24 日复查心电图：窦性心律不齐，频发期前收缩，伴有室性融合波，心肌受损，并提示不完全性右束支传导阻滞。

初诊：心悸惕惕，胸闷气短，寐少而梦多，动则汗出，精神疲乏。脉细而数，有时至数不清，舌质淡。证属心气不足，心阳不展。治拟益气通阳。

74

潞党参 15g　炙黄芪 15g　全当归 9g　紫丹参 9g

川桂枝 3g　炒白芍 9g　云茯苓 9g　炙甘草 3g

九节菖蒲 3g

二诊：上方连服 20 剂，心悸已不发作，胸闷亦有好转，食欲亦振，但仍出汗较多，少寐多梦。前法再治。

原方加炙远志 5g、青龙齿 12g。

三诊：白天心慌心悸间有发作，夜仍少寐。苔少舌红，脉来细数不匀。拟用归脾汤加减以补益心脾。

潞党参 15g　全当归 9g　炙黄芪 15g　紫丹参 15g

朱茯神 12g　炙远志 5g　炙甘草 3g　炒白芍 9g

青龙齿 15g　九节菖蒲 3g

另服红参粉，每次 1.5g，1 日 2 次。

四诊：经加用红参粉连服 1 个月。症情逐步好转，胸闷减轻，心慌偶有发作，出汗亦少。舌苔嫩黄，脉细数。心脾已和，中气尚虚，气机不畅，故胃脘有时隐痛，治当健中理气。

潞党参 15g　炒白术 9g　炒白芍 9g　淡吴萸 1.5g

川桂枝 3g　全当归 9g　广木香 5g　广陈皮 6g

炙甘草 3g

五诊：胃痛已止，心慌心悸未发作，睡眠尚佳，饮食欠振。舌苔薄白，脉和缓偶有不匀。复查心电图在正常范围。

潞党参 15g　炒白术 9g　法半夏 9g　广陈皮 6g

广木香 5g　炒枳壳 9g　炙甘草 3g　炒谷芽 12g

上方调治半月，自觉症状显著改善而出院。随访年余，心肌炎已痊愈，并已参加工作。

〔按〕本例心悸，起病于感冒发热之后，邪去而正虚未复，病后失调，心气不足，心失所养，故出现胸闷心悸、气短多

75

汗、少寐多梦、脉来至数不清等症。治用党参、黄芪、炙甘草益气，桂枝温阳，当归、丹参养血通络，九节菖蒲、茯神宣通心窍以安心神。并加人参粉内服，增强补益心气之功。服药以后，自觉胸闷心慌显见好转，病恙逐步向愈。

2. 病态窦房结综合征（心气不足证）

徐某，男，54 岁。

病史及治疗经过：患者于 1976 年 10 月 28 日起头昏，思睡，胸闷，心里难过，查血压 96/62mmHg。听诊：心率 42 次/分，心律规则，第一心音低，心尖部可闻及Ⅱ级收缩期杂音。查血：血红蛋白为 11.5g/L，红细胞 4.18×10^{12}/L，白细胞 4×10^9/L，中性 65%，淋巴 28%，嗜酸性粒细胞 6%，单核 1%。经用阿托品、维生素 B_6、维生素 C 及 ATP、辅酶 A10 天，症状无明显好转，转往某医院诊治。查心率仍为 44～50 次/分，阿托品试验阳性，诊断为病态窦房结综合征。用阿托品、普尼拉明、氨茶碱、潘生丁、肌醇片、冠心苏合丸、复方丹参注射液等治疗。并用党参、黄芪、仙灵脾、毛冬青、红花、附片、川芎、当归等煎服，每日 1 剂，病情不见好转。心率仍为 46 次/分，律齐。住某医院治疗，发时心率 35～44 次/分。自觉心慌，气急胸闷并有压迫感。入院后两次阿托品试验均为阳性。因住院治疗症状无明显改善，建议出院后继续采用中西医结合治疗。西药用复方磷酸酯酶、阿托品及维生素 B_1 等。中药处方：细辛 15g，补骨脂 9g，五味子 9g，丹参 15g，太子参 12g，麻黄 3g，黄芪 9g，熟地 15g，甘草 6g。全休两个月，并避免体力劳动。经密切观察，每日煎服 1 剂中药，上方共服 105 剂，未出现副作用，但心率不见增快，发作时心率 40 次/分，活动后心率仍在 50 次/

分以下，病情无变化，乃请张老诊治。

1977年10月6日初诊：胸闷、心慌、气短、乏力，面色萎黄无华，血压偏低，食欲尚正常。脉来迟缓，40次/分，已用中西医结合治疗，未见明显效果。舌质暗红偏紫。证属心气不足，心血痹阻。拟方益气养心，佐以活血通络。

潞党参15g　炙黄芪9g　当归9g　紫丹参15g

川桂枝3g　红花9g　炒陈皮6g　炒白芍9g

炙甘草3g　九节菖蒲5g

1978年3月18日二诊：上方连服90剂，症情逐步好转，头昏、心慌、胸闷等症已除，精神大振，饮食睡眠均正常，已经上班工作。脉每分钟达60次。舌偏红，质已不紫。心气渐复，心脾之血尚不足，再以成药巩固。处方用归脾丸半斤，每次服5g，每日2次。

〔按〕本例心悸，以脉迟心跳缓慢为特征，现代医学诊断为病态窦房结综合征，经多种中西药治疗，症状未见好转，特别是细辛用量颇重，每次15g，连服100余剂，未见不良副作用，但亦未见效果。张老初诊时根据其面色无华、心慌、气短、神疲乏力、脉来迟缓、舌质暗红偏紫，诊断为心气不足，无力鼓动血脉以充养全身，致气滞血瘀，络脉痹阻。治疗重在补益心气，佐以活血通络。用党参、黄芪、炙甘草益气强心，当归、丹参、红花活血通络，并以桂枝、九节菖蒲温通心气，促使心气振作，血行畅通。连服3个月，症状基本消失。复诊时选用成方归脾丸，补益心脾以善其后。从本例可看出，运用中医学的基本理论治疗现代医学确诊的疾病，仍然必须根据病情辨证，立法选方而施治，这也是中医学的治疗原则。如只重辨病，忽视辨证，或药用过重，往往欲速而不达。

3. 阴阳两虚证

施某，男，74 岁。

高年肺肾已亏，气阴两虚，心悸少寐，短气不足以息，脘痞纳呆，动则火升面赤，五心烦热，四肢发麻，稍有震颤，大便溏薄。苔黄而腻，两脉三五不调。治当壮水补火。

大熟地 12g　红参须（另煎）9g　熟附片 3g

广陈皮 5g　煅牡蛎 15g　大白芍 9g　法半夏 9g

灵磁石 24g　上肉桂（后下）1g　核桃肉 9g　青盐 1g

上方服 5 剂，心悸气短，火升面赤，脉象不整等症俱得减轻。仍以本方调服月余，诸恙悉平。

〔按〕本例高年体弱，阴阳两虚，以致出现心悸、少寐、短气、潮热等症。真阴已亏，真阳亦不足，水亏阳无所依，而浮越于上，故面赤如妆。立方壮水补火，阴阳并补，用桂、附、红参、胡桃肉温补下元，熟地、白芍养阴壮水。此种虚火上越，不可妄用苦寒克伐。另用青盐 1g，取其味咸入肾，作为引经之药，配伍牡蛎、磁石重镇潜阳，俾能使入阴之火不再上越。

二、筋惕肉瞤

心脾两虚证

陈某，男，49 岁。

1978 年 11 月 25 日初诊：头昏头胀多年，不时胸闷胸痛，心情烦躁，筋惕肉瞤，腰背酸痛，下肢清冷不和。有时易流泪，夜寐多梦，常有惊恐感。在某医院诊断为"神经官能症""动脉硬化性心脏病"。刻诊：舌质淡紫，舌苔薄白，脉象细弦。据此见证，乃属心脾两虚，阳气不振，心神不宁之候。

潞党参 15g　炒白术 9g　川桂枝 3g　大白芍 9g

炙甘草 3g　青龙齿 24g　法半夏 9g　云茯苓 9g

川百合 12g　浮小麦 12g

12 月 8 日二诊：因住招待所，煎药困难，上方只服 3 剂，尚合病机，筋惕肉瞤已得减轻，而仍头昏头胀，胸闷胸痛，不时烦躁，腰酸且胀，下肢清冷。自觉有恐惧感。舌质淡而偏紫，苔薄白。仍守原意进治。

潞党参 15g　炒白术 9g　川桂枝 3g　大白芍 9g

炙甘草 3g　全当归 9g　紫丹参 15g　延胡索 9g

广木香 5g　青龙齿 24g　川百合 12g　云茯苓 9g

12 月 16 日三诊：先后服药 15 剂，筋惕肉瞤已愈，头昏头胀亦轻，胸闷胸痛、下肢清冷等症亦好转，腰背尚酸痛。舌质偏淡，脉沉细。心脾初和，阳气渐振，肝肾尚亏。准备日内返原籍，拟方带回常服，以资巩固。

潞党参 15g　全当归 9g　炒白术 9g　紫丹参 15g

大白芍 9g　桑寄生 15g　川桂枝 3g　炙甘草 3g

广木香 5g　青龙齿 12g　川百合 12g　津红枣 5 个

〔按〕惕者，筋脉跳动，瞤者，肌肉蠕动。据方书记载，多因发汗太过，津液衰少，阳气偏虚，筋肉失其所养而致。本例患者于 1972 年起发现血压偏高，头昏头胀，静坐则筋脉跳动，多方查治，曾连续服用全蝎 500g、天麻 2kg 未效。后又从瘀血痹阻用药，仅参三七即用 1.5kg 余，病情亦未缓解，筋惕肉瞤越发越重。张老据其主诉结合舌脉，认为是心脾两虚，阳

气不振，心神不宁所致，前后共服药 15 剂，6 年久病筋惕肉
眮得瘳，头昏头胀、胸闷胸痛、下肢清冷以及忧虑恐惧感均有
显著好转。患者颇为高兴，1979 年 1 月 5 日特来信道谢。

综观三方，用参术苓草健脾益气，配归、芍、百合、小麦
滋阴养心，以调益心脾。桂枝温阳化气，配丹参以行瘀和络，
加龙齿以镇惊宁神，取归芍六君、苓桂术甘、甘麦大枣诸方，
加减配伍，补养而不滋腻，温阳而不辛燥，彰其衰而缓其急，
遣药精当，故其速效耳。

三、不　寐

1. 阴虚火旺证

案一　汪某，女，36 岁。

1964 年 1 月 10 日初诊：烦劳过度，心血暗耗。加之情志
抑郁，肝经气火偏旺，神不安舍，肝不藏魂，头额昏胀作痛，
两耳轰鸣，肢体酸痛，入夜少寐，喜怒无常。舌质红，脉弦
滑。拟养阴潜阳，以安神魂。

南沙参 12g　大麦冬 9g　珍珠母 24g　青龙齿 12g

炙远志 6g　朱茯苓 12g　夜交藤 12g　川贝母 6g

大白芍 9g　黑山栀 6g　淮小麦 15g　炙甘草 3g

红枣 5 个

另：辰砂 0.3g、琥珀粉 1g，每晚临睡前吞服。

1 月 18 日二诊：前投养阴潜阳宁神之剂，服药 5 剂，夜
寐能睡 5 小时。唯仍头昏作胀，两耳轰鸣，四肢酸痛。脉弦
细，舌红苔黄。心肾初安，虚阳未靖。原方出入。

原方加清阿胶6g烊化后冲服，鸡子黄1枚冲服。

1月25日三诊：夜寐颇酣，食欲亦振，两耳轰鸣减轻，但尚觉闭气。脉弦细。神魂已能安舍，阴血尚亏，虚阳未潜。原方再进。

原方去阿胶、川贝，加灵磁石24g。

〔按〕张老认为此证属阴虚阳亢，心肝之阴不足，心肝之阳偏亢，故法主滋阴潜阳、宁心安神。珍珠母、黑山栀潜泄肝火，甘麦大枣养心和阴，加川贝兼化其痰，另以辰砂、琥珀研粉吞服。方已获效，唯症状改善尚不满意，复增阿胶、鸡子黄滋肾阴养心血，与原来方药配伍，使心肾相交，水升火降，而夜寐得酣。关于鸡子黄之煎服法，《伤寒论》黄连阿胶汤方谓："再加鸡子，搅和。"后世亦有用鸡子黄布包线扎，悬于汤液中煎煮者。

辰砂、琥珀宁神安魂，研细和匀，于睡前吞服，用治不寐。唯辰砂含硫化汞，《石药尔雅》称为"砂汞"不宜多用久用，有肝肾机能障碍者慎用。

案二 郑某，男，32岁。

初诊：心为君主，肾为水脏，心火上奉，肾水润下。缘由用脑过度，肾水暗伤，心火亢升，水火不济，少寐七载，夜多噩梦，睡时自觉全身有酸麻感，从膝盖外臁上冲至胸，心烦不安。舌红少苔，脉细弦。治拟壮水制火，交通阴阳。

大生地12g　南沙参9g　大麦冬9g　朱茯神9g

夜交藤12g　熟枣仁12g　炙远志3g　全当归9g

炙甘草3g　大白芍9g　山萸肉9g

另：交泰丸1.5g吞服，1日2次。

二诊：从壮水制火、交通阴阳立法，药后噩梦减少，夜寐

医案选析

由两三小时增至 5 小时，全身酸麻抽搐之感减而未除，精神稍振，饮食亦增。苔脉如前。既获效机，原法进治。

原方加珍珠母 15g、龙眼肉 9g。

三诊：每夜熟睡能保持 5 小时，饮食增加，但多食则胀，两腿仍觉酸麻，大便较干。舌红苔薄，脉弦细。水不制火，阴阳不交，病久根深，难以速愈。

大生地 12g　北沙参 9g　大麦冬 9g　全当归 9g

熟枣仁 12g　朱茯神 12g　夜交藤 12g　龙眼肉 9g

炙甘草 3g　珍珠母 15g　广陈皮 6g　黑芝麻 9g

四诊：诸恙渐减，食欲大增，时觉心嘈，有时全身筋脉酸楚。肝肾不足，筋脉失濡，原方扩充再进。

原方加熟地 12g、宣木瓜 9g、制豨莶 9g。

五诊：经治 1 个月，夜寐已安，饮食已属正常。唯仍感肢麻，自觉酸麻从左腿上冲至心，以致全身不适，影响入睡，但上冲次数已由一二十次减为 1 日 2 次。苔脉如前。还属真阴不足，龙雷之火不潜。前法略加反佐，引火归原。

大熟地 12g　大麦冬 9g　阿胶珠 6g　制首乌 9g

全当归 9g　炙远志 6g　大白芍 9g　龙眼肉 12g

炙甘草 3g　甘杞子 9g　珍珠母 15g　上肉桂（后下）1g

〔按〕本例少寐，属肾阴亏耗，不能上承于心，以至心火独亢，水火不济。张老先用壮水制火，继佐引火归原而取效。

2. 心肾两虚证

龙某，男，53 岁。

1963 年 5 月 13 日初诊：积劳过度，心肾两亏，肝阳偏亢，神魂不守，夜梦纷纭，或寐中哭闹而醒，有时溲溺自遗，不能自主。舌红苔滑。拟培养心肾，以安神魂。

南沙参9g　制首乌12g　龙齿（先煎）15g　煅牡蛎15g

炙志远3g　熟枣仁12g　白蒺藜12g　炙甘草3g

广陈皮6g

5月20日二诊：服上药尚合病机，仍守原法进治。原方加龙眼肉9g。

上方服5剂，夜寐已安，寐中哭闹已少，头昏耳鸣亦减。服药后大便溏薄。心肾本亏，脾运失健。改用丸剂调理。

〔按〕本例亦属阴虚阳亢，心肾失交之证，唯寐中时哭，溲溺自遗，故张老用龙牡以敛摄心肾，观其舌苔滑，而佐远志、陈皮以化痰。立方平和，药少而精。

3. 心脾两虚血瘀证

杨某，男，46岁。

1963年4月11日：曾住某医院检查血压偏高，经常心绞痛发作，诊断为冠状动脉硬化性心脏病。思想紧张，经常失眠。安眠镇静药量越服越大，品种亦增多。现在每晚需服3种安眠药才能入睡。如不能入寐则头痛发作，连续三四日，左胸膺闷痛，手足发麻。脉弦细而涩，舌质暗红少苔。病属不寐、胸痹。良由用脑过度，心脾两亏，心肾失交，气血痹阻。拟培补心脾，交通心肾，兼以活血通络。

白抄参9g　南沙参12g　川贝母6g　青龙齿15g

大白芍9g　白蒺藜12g　紫丹参9g　单桃仁9g

熟枣仁12g　炙远志3g　云茯苓9g　炙甘草3g

广木香3g　龙眼肉12g

另：琥珀粉1.2g、辰砂1g，濂珠粉1.2g研细和匀，蜜调分吞。

上方连服 15 剂，诸症显著改善。

〔**按**〕此案不寐严重，而兼胸痹，脉细涩、舌暗红、手足麻，是兼气血瘀滞之征。究其病因，乃用脑过度，伏案久坐，心脾两亏，气血痹阻，心神不宁，胸阳不展。张老立方以归脾汤加减，益气养血宁神，复加桃仁、丹参以活血行瘀。药证颇合，症情显见改善。方中白抄参，一般改用潞党参略增其量亦可，濂珠即珍珠，宁心安神，养阴息风。不属常用药品，因患者自备此药，故配伍用之。

4. 痰热内扰证

姚某，男，54 岁。

初诊：入夏以来，夜间少寐，每晚仅能睡两三小时，饮食不香。舌苔黄腻而厚，脉象小滑。痰浊中阻，胃气不和，扰于心神，拟从化痰和胃宁神立法。

法半夏 6g　广陈皮 5g　炙远志 3g　炒枳实 6g

陈胆星 8g　炙甘草 3g　熟枣仁 12g　炒竹茹 5g

珍珠母 15g　北秫米 12g

二诊：进半夏秫米汤合温胆法，夜寐颇酣，能熟睡六七小时，舌苔黄腻亦化，唯能食而不知饥，仍从原法治之。

原方加炒苡仁 12g、冬瓜子 12g。

〔**按**〕本例少寐，属痰热内扰，胃气不和。心神不宁，用半夏秫米汤及温胆汤加减化痰和中，而收近功。

张景岳认为："寐本乎阴，神其主之。"不寐之病因病理多端，总不离乎心神不宁。神之所以不宁，或由心脾气血两亏，无以养心；或由阴虚火旺，火扰心神；亦可由胃中有痰，痰浊扰心。上列 5 案证治，虽非各类最典型者，但亦可见一斑。

四、自汗、盗汗

1. 阳虚证

夏某，女，51 岁。

1976 年 4 月 15 日初诊：出汗多，手足清冷，腰部亦冷，并有如膏药外贴之感，夜寐不熟，查血白细胞偏低。脉沉细，舌苔黄，舌质偏红。气虚不固，阳不卫外，阳虚则自汗。治拟益气固卫，养心敛汗。

潞党参 15g　生黄芪 15g　川桂枝 3g　大白芍 9g

炙甘草 3g　花龙骨 12g　防风根 5g　全当归 9g

浮小麦 15g　红枣 4 个

4 月 26 日二诊：药后自汗减少，腰部寒冷亦轻，睡眠较好。脉沉细，舌苔黄。再当益气固卫。

潞党参 15g　生黄芪 15g　川桂枝 3g　大白芍 9g

全当归 9g　碧桃干 9g　浮小麦 30g

5 月 3 日三诊：汗出已少，四末仍清冷不和，腰痛。脉濡细，舌质暗红。气虚卫表不固，原方进治。

原方加炒川断 9g、煅牡蛎 30g、桂圆壳 9g。

5 月 17 日四诊：卫表不固，腠理空疏，汗多，易于感冒。脉濡细，苔薄净。仍当益气固表治之。

潞党参 15g　生黄芪 9g　青防风 6g　炙甘草 3g

大白芍 9g　川桂枝 3g　煅牡蛎 24g　花龙骨 12g

碧桃干 9g

6月7日五诊：经益气固卫，自汗已明显减少。脉濡细，舌质偏淡。再以原方巩固。

潞党参 15g　生黄芪 9g　青防风 3g　炙甘草 3g

大白芍 9g　川桂枝 3g　煅牡蛎 24g　花龙骨 12g

碧桃干 9g

〔按〕汗本乎阴，乃津液所化。《素问·宣明五气》谓："五脏化液，心为汗。"心阳不足，表疏自汗，不能卫外，故自汗而易于感冒。本例自汗，亦属气血不足，阳虚卫弱。治当益气固表、滋阴敛汗，既要补益心阴，又当固摄心阳。方中黄芪、龙、牡益气固卫敛汗；玉屏风散加归、芍、小麦固表止汗而养心神，气血并补；加桂圆壳亦取其温补益表以止汗。

2. 气阴两虚证

罗某，男，64岁。

气阴两伤，卫表不固，自汗、盗汗，历经多年，每值劳倦则益甚，汗出恶风恶寒，易于感冒，鼻塞多涕，头昏心悸，有时烦热。舌苔薄白，脉细。拟益气固表和营。

太子参 9g　生黄芪 9g　青防风 3g　川桂枝 3g

杭白芍 9g　炙甘草 3g　煅龙骨 12g　煅牡蛎 15g

怀山药 9g　浮小麦 12g　红枣 4 枚

上方服 5 剂而汗出渐收，续服半月，自汗、盗汗均止。后因劳累复发，仍以上方加味为丸，调理至愈。

〔按〕本例患者，气阴均虚，故自汗、盗汗合并出现。用参、芪、防风固表止汗，甘、麦、大枣补养心阴，增以龙、牡敛汗，张老辨证立方，重在益气而获得满意疗效。

3. 阴虚证

解某，女，58岁。

1975年12月29日初诊：夜寐盗汗甚多，浸湿衣被，头昏心慌，食欲不振，大便干结。舌质红，苔薄黄，脉弦细。汗本乎阴，心阴不足，心阳有余，阳加于阴，故致盗汗。治当滋阴养心，宁神止汗。

北沙参12g　大麦冬9g　大白芍9g　五味子5g

龙骨15g　煅牡蛎30g　炙甘草3g　浮小麦12g

红枣4个　夜交藤30g

1976年1月5日二诊：盗汗已少，且能安睡。头昏心慌，食欲不振。脉细数，舌红苔黄。心阳初潜，心阴尚亏。原方出入。

北沙参12g　麦冬9g　白芍9g　五味子5g

黑料豆12g　夜交藤30g　炙甘草3g　红枣4个

1月26日三诊：药后盗汗已止，夜寐亦酣。饮食不香，头昏心慌等症亦已减轻。原方出入调治，以资巩固。

南沙参12g　麦冬9g　五味子5g　枸杞子9g

稽豆衣12g　青龙齿12g　煅牡蛎24g　炙甘草3g

〔按〕盗汗为入睡后不自觉地出汗，即《内经》所云"寝汗"，睡熟则出，醒则汗收。中医辨证多属阴虚。阴虚则生内热，内热熏蒸，迫津外泄，则为盗汗，故治疗多用滋阴潜阳。张老对本例用甘麦大枣汤合沙参、麦冬、白芍、五味子及龙骨、牡蛎育阴以敛浮越之阳，而收功效。

医案选析

87

4. 阴虚火旺证

胡某，女，47 岁。

1963 年 8 月 20 日初诊：夜寐盗汗，午后潮热，面部烘热，干咳少痰。经某医院胸透，右肺第二肋间有结核病灶。舌质偏紫红少苔，脉细数。肺阴不足，阴虚火旺。拟先养阴清肺、泄热敛汗为法。

南沙参 12g　天麦冬各 9g　大白芍 9g　冬桑叶 9g

青蛤壳 15g　瓜蒌皮 12g　黑山栀 9g　花龙骨 12g

煅牡蛎 24g　炙甘草 3g　浮小麦 9g　红枣 4 枚

8 月 23 日二诊：前投养阴清肺、泄热敛汗之法，盗汗渐收，而仍心悸少寐，舌尖破碎，间或作恶。舌边有紫斑，脉细软。虚热初清，阴血本亏，心火独亢，原方出入调理。

原方去牡蛎，加熟枣仁 10g、夜交藤 20g、木通 3g。

9 月 13 日四诊：前晚精神上受刺激，连续咯血 10 余口，色红夹有黏痰。脉弦细，舌边紫斑见淡。气血不和，肝失条达，木火刑金，肺络受损，当以清泄宁络为要。

南沙参 9g　紫丹参 9g　大白芍 9g　川贝母 6g

仙鹤草 9g　茜根炭 6g　煅瓦楞 15g　炙甘草 3g

阿胶珠 6g

9 月 20 日五诊：药后咯血未作，汗出亦止，食欲颇佳，面部烘热亦减，唯觉头昏神疲。舌仍偏紫，脉弦细。肺阴渐复，再以清养为法。

南沙参 9g　大白芍 9g　川百合 9g　白蒺藜 12g

青蛤壳 15g　阿胶珠 6g　紫丹参 15g　肥玉竹 9g

旋覆花（包）6g

〔按〕本例由于肺气不足，阴血亏耗，肺金清肃之令不行，阴虚则生内热，故有面烘潮热，夜寐盗汗。初诊先用沙参、天麦冬滋阴润肺，佐以甘、麦、大枣、龙骨养心止汗。加用蛤壳、瓜蒌皮、山栀以清泄肺肝之热。药后盗汗渐收。因少寐舌碎，属心火偏旺，二诊加用木通引火下行。四诊时因情志所伤，以致肝失条达，木火刑金，热灼肺络，咳嗽痰中带血。经用白芍、瓦楞子抑肝和络，川贝、南沙参清润化痰，仙鹤草、茜根炭、阿胶珠宁络止血，药后咯血即止。五诊续以清养为主，巩固其效。

五、紫　斑

心脾两虚证

曹某，男，24 岁。

初诊：躯体紫斑满布，上及头额。开始发于背部，继则蔓延遍身，不痛不痒。脉沉细，舌苔淡白，此属心脾两亏，心不主血，脾不统血。拟培补气血，两益心脾。

潞党参 15g　黑芝麻（拌炒）9g　苍术 6g　紫丹参 9g

荆芥炭 5g　炒赤芍 9g　炙甘草 3g　骨碎补 9g

蒲黄（拌炒）6g　阿胶 9g　鸡血藤 12g　杜赤豆 12g

津红枣 4 枚

二诊：上方连服 3 剂，遍体紫斑渐淡，饮食、二便均属正常。脉沉细，舌偏淡。前法既效，原方再进。

原方加鹿角片 12g。

〔按〕本例紫斑遍布全身，有触目之色，无碍手之质，不痛不痒，既非热郁于肌肤，又非邪热干扰营血。张老认为，心主血脉，脾主统血，心脾两亏，统摄无权，血溢肌肤而为病。用党参、赤豆、炙草、红枣培养气血、补益心脾，赤芍、蒲黄、炒阿胶、荆芥炭止血消斑，丹参、鸡血藤养血和络，以助血行通畅。复诊加入鹿角片以温补肾阳。肾阳一振，脾运始复，脾肾无恙，气血生化有源，乃治本之法也。

六、咳　嗽

1. 急性支气管炎（风寒袭肺证）

王某，男，50 岁。

1972 年 12 月 5 日初诊：咳嗽 1 月余，经多种药物治疗未效，咳嗽甚剧，连声不已，甚则气促，咽痒作呛，痰多色白，饮食尚佳，脉小滑，苔白而腻。此系风邪犯肺，肺气不宣。治拟疏风宣肺，化痰止咳。

净麻黄 5g　嫩前胡 9g　白杏仁 9g　白射干 3g

法半夏 9g　广陈皮 6g　马兜铃 6g　佛耳草 9g

12 月 11 日二诊：服药 5 剂，呛咳不已之势已轻，但自觉痰出咽喉寒冷如冰。脉细滑，苔白。肺经风寒久遏未除，增入温肺散寒之品。

净麻黄 5g　川桂枝 3g　玉桔梗 5g　白杏仁 9g

法半夏 9g　广陈皮 6g　鲜生姜 2 片　炙款冬花 9g

佛耳草 9g

12 月 16 日三诊：呛咳大减，咳时喉间寒冷如冰之感亦解。唯晨间起床仍有断续咳嗽，吐出白黏痰后可以整天不咳。

脉小滑，苔白腻渐化。风寒已除，肺气得宣，唯脾运不健，当佐以健脾助运，以杜生痰之源。

炒白术 9g　炒苏子 9g　川桂枝 3g　法半夏 9g

广陈皮 6g　嫩白前 6g　炙款冬花 9g　鲜生姜 2 片

佛耳草 9g

〔按〕咳嗽是肺部疾患的主要症状之一。其他脏腑有病，亦可累及肺而发生咳嗽，故《素问·咳论》有"五脏六腑，皆令人咳，非独肺也"之说。因肺为娇脏，不耐受邪，皮毛受邪，内合于肺，肺气上逆，则为咳嗽。暴病咳嗽，不外乎风寒、风热之邪犯肺，而以前者较多。本例咳嗽，咳不住声，咽痒作呛。病虽经月余，风寒外邪未除，仍需疏风散寒宣其肺气。张老经验，遇此等咳嗽，必用麻黄温肺以散寒邪，佐用前胡、桔梗、杏仁以增宣肺之功，配合陈皮、半夏燥湿化痰，寒重者复加桂枝、生姜。佛耳草性亦偏温，主要用于风寒咳嗽。初诊时曾佐以射干、马兜铃，射干开痰降逆泄热，马兜铃清肺止嗽，原意用以配伍温药，服后咳虽减而自觉咽喉寒冷如冰，故二诊即去之，可知用药贵在辨证。

2. 慢性支气管炎（脾虚感寒证）

郑某，女，72 岁。

1963 年 9 月 13 日初诊：高年痰气阻胃，和降失司，食入觉噎，胸脘闷胀，惧进干物，羌历两个月。近日感冒风寒，宿羌咳喘又作，呛咳气逆，痰吐不爽。腹痛便泄，今日泄止而腹痛未已。舌苔薄白，脉细。肺失宣肃，拟宣肺化痰，兼以和胃降逆。

嫩前胡 6g　玉桔梗 5g　旋覆花（包）6g　炒苏子 9g

91

白杏仁 9g　法半夏 6g　广陈皮 6g　广木香 3g

川郁金 6g　鲜生姜 2 片　佛手花 3g

9 月 20 日二诊：脘痞作胀已减，咳嗽仍甚，痰多咯出不畅。胃纳转香，大便溏薄。当再调理脾肺。

炒白术 9g　法半夏 6g　广陈皮 6g　川贝母 6g

炙款冬花 6g　炒苡仁 12g　冬瓜子 12g　怀山药 9g

炒白扁豆 9g　煨诃子肉 9g

9 月 20 日三诊：咳嗽已减，胃纳仍欠香，头昏心慌，脉细。高年脾肺两虚，不易根治。

炒白术 9g　法半夏 9g　川桂枝 3g　大白芍 9g

广陈皮 6g　广木香 3g　炒苡仁 12g　嫩白前 6g

炙款冬花 6g　枇杷叶（去毛）9g

10 月 8 日四诊：药后咳嗽已愈。脘宇仍隐痛，胃纳欠香。再当健脾和胃，以香砂六君丸加减。

潞党参 9g　炒白术 9g　法半夏 9g　广陈皮 6g

广木香 3g　大白芍 9g　春砂仁（后下）3g

焦谷芽 12g　炙甘草 3g　佛手花 3g　鲜生姜 2 片

【按】本例咳嗽，痰气交阻肺胃，胃失和降，脘痞作噎，因复感风寒，而诱发宿疾咳喘。治法先以肃肺化痰、和胃降逆。药后胃气初和，但因痰多，便溏，乃用健脾之品，如怀山药、白扁豆、白术及二陈等，并用炙冬花、川贝等止嗽化痰。药后咳嗽得减，咳痰减少，再用温肺散寒之品，咳嗽控制。后以健脾和胃巩固疗效。

七、咳 喘

1. 老慢支、肺气肿（痰湿犯肺证）

朱某，女，65岁。

1978年1月21日初诊：慢性气管炎、肺气肿，病史多年，经常发作，发则咳嗽气喘。近因感冒触发，咳喘又作，痰多不易咯出。脘腹作胀，大便干结，小便自遗。舌质偏淡，苔腻，脉小滑。痰浊中阻，气道不利，肺气失宣之候。

炒白术9g　炒苏子9g　白杏仁9g　法半夏9g

川桂枝3g　杭白芍9g　云茯苓9g　炙甘草3g

炙紫菀9g　佛耳草9g

1月26日二诊：咳嗽气喘大减，胸膺仍感窒闷，后背亦胀，食欲不振，小便短少。脉小弦，苔腻已化，而呈薄黄。痰气搏结，肺胃不和，拟再降气化痰和络。

老苏梗5g　法半夏9g　川郁金9g　旋覆花（包）6g

沉香片2.4g　杭白芍9g　干薤白12g　全瓜蒌15g

佛手片5g

3月8日三诊：上药服5剂，咳喘即平，食欲亦明显好转，诸症均瘥。近又感冒受凉，但咳不喘，痰多不易咯出。苔薄白，脉沉细。老年中气日虚，痰湿偏重，蕴结不去，肺卫不固，外邪易袭，故每因感冒触发。拟再益气和中，化痰止咳。并需慎起居，适寒温，避免复发。

潞党参15g　炒白术9g　法半夏9g　广陈皮6g

云茯苓9g　炙甘草3g　广木香5g　旋覆花（包）5g

医案选析

冬瓜子 12g

[按] 咳喘多年，肺气已虚，肺主呼吸，外合皮毛，肺虚卫表不固，外邪易于侵袭，肺失宣降，故咳喘胸闷，痰不易咯出，先当宣肺化痰。药后咳喘大减，但胸脘痞闷，连及后背，是属痰气搏结，阴乘阳位，阻遏肺胃，再以前法增以辛温通阳，化痰下气。服药 5 剂，咳喘即平。奈患者年高病久，肺气虚弱，外邪极易侵袭。发时治标，平时治本，贵在预防。

2. 肺气肿（肺肾两虚证）

徐某，男，49 岁。

病史：先患肺结核，继患支气管扩张、肺气肿，每年冬季咳喘发作，动则喘促，形体消瘦，某医院检查肺功能，有阻塞为主的混合性通气功能障碍、重度肺气肿，平时极易感冒。1974 年 11 月来宁诊治，当时张老认为咳喘已久，肺肾两虚，治当补肺固肾，从本缓图，给服膏方治疗。自服膏方以后，症情逐步好转，喘咳亦平。以后每年冬季来宁诊治，均用膏方治疗。精神逐步好转，体重由 51kg 增加至 58kg。咳喘基本控制。患者又于 1977 年 10 月 6 日来复诊，要求再服膏方过冬。诊其脉沉细小滑，舌质暗红起纹，仍属肺肾两亏，气不摄纳，治当补肺纳肾为主。兹将四年膏方摘录于下。

1974 年 11 月 11 日方：

红参（另煎汁冲入）30g　潞党参 150g　炒白术 90g

炙甘草 30g　大熟地 90g　春砂仁 15g　制黄精 150g

怀山药 150g　陈橘红 50g　云茯苓 90g　肥玉竹 150g

法半夏 90g　广木香 50g　炙黄芪 150g　功劳子 120g

鹿角片 90g　炙鸡金 90g　桂圆肉 120g　清阿胶 60g

建莲子 150g　紫河车 90g　津红枣 240g　白糖 500g

先将药物用冷水浸渍 1 昼夜，次日浓煎 3 次，去渣存汁，文火缓缓煎熬，俟药汁渐浓，再将胶、糖等加入收膏。待冷尽，用瓷罐或瓦钵盛贮，每日早晚各取一匙，开水冲服。

1975 年 11 月 13 日方：

红参（另煎汁冲入）30g　潞党参 240g　炒白术 90g

炙甘草 50g　大熟地 120g　怀山药 150g　云茯苓 90g

肥玉竹 150g　炙黄芪 240g　鹿角片 120g　核桃肉 120g

桂圆肉 120g　清阿胶 90g　紫河车 90g　五味子 50g

川百合 120g　补骨脂 90g　全当归 90g　煅牡蛎 240g

蛤蚧粉（冲入）30g　白糖 750g

制服法同上。

1976 年 12 月 20 日方：

红参粉（冲入）50g　潞党参 150g　炒白术 150g

炙甘草 50g　大熟地 120g　怀山药 150g　陈橘红 50g

云茯苓 90g　肥玉竹 150g　法半夏 90g　炙黄芪 240g

鹿角片 120g　桂圆肉 120g　清阿胶 60g　紫河车 90g

五味子 60g　川百合 90g　补骨脂 90g

蛤蚧粉（冲入）30g　核桃肉 120g　川桂枝 50g

嫩白前 60g　海浮石 120g　鹅管石 90g　津红枣 240g

白糖 1000g

制服法同上。

1977 年 10 月 6 日方：

红参粉（冲入）30g　潞党参 150g　大熟地 90g

怀山药 150g　陈橘红 50g　肥玉竹 150g　炙黄芪 150g

鹿角片 120g　桂圆肉 120g　清阿胶 60g　紫河车 90g

五味子60g　川百合120g　蛤蚧粉（冲入）30g

核桃肉120g　炒苏子90g　嫩白前60g　怀牛膝50g

川贝粉（冲）30g　白糖1000g

制服法同上。

〔按〕咳喘多属气机升降出纳失其常度，以致呼吸急促。一般喘由外感者治在肺，喘由内伤者治在肾。实喘多邪气壅肺，气失宣降，虚喘由肺不降气，肾不纳气。故初病在肺为实，久病在肾为虚。实喘治疗以驱邪利气为主，虚喘以填补摄纳为主。本例患者喘咳有年，动则喘促，肺肾两虚，摄纳无权。治当补益肺肾，固摄真元。平时治本，发时治标。尤以冬令主藏，最宜补益，故每届冬至服膏方，从本缓图，而收显效。膏方用药可多可少，配伍得当，取效颇良，且服用方便。本例治疗原则重在益气健脾，补肺纳肾，兼以化痰平喘。补气用潞党参、红参、炙黄芪、红枣，健脾用白术、怀山药、茯苓、陈皮等，如不用红参，加重党参、芪、术、山药之量亦可。益肺用玉竹、百合，纳肾如熟地、补骨脂、核桃肉、蛤蚧、五味子、紫河车等，化痰用苏子、法半夏、海浮石、鹅管石、川贝粉等。根据症情加减使用。

3. 老慢支、肺心病（肾虚痰浊证）

孙某，男，51岁。

1977年9月6日初诊：患者于1954年参加抗洪斗争，当时在水中3昼夜，数日后感冒，继则咳嗽加重。20年来经常发作，越发越重，形成肺气肿。于1976年诊断为肺源性心脏病。最近咳喘加重，动则气喘、呛咳、痰难咯出，口唇发紫。痰培养为生长带状菌、单头孢子菌，大便培养亦有真菌孢子。

大便夹有白沫黏冻。舌质偏紫，舌苔黄腻，脉细数小滑。肺肾两伤，痰浊阻于气道，先当降气化痰。

炙苏子 9g　炒莱菔子 9g　炒白芥子 5g　法半夏 9g

炒陈皮 6g　瓜蒌皮 12g　炙桑皮 9g　白杏仁 9g

嫩白前 6g　海浮石 12g　生姜汁（冲）3 滴

白果（打碎）7 粒

10 月 7 日二诊：上方共服 30 剂，咳嗽已止，痰量已少。但仍胸闷气短，动则心慌，呼吸短促，口干口苦，食欲不振，脉细滑小数，舌质偏紫，苔根薄腻。肺肾两病，波及心脏，血行痹阻，肺肾气虚，痰气互阻，气道不利，根治非易。

南北沙参各 12g　炒苏子 9g　大熟地 12g

紫沉香 1.2g　桑白皮 9g　五味子 5g　白杏仁 9g

法半夏 9g　炙白前 6g　海浮石 15g　冬瓜子 12g

1978 年 4 月 20 日三诊：自去年 9 月份坚持服中药以来，症情稳定，咳喘未大发作。但每晨起床则胸闷气急，动则心慌，咳嗽痰不易咯出，食欲尚可，大便正常，面足轻度浮肿，苔黄而厚，脉细滑小数。肺肾两虚，摄纳无权，痰浊阻于气道，升降之机不利。

南沙参 12g　炒苏子 9g　莱菔子 9g　白杏仁 9g

川贝粉（分吞）1.5g　炙桑皮 12g　五味子 5g

炙白前 6g　海浮石 12g　坎炁 2 条

另用牙皂 30g 泡水，并用此水浸泡白芥子 30g，翌日将白芥子取出晾干，略炒，每次服 52 粒（按患者年龄，每岁 1 粒），每日 1 次。

〔按〕本例咳喘，病史已历 20 余年，久咳伤肺，肺虚及肾，肺肾两虚，痰浊阻于气道，肃降之令不行。先给予降气化

97

痰，连服 30 剂，咳嗽渐止，痰量亦少，但仍胸闷气短，呼吸急促。二诊时再予降气化痰，配以补肾纳气。药后咳喘得以控制。并用单方牙皂水浸泡白芥子，以逐久蕴肺络稠黏之痰。患者自诉以往入冬后喘疾连发，痛苦不已，且几次病危。自服上药后，整个冬季尚平稳，不胜欣喜。唯恙久病深，根治颇难，服药以外，尚需自我调摄。常遇类似病人，于初冬及早调治，可以控制症状，渡过寒冬，减轻患者痛苦。白芥子用皂角水浸泡后吞服，系民间单方，功在行气豁痰，平时常服，使痰浊不至积聚，亦寓预防之意。

八、痰　饮

1. 痰饮伏肺证

高某，男，48 岁。

1963 年 4 月 2 日初诊：咳喘痰多，咯出不畅，喉中痰鸣有声，不能平卧，胸脘痞闷，舌淡苔白，脉细无力。痰气阻于肺络，肺失宣畅，拟宣肺化痰、降气平喘。

炙麻黄 2.4g　川桂枝 1.5g　炒苏子 9g　白杏仁 9g

旋覆花（包）6g　法半夏 9g　广陈皮 5g　淡干姜 3g

炒白术 9g　射干 2.4g　炙桑皮 6g　五味子 1.5g

4 月 5 日二诊：服药 3 剂，喘咳即平，胸痞亦舒。脉沉细，苔白中黄。前法再治，以资巩固。

原方去射干，加海浮石 12g。

〔按〕本例咳喘痰多，数年时发，属痰饮内停于肺，肺失宣畅，宗《金匮要略》"病痰饮者，当以温药和之"，故以小

98

青龙汤加减。麻黄宣肺平喘，桂枝、干姜温中化饮，配以五味子收敛肺气，不使耗散太过。该例痰多咯出不畅，脉细无力，正虚痰饮内停，虑其寒郁化热，故于麻、桂、干姜辛温之中复加小量射干、桑白皮平喘泄热，以增其效。张老辨证用药，重视配伍，药中病机，取效较快。

2. 渗出性胸膜炎 （悬饮内停证）

贾某，女，49岁。

病史：患者发热，咳嗽少痰，咯血，胸痛，饮食减少已半月，经门诊收住院治疗。当时症状较重，呛咳少痰，不能向右侧卧。咳甚气短而喘，痰中有时带血。舌苔薄腻，脉小数。体温38℃，肺部呼吸音粗糙，右肺有干罗音，心尖部可闻及Ⅰ～Ⅱ级收缩期杂音。查血、尿、大便常规均正常。全胸片右中下叶间膜增厚，肺门增大，且有肿块状影。

入院后服中药清宣肺气、和络止痛之剂，先后用三拗汤、金荞麦鱼腥草合剂、黛蛤散等。多次查痰未找到结核杆菌及癌细胞。曾配合抗菌药物（青、链、卡那霉素等）。于1974年11月18日复查胸透，发现右中下肺见有大片状密度增加，中下部肺呈一片密实，纵隔向左侧移位，改变体位，可见有液体状改变，右膈消失，左膈正常。印象：右胸中等量胸腔积液，肺部恶性病变不能除外。经抽胸水检验，为渗出液，找癌细胞（－），经配合抗结核治疗及中药肃肺化痰和络之剂，12月6日胸透复查，右胸仍有中等量积液。

1974年12月20日张老初诊：胸水未吸收，咳嗽痰多如泡沫状，胸闷口干，大便干结，舌苔薄黄腻，脉弦细。拟予宣肺涤痰和络。

炙麻黄 5g　炒苏子 9g　葶苈子 9g　白芥子 5g

法半夏 9g　广陈皮 6g　炙紫菀 9g　海浮石 12g

川郁金 9g　佛耳草 9g

1975 年 1 月 10 日二诊：上方连服 20 剂，症情稍有好转，咳嗽减轻，但食欲仍不振。胸透复查，胸水未吸收。脉弦细。肺气失肃，悬饮内停，拟再理气肃肺、逐饮宽胸。

炒白术 9g　白杏仁 9g　全瓜蒌 15g　川椒目 3g

炒葶苈子 9g　云茯苓 9g　法半夏 9g　玉桔梗 5g

炒枳壳 9g　广陈皮 6g

并用控涎丹 2g，间日早晨空腹吞服。

1 月 17 日三诊：第一次服用控涎丹后有恶心呕吐、嘈杂不适，腹泻 5~6 次。共服控涎丹 3 次，总量 6g，泻下稀水 10 余次，自觉咳嗽好转。但仍胸痛，胃纳不香，脉细滑，拟健脾化饮和胃。

炒白术 9g　法半夏 9g　广陈皮 6g　炒白芍 9g

广木香 5g　炒苡仁 15g　川椒目 3g　云茯苓 15g

1 月 24 日四诊：药后症情稳定，临床体征明显改善，右侧肺部呼吸音逐渐恢复，胸透复查：胸水已大部分吸收，仅见少量积液。右肺间叶胸膜增厚，两胁仍有隐痛，胃脘嘈杂，饮食不香。苔薄白，脉细弦。再当原法进治。

炒白术 9g　炒白芍 9g　法半夏 9g　醋柴胡 3g

广陈皮 6g　川椒目 3g　广木香 5g　炒苡仁 15g

云茯苓 9g

2 月 7 日五诊：胸水退后，胸胁尚有隐痛，早晨咳嗽痰多，小便少，脉细数，舌质淡紫。中气已虚，痰浊留肺。

炒白术 9g　炙苏子 9g　白杏仁 9g　法半夏 9g

广陈皮 6g　嫩白前 6g　炙紫菀 9g　冬瓜子 12g

云茯苓 9g　佛耳草 9g

2 月 21 日六诊：经胸透复查见胸水已完全吸收，心肺无异常发现。小有咳嗽，胸胁隐痛，头昏，大便不实，脉濡细，舌苔白。胸水退后，肺脾两虚，拟培土生金。

炒白术 9g　太子参 12g　炙苏子 9g　杭白芍 9g

广陈皮 6g　云茯苓 9g　炙甘草 3g　炒苡仁 15g

冬瓜子 12g

〔按〕本例初起发热、咳嗽、胸痛，证似风温，寒热退后，咳嗽胸胁痛不已，痰多色白，符合悬饮的诊断。张老治以理气肃肺逐饮，取椒目瓜蒌汤意加减，并配合控涎丹小量吞服，仅用 2g，即见效应，便泄数次，症得改善，胸腔积液亦渐消退。可见体质有差异，对控涎丹敏感程度有不同。宋·陈无择《三因极一病证方论》于仲景十枣汤方中去芫花，易以白芥子逐皮里膜外之痰饮，清·费伯雄复立椒目瓜蒌汤。审证参用二方，治疗悬饮，颇为应手。前人经验，通过实践治验，尤见可贵。类似病案颇多，录此以示梗概。

3. 胸腔积液（阳虚饮停证）

仇某，男，74 岁。

初诊：原有心悸头眩宿疾，近增胸膺痞闷，呛咳气短，动则尤甚，胃纳不振。经胸部透视，右胸腔有积液。脉沉细，舌苔白腻。高年肺肾两亏，加之中气亦虚，阳虚饮停，拟温化为法。

云茯苓 9g　川桂枝 3g　炒白术 9g　炙甘草 3g

熟附片 3g　潞党参 9g　法半夏 6g　广陈皮 6g

鲜生姜 2 片　5 剂

101

二诊：前投温阳化饮之剂，胸膺痞闷已减，呛咳亦缓。唯气短为苦，胃纳不香。脉沉滑，舌质紫，根部白腻未化。阴邪窃踞中宫，阳不化阴，原方进之。

原方加半硫丸 3g 吞服，5 剂。

〔按〕患者高年久病，肺、脾、肾俱虚。阳虚气不化水，痰饮内停，以致心悸头眩。此次咳嗽气喘，胸膺窒闷，脉沉苔白，均系痰饮内阻，肺失宣畅，胸阳被遏之征，故投以苓桂术甘汤温化痰饮，佐附子温经通阳，陈、夏燥湿化痰和胃，药后症状遂减。复诊时因气短为苦，舌苔仍白，阴邪尚盛，加半硫丸温肾逐寒，取硫黄大热之性，以补命门真火不足，俾阳气得振，阴寒自去。该方习治老年虚冷便秘，或寒湿久泻，张老以之配伍苓桂术甘，温阳化饮之力尤强。

《金匮要略》谓："饮后水流在胁下，咳唾引痛，谓之悬饮"，"脉沉而弦者，悬饮内痛"，"病悬饮者，十枣汤主之"。提示悬饮病常有胁痛之症，可用十枣汤逐其饮邪，然必须审证属实者，可任攻下。宋·陈无择立控涎丹，亦即十枣汤之变方。本例胸透虽有胸水，但一则不痛，二则虚证明显，气短脉沉，年逾七旬，绝不能浪用甘遂、大戟等攻逐伤正。张老临证时既注意现代医学检查诊断，又坚持以辨证为主，从整体出发，此案亦可见一斑。

九、咳喘、痢疾

脾肾阳虚证

顾某，男，56 岁。

102

病史：咳喘 8 年，每年冬季发作尤著。2 年来又患腹痛下痢，大便夹有红白黏冻，肛坠作痛。多次住院治疗，病情屡有反复。此次发作，下痢赤白，日行 20 余次，咳喘气急，喘痢并作，于 1963 年 1 月 12 日收住入院。

1963 年 1 月 12 日初诊：形寒蜷卧，面目四肢皆肿，下痢赤白，日夜 20 余次，里急后重，肛门作坠而痛。咳嗽气喘，喉间有水鸡声。舌苔淡白带灰，脉细不任按。身罹多种疾病，羔延日久，脾肾阳虚，水饮上激于肺则喘，泛溢于肌肤则肿。阳微湿胜，脾运不力，故下利不止。治拟温补脾肾，行气和络。

土炒党参 9g　熟附片 6g　土炒白术 9g　怀山药 9g
炒赤白芍各 9g　炒当归 9g　煨木香 5g　广陈皮 6g
补骨脂 9g　煨姜炭 3g　上肉桂（后下）2.5g
炒生地 9g　黄芩炭 5g　炙甘草 3g
另用黑锡丹 3g 吞服，每日 2 次。

1 月 17 日二诊：服上药后，胸闷气喘已有好转，纳谷亦增加。唯大便仍夹有红白黏冻，日行 20 余次，舌苔灰腻已化，舌质淡红，脉象已起。阳气虽有恢复之象，但下痢过多，肠腑湿热未清，血络与脂膜损伤，再从原方出入，加以清肠和络之品。

炒党参 9g　熟附片 9g　制苍术 9g　炒当归 9g
炒赤白芍各 9g　广木香 6g　法半夏 9g　广陈皮 6g
补骨脂 9g　炮姜炭 3g　五味子 3g　炒黄芩 5g
蒲黄 3g　炒阿胶 6g　地榆炭 12g
另：黑锡丹 3g、驻车丸 5g，每日 2 次吞服。

1 月 19 日三诊：脉象已有力，舌质转红，但苔现白腻，咳喘喉中有水鸡声，甚则如拽锯，呼吸困难，痰吐呈白沫状，质稀量多。下痢势减，次数亦少，据其症情，还属痰饮阻肺，肺失宣畅，拟用小青龙汤温阳化饮。

炙麻黄 3g　　川桂枝 3g　　炒白芍 9g　　北细辛 2.4g

法半夏 9g　　淡干姜 3g　　五味子 3g　　炙甘草 3g

鹅管石 12g　云茯苓 9g　　川贝母 9g　　化橘红 5g

1 月 22 日四诊：连投小青龙汤加味，咳喘基本控制。大便减至日行四五次，红白黏冻明显减少。纳谷逐渐增加。舌苔白腻已化，脉小滑。仍拟原方继续观察。

1 月 29 日五诊：哮喘又发，难以平卧，动则尤甚，喉中有水鸣声，加入补肾纳气之味治之。

原方加坎炁 2 条、补骨脂 9g、金匮肾气丸（包煎）15g。

2 月 2 日六诊：药后咳喘渐平，痰吐色白而黏，量已减少。痢下已止，动则气喘为肾虚，苔腻不化为内有痰浊。拟再温阳化饮，补肾纳气。

川桂枝 3g　　淡干姜 3g　　五味子 3g　　沉香片 1.5g

大熟地 15g　川厚朴 3g　　白杏仁 9g　　紫石英 15g

炒白术 9g　　法半夏 9g　　炙甘草 3g　　云茯苓 9g

上方连服 1 个月，咳喘已平，并能下床活动，纳谷颇佳，大便正常，苔薄脉细，原方续配 4 剂，出院带回。

〔按〕本例喘痢合病，先用补脾肾及行气和络之法，喘息虽一度有好转，而下痢不减。三诊时喘促又发作，改用小青龙汤温阳化饮，喘痢均有好转。小青龙汤既合病机，何故五诊时咳喘又复发？良由喘咳日久，肺虚及肾，肾气衰微，小青龙汤虽能化饮，但不能补肾纳气，故在五诊时加入坎炁、补骨脂、金匮肾气丸，加重温肾纳气，而使咳喘得以控制。

十、失　音

阴虚肺痹证

戴某，女，36岁。

初诊：失音反复10余年，每因劳累、情志不乐或用声过度时发作。此次因劳累过度，说话较多而复发，已延半载。声音嘶哑，勉强发音则气短，且头昏心悸，胸闷腰酸，入夜时而心烦，小溲色黄。脉细，舌苔薄腻。前医曾进滋阴润肺之剂，疗效不显。盖肺为声音之户，肾为声音之根，金碎则不鸣，肾虚亦无声。今肺肾之阴虽亏，尚有痰浊壅滞，还当佐以开宣肺气。

南北沙参各9g　大麦冬9g　大生地9g

乌玄参9g　川贝母5g　白杏仁9g　法半夏6g

玉蝴蝶1g　黛蛤散（包）15g　川郁金9g　炒枳壳6g

桑椹子12g　炙麻黄1.5g　2剂

二诊：进滋养肺肾之剂，佐以开肺之品，药后言语稍响，入夜烦热少寐，小溲仍黄。舌质红，苔黄腻，脉细。肺气虽开，内火尚盛，仍从原方出入。

原方加木通3g，5剂。

三诊：上方加入木通，续进5剂，前日晨起言语声音响亮，半载痼疾，顿时若失。再以滋养肺肾之剂巩固。

〔按〕本例失音，病史10余年，复发半载，屡治少效。张老辨证，仅于前医方中加入麻黄一味，以开宣肺气，症情即见好转。复诊时再加入木通一味，此药味苦入心，通气利窍。

105

《别录》谓："木通……疗心烦、哕出音声。"《本草纲目》云："上能通心清肺，治头痛利九窍，下能泄湿热、利小便、通大肠，治遍身拘痛。"《本草述》载木通："入肺而流贯于诸经，则上下九窍无不通焉。"一般习知木通入心、小肠与膀胱，而不注意亦能入肺，出音声而治失音。麻黄能宣，木通能通，与滋阴润肺之品同奏其功，录之以备临证参考。

十一、咯　血

1. 阴虚火旺证

蔡某，女，44 岁。

1963 年 11 月 26 日初诊：患者有支气管扩张及慢性肝炎病史。近因劳累，咯血复发，量多色鲜，口干有腥味，胸脘痞闷，右胁刺痛，大便干结。苔少质嫩，唇红，脉细而数。证属营阴不足，气火上逆，肺肝之络不和。治从养阴清火，降气止血，佐以疏泄和络之品。

生地黄 9g　赤白芍各 9g　粉丹皮 9g　炒柴胡 2.4g
淡子芩 5g　川连炭 1.2g　南沙参 9g　大麦冬 9g
沉香片 1.8g　川郁金 9g　仙鹤草 9g　侧柏炭 6g
5 剂

12 月 2 日三诊：咯血减而未止，前法再治。

原方去侧柏炭，加十灰丸（包煎）9g、阿胶珠 9g，3 剂。

12 月 5 日三诊：咯血色鲜，量已减少，无痰涎夹杂，胸膺痞闷不适，肺络受伤，治再养阴和络、降气止血。

南沙参 9g　明天冬 9g　青蛤壳（先煎）15g

瓜蒌皮 12g　茜根炭 9g　小蓟炭 9g　川贝母 9g

粉丹皮 9g　白茅花 5g　川郁金 9g　旋覆花（包）6g

藕节炭 4 枚　5 剂

12 月 12 日四诊：上方服 4 剂，咯血全止，胸膺痞闷亦舒。唯右胁时有刺痛，拟增柔肝和络之品，减其凉血止血之味。

原方去小蓟炭、白茅花、藕节炭，加当归 9g、炒白芍 9g、焦白术 9g，5 剂。

12 月 23 日五诊：血止之后，进柔肝和络之味，胁痛已轻，再当养血柔肝为法。

西当归 9g　杭白芍 9g　南沙参 9g　大麦冬 9g

炒白术 9g　粉丹皮 9g　川郁金 9g　旋覆花（包）6g

炒柴胡 2.4g　川楝子 9g　煅瓦楞 15g　佛手花 3g

药后胁痛亦止，症状均消除，出院调养。

〔按〕咯血来自肺，呕血源于胃。本例患者反复咯血，已逾十载，肺络损伤，气血不足，肺阴尤虚。病由肝气郁结，郁久化火，木火刑金，肺络受损，血从上溢所致。治当养阴以清火，降气以止血，使气平火泄，血循其经，则咯血自止。血止之后，针对气滞血瘀见证，采用疏肝理气、和络止痛之法。

2. 肝火犯肺证

屠某，男，24 岁。

初诊：情志抑郁，气从火化。气火上逆，木火刑金，载血上行，呛咳咯血，势涌色鲜，夹有痰涎泡沫，午后潮热，面色潮红，自汗气喘，咳引少腹疼痛，烦热贪凉。舌质红，苔薄灰腻，脉左弦滑数，右细数。急拟清热凉血。

磨犀角（分吞）1.2g　生石决（先煎）50g　鲜生地30g

鲜石斛15g　炒赤芍9g　粉丹皮9g　制大黄5g

茜根炭9g　藕节炭9g　白茅花3g　黛蛤散（包）24g

二诊：血虽未止，病势已轻，潮热面赤，时时自汗心悸。原方加入润肺化痰之品。

原方加南沙参9g、川贝母6g。

三诊：咯血已止，潮热亦退，拟再清金平木育阴。

南北沙参各9g　川百合9g　炒白芍9g

怀山药9g　生白术9g　川贝母6g　粉丹皮9g

大生地12g　阿胶珠9g　青蛤壳12g　炙甘草3g

〔按〕前人谓："世无倒流之水，人无逆上之血。水有时而倒行，风之激也，血无端而逆上，火之激也。何无端而有火，木生火也，木何以生火，郁则生火也。"本例咯血，正由于情志不畅，气郁化火，肝火偏亢，火邪迫肺，灼伤肺络，气逆血涌，以致咯血量多。舌红苔黄，左脉弦而滑数，右细数，均为肝火偏旺，木火刑金之征。故于初诊时即用犀角地黄汤清热凉血，加黛蛤散、生石决清肝泻火，既可清泄郁火而止血，又能肃肺和络而化痰。二诊仍用原方加入润肺化痰之品。咯血既止，潮热亦退，终以清金平木育阴以善后。

十二、鼻　衄

肺胃积热证

李某，女。

初诊：今晨猝然鼻血如注，头痛脘痞。脉细弦小数，舌苔黄而根腻。肺胃积热，迫血妄行。治当清泄肺胃，凉血止血。

大生地 15g　天花粉 12g　粉丹皮 6g　京赤芍 6g

茜根炭 9g　旱莲草 9g　青蛤壳 15g　黑山栀 5g

紫丹参 9g　白茅花 3g　藕节炭 4 个

二诊：药后鼻衄即止，仍觉头昏腰酸、胃纳不香、精神疲乏。脉细数，舌黄根腻，再当和养肺胃。

南沙参 9g　天花粉 12g　川石斛 12g　京赤芍 9g

粉丹皮 9g　生苡仁 15g　冬瓜子 12g　白蒺藜 12g

炒竹茹 5g

〔按〕肺开窍于鼻，足阳明胃经之脉起于鼻梁处。故鼻血多数由于肺胃积热而起，肺胃蕴热，上壅清道，损伤络脉，上循其窍，而为鼻衄。治当清泄肺胃，止血和络。此例用药中尚有蛤壳、山栀兼清肝火，因肺热有时可由肝火上犯所致。

十三、肺　痨

1. 肺 结 核 （肺脾阴虚证）

钱某，女，60 岁。

病史：有陈旧性肺结核、轻度肺气肿病史，10 余年来症情尚稳定。1975 年 3 月因肺部感染，伴有胸腔积液而住上海某医院治疗。诊断为间质性肺炎、进行性肺纤维化症，并发真菌感染。经多种中西药治疗，病情未见好转，形体日渐消瘦，自动要求出院，回家调养。

1976 年 2 月 20 日初诊：患者卧床不起，主诉咳嗽甚剧，甚则咳而遗尿，咳痰色白质黏，痰带有咸味。培养有白色念珠菌生长。气短难续，不能平卧，胸闷如有重物压迫，口干，饮食不香，食量减少。面足浮肿，小便量多，大便时溏。舌红少津，脉细而数。病属肺痨，肺肾两伤，阴虚火旺，炼津为痰，肃降无权，肾不纳气。治当肃肺纳肾，止咳化痰。

南北沙参各 12g　大麦冬 9g　川百合 9g

川贝粉（分吞）3g　炒白芍 9g　炙苏子 9g　五味子 5g

冬瓜子 12g　坎炁 2 条　冬虫夏草 5g

另服银耳、百合汤。

3 月 3 日二诊：经用肃肺纳气、化痰止咳之剂，药入尚能安受。但动则气短，有时有低烧。脉细数，舌暗红，已有津润。肺肾俱虚，津液为痰，久虚之体，容徐图之。

南北沙参各 12g　大熟地 12g　海蛤粉 12g

白杏仁 9g　川贝粉（分吞）3g　杭白芍 9g

川百合 9g　冬虫夏草 5g　坎炁 2 条

4 月 12 日三诊：近 10 天来咳喘复甚，痰多白沫而黏，面肢浮肿，食欲不香，大便溏薄。脉细数，舌红苔薄腻。肾虚水泛为痰，土不生金，仍从本治。

原方加肥玉竹 15g、制黄精 15g。

另服红参粉 0.6g、蛤蚧粉 0.6g，每日 2 次。

4 月 22 日四诊：药后咳喘较平，痰亦减少，胸闷气促亦有改善，痰培养有时仍有白色念珠菌。虚损久病，原方加冬瓜子 12g 再进。

5 月 5 日五诊：经治以来，症状已有好转，已能下床持杖行走，咳喘减轻，痰亦减少，面足浮肿亦有减退，但易招外感。舌红起纹，脉濡数。肺、脾、肾三脏俱亏，仍从本治。

潞党参 15g　大熟地 12g　怀山药 9g　白杏仁 9g

法半夏9g　川贝粉（吞）2g　海蛤粉12g　制黄精9g

冬虫夏草9g　炙甘草3g　云茯苓9g

6月10日八诊：肺肾久亏之体，咳喘复作，动则喘甚，大便日行2~3次，脉濡细，舌红苔少。治再肃肺纳肾，培土生金。

原方去法半夏，加五味子5g、玉竹9g、白芍9g。

另用莲子，每晚30粒，去皮心，加冰糖煎服。

8月19日十三诊：入夏以来，天气炎热，痰多不易咯出，气怯懒言，食量减少，大便不爽，午后有低热，脉细数，舌质红起纹。肺肾久亏，气不化津，津凝为痰，转当清肃肺气，以化痰热。

南沙参12g　天麦冬各9g　海蛤粉12g　大白芍9g

白杏仁9g　川贝粉（吞）2g　生苡仁15g

炙苏子9g　鱼腥草30g

11月25日十四诊：咳喘自治疗以来，症情尚稳定，低烧已退，饮食不香。近因气候寒冷，咳嗽加重，痰多色白如沫，气喘怕冷。脉细滑，舌红苔薄黄。肺、脾、肾三脏俱虚，气失摄纳，以致饮邪内停，饮为阴邪，当参以温药和之。

潞党参15g　炒白术9g　川桂枝3g　云茯苓9g

炙甘草3g　白杏仁9g　法半夏9g　炙桑白皮9g

五味子5g　坎炁2条

1977年9月17日十八诊：喘咳减轻，黏白痰亦少。唯精神疲乏，气短，腰脊酸痛。脉细数，舌质红，苔薄黄。肺肾两伤，金水不能相生，肺失通调，津凝为痰，随肺气上逆而咯出，再以养阴润肺、止咳化痰治之。

潞党参15g　南北沙参各9g　大麦冬9g　白杏仁9g

川百合 9g　生诃子肉 9g　五味子 5g　制黄精 15g

炙甘草 3g　川贝粉（分吞）2g

10 月 5 日十九诊：上药尚合病机，黏白痰已少，咳喘亦明显减轻，饮食增加，精神仍疲乏，两足轻度浮肿，腰酸。病机如前，原方再进。

1978 年 1 月 10 日二十诊：久咳痰喘，入冬更甚，不能起床活动，否则大咳大喘，痰多呈白沫而黏，咳则汗出，饮食不香，脉细数小滑，舌红无苔有裂纹。4 个月来，痰培养未发现白色念珠菌生长。证属肺、脾、肾三脏不足，气不布津，痰饮内停，肺金清肃之令不行。仍当肃肺纳肾，运脾化痰。

潞党参 15g　大熟地 12g　海蛤粉 12g　五味子 5g

法半夏 9g　净萸肉 9g　白杏仁 9g　怀山药 12g

川贝粉（吞）2g　金匮肾气丸（分吞）9g

3 月 12 日二十一诊：服药以后，咳嗽减轻，喘促亦平，腰痛亦有明显好转。舌红无苔，脉细数，时当春令，肺被火刑。拟清金肃肺化痰。

南北沙参各 12g　天麦冬各 9g　白杏仁 9g　瓜蒌皮 12g

炒知母 9g　天花粉 12g　地骨皮 9g　五味子 5g

大白芍 9g　嫩白薇 9g　川贝粉（分吞）2g

〔按〕本例肺痨、喘咳日久，肺气本虚，肺阴受损，以致清肃之令不行，通调失职，水津输布失度，津液聚而为痰，饮停肺胃，而为涎沫，侵肺作咳，喘促不已。张老根据虚则补其母之意，采用健脾益肺，即培土生金之法。用潞党参、白术、茯苓、甘草、大枣等健脾养胃，使脾胃生化转旺，而肺得其养，配用麦冬、黄精、百合滋养肺阴，并清虚火，半夏下气化痰，与大量清润之药配伍，则不嫌其燥。另用金匮肾气丸以益

112

肾固本。此外患者自购人参、蛤蚧、胎盘粉等研匀吞服，还配合银耳、百合、莲子等食饵疗法，以补益肺肾，从本治疗。喘甚之时，亦曾服用少量激素。体虚病重，经治疗 2 月余，渐能起床活动，迄 1978 年 3 月，前后共诊治 21 次，断续服药达 2 年之久。张老一直以扶正培本之法为主，标本兼顾，使患者症状改善，体质增强。其中有多次案药类同而从略，附此说明。

2. 肺结节病（肺脾肾俱虚证）

冯某，男，54 岁。

病史：患者于 1960 年起病，咳嗽胸闷，倦怠消瘦，胸片见两肺门结节状淋巴结肿大。经抗结核治疗 3 个月后症状好转，复查肺门淋巴结缩小，10 余年间无明显症状。1972 年起又复胸闷咳嗽，胸片见双肺门结节增大，两肺亦有散在结节影及纤维化索条影，两肺透光度增加。1975 年，因胆囊结石而行胆囊摘除术。术后自觉活动时气短，逐日加重，影响工作和生活。经南京某医院复查胸片，肺门结节增大，肺门内可见结节样团块影，肺纹增多，肺部断层片未见支气管受压。行腹腔淋巴结及胸腺内肿物活检，病理证实为结节性改变，因而诊断为结节病。于 1977 年 1 月至 5 月住北京某医院进一步检查治疗，诊断同上。采用中西医结合治疗，西药用泼尼松每日 30mg 口服，1 个月后逐步减量为每日 15mg 维持，并用硫唑嘌呤近 1 个月，因出现恶心呕吐、全身乏力等副作用而停用。中药以活血化瘀、软坚散结为主，药后症状好转。复查胸片见肺门结节影缩小，肺功能不全症状改善，血象基本正常而出院，回南京治疗。

1977 年 9 月 17 日初诊：自觉胸闷，动则气喘，咽喉作痒，时时咳嗽，痰不易咯出，服原来方药后泛酸呕吐，食欲尚可，大便不实，日行 2～3 次，脉细滑，右手小数。肺、脾、肾三脏失职，津停为痰，痰气搏结，致成结节，阻碍呼吸升降之机。拟方健脾益气，化痰散结。

潞党参 9g　炒白术 9g　炙黄芪 15g　法半夏 9g

广陈皮 6g　白杏仁 9g　云茯苓 9g　生诃子肉 5g

川贝母（分吞）2g

9 月 23 日二诊：呼气出于肺，纳气主乎肾，气喘有年，肺肾两虚，胸闷气短，呼吸不畅，痰难咯出，因激素减量症状又复加重。食欲不振，大便不实，心烦少寐。左脉细数，右手带滑，舌质偏紫，苔薄黄。拟守原法加入纳气化瘀之品。

原方去黄芪、茯苓，加五味子 5g、紫丹参 15g、桃仁 9g。另用川贝粉 2g、沉香粉 0.6g，和匀，每日分 2 次吞服。

10 月 11 日三诊：药后仍觉精神疲乏，动则气喘，改服在北京某医院住院时所服中药方，较为合适，但服后泛酸呕吐。脉细滑，舌偏紫。肺、脾、肾三脏俱亏。拟用该院方加入和胃软坚之品。

潞党参 15g　大生地 12g　仙茅 9g　仙灵脾 9g

海藻 9g　生牡蛎（先煎）30g　夏枯草 9g

炒白术 9g　春砂仁（后下）3g　山慈菇 9g

炙黄芪 15g　炙甘草 5g

12 月 8 日四诊：上方连服 2 个月，嗳气泛酸减轻，但行走、上楼易气喘，泼尼松又递减为每日 7.5mg。咽痒呛咳多痰。脉细滑小数，舌质暗红，边有齿印。肺肾不足，津液停滞为痰，痰浊阻塞气道，升降之机不利。原方加入化痰之品。

原方去白术、砂仁，加法半夏 9g、大贝母 9g。

〔按〕本例肺结节病较为罕见，病程甚长，确诊不易，治疗亦难收效。激素服用时间一长，则副作用明显，停用时往往病情加重。同时用中药，可避免在激素递减时病情反复。患者主诉，在服北京的中药处方时，尚能适应递减激素，似有替代激素的部分作用。从病史症状观之，亦似肺痨之属，张老对此例的辨证，认为系肺、脾、肾三脏不足，津液停滞为痰，痰气搏结，以致结节形成，阻碍呼吸升降之机。先给予益气健脾、止咳化痰，兼以补肾纳气。药入症情如前，增以活血化痰之品，如丹参、桃仁之属，药后精神仍疲乏，动则气喘。张老将北京之中药方增以健胃之砂仁及软坚之山慈菇等，服药2个月，症情稳定，已能正常工作。唯行走上楼时，气喘呛咳痰多。原方去砂仁加半夏、大贝母以止咳化痰。现录北京某医院治疗本病之方药如下，以供临床参考：仙茅9g，海藻9g，仙灵脾9g，夏枯草9g，川芎5g，赤芍9g，炙甘草5g，生牡蛎30g，生黄芪15g，潞党参15g，茯苓15g，白术9g，生地12g。

十四、风　温

1. 大叶性肺炎（痰热蕴肺证）

张某，男，45岁。

1976年5月27日初诊：发热恶寒、咳嗽胸痛两天，在单位医务室治疗给服四环素，肌注庆大霉素，发热未退，咳嗽胸痛加剧。听诊：左下肺呼吸音减低，可闻及湿性罗音。查血：白细胞2.19×10^9/L，中性97%，淋巴3%。胸透：左下肺片

115

状阴影。刻下身热不退。测体温 40.6℃，咳嗽胸痛，呼吸气促，脉浮数，舌苔黄腻。恙属风温之邪，内蕴肺胃，表邪未解，里热已甚，痰热内蕴，病情急骤，慎防逆传心包。先予清宣肺热、透邪外达，以麻杏石甘汤加味。

净麻黄 3g　白杏仁 9g　生石膏（杵，先煎）30g

生甘草 6g　金银花 15g　净连翘 9g　葶苈子 9g

川黄连 3g　金荞麦 30g　活水芦根 30g

上、下午各服 1 剂。

5 月 29 日二诊：左下大叶性肺炎，服中药麻杏石甘汤加味，发热已退，气喘亦平。唯咳嗽仍甚，痰多胸闷，口干饮水不多，两目珠发黄，小便短赤。脉濡数、偶有结代，舌质偏紫，舌苔黄腻。风温之邪初解，痰热蕴结尚盛，兼夹湿邪。拟再清化痰热，佐以渗湿。

净麻黄 3g　白杏仁 9g　生石膏（杵，先煎）30g

净连翘 9g　淡子芩 9g　生苡仁 15g　梗通草 3g

整滑石 15g　绵茵陈 15g　赤小豆 12g　金荞麦 30g

6 月 1 日三诊：发热已退清，咳嗽亦减。昨日复查血：白细胞 7.6×10^9/L，中性 73%，淋巴 27%。复查胸透：左下肺仍见片状阴影。仍从前法论治。

按上方续服 3 剂后，去生石膏、麻黄，加瓜蒌皮、丝瓜络、贝母等继予调治。

6 月 11 日五诊：内蕴痰热渐得清化，咳嗽已止，黄疸亦退。唯左胁吸气时引痛，经胸透复查：左下肺炎已吸收，左膈部分粘连。舌苔糙黄。再予肃肺和络，以善其后。

当归须 5g　大白芍 9g　冬瓜子 12g　煅瓦楞 15g

延胡索 9g　广郁金 9g　炒枳壳 9g　杜红花 9g

紫降香 6g

〔按〕本例风温犯肺，肺卫失宣，先用抗生素，发热未退，咳嗽胸痛，经胸透为大叶性肺炎。初诊时热壅于肺，肺失清宣。风温之邪尚在卫气之间，即用麻杏石甘汤宣肺泄热。取麻黄、杏仁宣开肺气，石膏辛寒，与麻黄相配以清泄肺中邪热，合银花、连翘清热宣透。二诊时，证兼湿热交阻，外发肌腠，出现黄疸，即加麻黄连翘赤小豆汤合茵陈。取麻黄发越其表，促其黄从外透，茵陈、赤小豆、薏苡仁、通草、滑石清热利湿。使湿邪分消，得有外出之机。黄疸退后，胁痛明显，乃属病后络脉瘀阻，而用当归须、延胡索、郁金、瓦楞子、紫降香理气活血、化瘀止痛而收全功。

2. 热传心包证

魏某，男，27 岁。

初诊：风温已逾一候，汗出热不退，面目微红，呼吸气粗，神志欠清，口渴饮水不多，大便 9 日未通，脘腹板实拒按。舌质红，苔黄底白，脉滑数。此阳明热实之证。拟白虎合承气汤加减治之。

炒苍术 6g　生石膏（杵，先煎）50g　肥知母 6g

上川朴 3g　生大黄（后下）9g　净芒硝（冲）12g

炒枳实 9g　川郁金 6g　益元散（荷叶包）15g

鲜芦根 30g　1 剂

二诊：药后大便未通，神志依然昏糊，间有谵语，呼吸气粗，全身外发红疹，脘腹膨胀，小便失禁。舌苔焦黄，脉细滑数，至数不清，邪不外达而内传营分，上犯神明。防其内陷，急拟清营解毒、通腑泄热。

117

鲜生地 30g　　大麦冬 9g　　乌玄参 15g　　连翘心 12g

金银花 12g　　川黄连 2.5g　　生石膏（杵，先煎）50g

肥知母 9g　　川郁金 6g　　明玳瑁 9g　　枳实炭 9g

生大黄（后下）9g　　净芒硝（冲）12g　　鲜芦根 90g

另：紫雪丹 6g，分两次吞服。

三诊：进增液承气加味，大便连下 3 次，色褐质溏，入夜神志清醒后，又复昏糊，四肢蠕动。舌质红绛，舌苔焦黄，齿燥。腑垢通而未畅，营阴大伤，仍宗前法。

鲜生地 60g　　鲜石斛 30g　　川黄连 3g　　淡子芩 9g

生大黄（后下）9g　　生石膏（杵，先煎）30g

金银花 12g　　肥知母 12g　　生山栀 12g　　全瓜蒌 15g

肥玉竹 9g　　白桔梗 5g　　石菖蒲 3g　　鲜芦根 30g

另：安宫牛黄丸 1 粒、至宝丹 1 粒，用薄荷 1.5g、钩藤 30g 煎汤，分 2 次送服。1 剂。

四诊：神昏高热，呼吸急促，喉中痰鸣，舌干齿燥依然，大便自流，色褐质稀。苔薄焦黑质红绛，脉洪滑数。证属痰热内扰神明，热极化风，病势危笃。治拟息风清热、化痰开窍。仿羚角钩藤汤合菖蒲郁金汤出入。

羚羊角粉（分吞）1.2g　　犀牛角（磨冲）0.6g

鲜生地 30g　　鲜石斛 30g　　大麦冬 12g　　天竺黄 12g

鲜沙参 60g　　明天麻 9g　　钩藤（后下）15g

杭菊花 9g　　广郁金 9g　　连根菖蒲 9g

川贝母 9g　　生石决明（先煎）120g

西洋参（另煎）9g

另：至宝丹 1 粒，分两次服。2 剂。

上方服后，神志渐清，呼吸亦平，发热退清。于原方更增

118

萆苈子、桑白皮、全瓜蒌等泻肺豁痰之品，气喘得平。后以养阴之品调理，以善其后。

〔按〕本例风温变证，邪热炽盛，内传阳明，既有高热、面赤、气粗，又见便秘、腹痛、拒按。气分大热不去，阳明腑实已成。故张老初诊时将白虎、承气合用，既可清泄气分之实热，又能荡涤阳明之积滞。因其神志欠清，舌苔底白，加用苍术、郁金化湿涤痰开窍。二诊时邪热未去，且传入营分，热灼营阴，神志昏迷，即用清宫汤清营泄热，再取石膏、知母、大黄、枳实、川朴、芒硝以清泄实热，并用金银花、连翘轻宣泄热。冀其营分之邪热仍有从气分而出之机，此乃宗叶氏"入营犹可透热转气"之旨。三诊时因邪热未去，营阴大伤，故在清营解毒的同时，运用大剂养阴生津之品，如鲜生地、鲜石斛、肥玉竹、鲜芦根等，药后症情不见好转，高热昏迷、呼吸急促，有热极生风之势，病势危笃。因此，选用羚角钩藤汤合菖蒲郁金汤以息风清热、豁痰开窍。并用至宝丹清热解毒、开窍安神。药后发热始退，神志转清，再加清肺豁痰之品，则气喘亦平。终以养阴生津调理至愈。

在治疗过程中，当高热神志不清时，用紫雪丹、安宫牛黄丸及至宝丹等清心开窍。此三药均属凉开之剂，需热极动风，或邪热传入营血，神志不清时，方可用之。本例神昏，同时见邪热熏蒸，阳明腑实，故开窍与攻下并用，才能切合病情。张老曾说，如表证未已而邪热神糊者，应透表泄热，不可早用开窍之剂，否则引狼入室，而生变端。他在运用以上成药时，常以薄荷、钩藤煎汤送服，以助开窍息风之功。

十五、感 冒

1. 风寒证

张某，男，82岁。

1978年3月24日初诊：年高体弱，经常感冒。近因寒潮来临，又复受凉，微恶风寒，头痛鼻塞，胸闷咳嗽，痰多而白黏，语声重浊，饮食不香。体温38℃，听诊两肺有哮鸣音，左中下肺可闻及散在的湿啰音。舌苔薄白，脉浮数。证属体虚感邪，肺卫失宣。治拟发汗解表，宣肺化痰。

荆芥穗5g　淡豆豉9g　粉前胡6g　玉桔梗5g

白杏仁9g　薄橘红6g　炒建曲12g　瓜蒌皮12g

3月27日二诊：药后周身微汗，恶寒已罢，发热亦退至37℃，咳嗽仍甚，痰多而黄，咯出尚畅。胸闷乏力，纳谷不香。苔薄黄，舌偏红，脉象滑数。表证初解，痰热蕴肺，肺失清肃。治拟清肺化痰。

南沙参12g　白杏仁9g　粉前胡6g　瓜蒌皮12g

化橘红6g　淡黄芩6g　冬瓜子12g　炙枇杷叶9g

3月29日三诊：咳嗽减轻，咳痰亦少，纳谷正常。苔薄，脉小滑。再以肃肺化痰，以清余邪。

原方去前胡、黄芩，加桑叶9g、麦冬9g、川贝粉（分2次吞服）3g。连服3剂，诸恙均解。

〔**按**〕本例肺虚感冒，以恶寒发热、咳嗽为主，病邪在肺卫，先予解表达邪、宣肺化痰。二诊时表邪得祛，肺蕴痰热未化，用黄芩、冬瓜子、枇杷叶清肺化痰。三诊时加用桑叶、麦冬润养肺阴，调理至愈。一宣、二清、三润，方合病机，治得其要。

2. 风寒化热证

案一 魏某，女，62岁。

1978年3月18日初诊：肺本有热，风寒外束，腠理闭塞。恶寒发热无汗，咳嗽痰黄，咯出不畅，咽痛口干。自服桑菊感冒冲剂4包，未得汗，恶寒加重，发热，体温38.5℃，头痛更甚，咽红口渴，呛咳不止，膺肋牵痛，烦闷，纳少神疲。查血：白细胞4.57×10^9/L，中性59%，淋巴41%。胸透：心肺无异常发现。舌苔黄而腻，脉濡滑而数。诊断为感冒，风寒有化热之势。治先疏风宣肺化痰。

粉前胡6g　玉桔梗5g　白杏仁9g　化橘红6g

淡豆豉12g　炒枳壳9g　法半夏9g　延胡索9g

服药1剂，汗出热退，咳嗽减轻，咳痰减少。再以原法宣开上焦，肃肺化痰。仅服2剂，而获痊愈。

〔按〕本例用豆豉、前胡宣解之品，祛其在表之寒邪，桔梗、杏仁开上宣肺，半夏、陈皮化痰止咳，枳壳、延胡索理气宽中，亦治胸膺疼痛。药后得汗，病邪随解。

案二 丁某，男，59岁。

初诊：病经7日，寒热头痛，汗泄不畅，神疲身楚，咳嗽，纳谷少思，两耳重听，本有中耳炎，大便3日未行，舌苔薄白，脉浮而数。证属风寒客表，肺胃不和。拟疏宣为法。

荆芥穗5g　青防风5g　粉前胡6g　白杏仁9g

玉桔梗5g　川羌活5g　春柴胡5g　法半夏9g

大贝母9g　左秦艽9g　云茯苓9g　鲜生姜2片

121

2 剂

二诊：昨进荆防败毒散加减，药后汗出，热退未尽，入暮咳嗽加重，痰白。舌质红，苔薄黄，脉小滑数。表未尽解，肺气失宣。拟再原法出入。

春柴胡 5g　川桂枝 3g　淡黄芩 5g　粉前胡 6g

玉桔梗 5g　法半夏 9g　广陈皮 6g　大贝母 9g

云茯苓 9g　左秦艽 9g　鲜生姜 2 片　2 剂

三诊：发热已退，咳嗽亦减。唯头痛加剧，两太阳穴抽掣跳动，右耳内流脓臭腐，口干欲饮。舌红，苔黄腻，脉细弦数。证属肝胆风热为患，拟疏解风热为法，仿桑菊饮合银翘散出入。

冬桑叶 9g　杭菊炭 6g　白桔梗 5g　白杏仁 9g

净连翘 9g　苏薄荷 3g　淡子芩 9g　黑山栀 9g

白蒺藜 12g　金银花 9g　生甘草 3g

酒炒龙胆草 3g　3 剂

〔按〕本有中耳炎宿患，复因寒邪外束，故先用辛温发散之剂以解表祛邪。三诊时因出现风热上扰，中耳炎复发，遂改用桑菊饮合银翘散加减以疏解风热。仅进 3 剂，右耳肿痛流脓均减，咳嗽亦止。之后即于原方去桔梗，因便秘加枳实 9g，诸症咸安。

3. 风寒痰浊证

王某，女，45 岁。

1977 年 5 月 25 日初诊：半月前因受凉引起咳嗽、咽痛，近 4 天来恶寒发热，咳声重浊，痰多白黏，胸闷气喘，不能平卧，头昏身重，腹胀纳差。舌质淡，苔白腻，脉沉细。证属风寒袭表，肺气不宣，痰湿内蕴。治拟疏解宣肺，燥湿化痰。

荆芥穗 5g　苏叶子各 9g　粉前胡 6g　玉桔梗 6g

法半夏 9g　广陈皮 6g　云茯苓 12g　金沸草 9g

炙枇杷叶 9g

5 月 26 日二诊：昨进辛散解表、宣肺化痰之剂，咳嗽有增无减。咳嗽有痰，呼吸喘促，声音嘶哑，喉间痰声辘辘。脉小滑而数，舌苔白腻。证属风寒袭表，肺气郁闭，急需辛温开肺化痰。

净麻黄 5g　射干 3g　白杏仁 9g　玉桔梗 5g

法半夏 9g　广陈皮 6g　云茯苓 9g　炙紫菀 9g

马兜铃 9g

5 月 27 日三诊：药后得汗，寒热已罢，咳嗽大减，气喘亦平。唯仍咳痰不爽，纳谷不香。舌苔薄白，脉小滑。此为肺气郁闭已宣，痰浊化而未尽。当再予清肺化痰，兼以和胃。

原方去射干、麻黄，加炙枇杷叶 9g。服 3 剂而愈。

〔按〕本例感冒乃风寒袭肺，肺气郁闭，痰湿不化，故先用一般疏风解表宣肺之剂，效果不显。改予麻黄、射干与杏仁同用，以解表宣肺平喘，半夏、陈皮、茯苓燥湿化痰，收效显著。麻黄发汗、开宣肺气，对寒郁于肺的寒热咳嗽，极有效验。

十六、胁　痛

1. 慢性肝炎

（1）肝阴不足证

123

尹某，男，48岁。

1975年12月8日初诊：慢性肝炎，病情经常反复，肝功能不正常。自觉肝区隐痛，脘痞作胀，口干，头目昏眩，两目轻度黄染。脉细数，舌红少苔；肝病日久，阴血不足，阴虚生内热，气滞于中。治拟养血柔肝，兼以疏泄清热。

大生地12g　全当归9g　大白芍9g　南沙参12g

大麦冬9g　川楝子9g　延胡索9g　夏枯草9g

蒲公英30g　炙甘草3g

12月11日二诊：服药3剂，肝区隐痛已轻，脘腹作胀好转。12月6日，查肝功能仍不正常，硫酸锌浊度15U，谷丙转氨酶91U。自觉胃中嘈杂，食欲不振。舌红少苔，脉弦细。肝阴不足，肝胃不和，前法再治。

大生地12g　南沙参9g　大白芍9g　醋柴胡5g

川楝子9g　陈橘皮6g　法半夏9g　云茯苓9g

蒲公英30g

12月15日三诊：服上药肝区疼痛已止，仍感头昏目眩，神疲乏力，面部潮红。舌红少苔，脉弦细而数。治再滋养肝阴，兼以清热。

大生地12g　南沙参12g　制首乌9g　紫丹参15g

甘杞子9g　大白芍9g　川楝子6g　夏枯草9g

蒲公英15g

并嘱上方服20剂后，如无其他不适，加当归9g，可再服20剂。

1976年2月18日四诊：患者来信，上药服完后，复查肝功能完全正常，要求更方续服。

原方去蒲公英、夏枯草，加潞党参15g，续服20剂，以资巩固。

〔**按**〕本例慢性肝炎，经常反复，肝功能异常，治疗效果不显，患者颇为忧虑。中医诊断属于胁痛。因病经日久，久病体虚，肝肾阴亏，肝络失养，肝气横逆，故胁肋疼痛，脘痞作胀，舌红少苔，脉象细数。方用一贯煎为主，滋阴柔肝和络，少加疏肝理气之品，药后胁痛减轻，症状改善。二诊时，胃中嘈杂，食欲不振，加用少量柴胡理气解郁，半夏、陈皮、茯苓和胃调中。三诊添入首乌、杞子，加强滋养肝肾之效，药后甚合。后据患者来信，谓经中药调治 2 个月，症状基本消失，复查肝功能全部正常。乃于原方加减以资巩固。本例在辨证的基础上，加用蒲公英、夏枯草以清泄肝经湿热，《本草纲目》谓夏枯草能解内热，有补益厥阴血脉之功，根据临床观察，对控制肝炎活动，降低谷丙转氨酶有一定效果。

（2）肝脾不和证

杨某，女，31 岁。

1976 年 6 月 10 日初诊：慢性肝炎多年，近因爱人生病住院，心情郁而不畅，肝区痛甚，饮食不香，泛泛作恶，腰痛。舌边有紫点，舌苔薄黄。肝功能长期不正常，最近查麝浊 12.5U，麝絮（＋＋＋），谷丙转氨酶、谷酰转肽酶均偏高。证属肝郁气滞、疏泄失常，拟方疏肝和胃。

全当归 9g　　醋柴胡 5g　　法半夏 9g　　陈橘皮 6g

老苏梗 5g　　大白芍 9g　　广木香 5g　　延胡索 9g

川楝子 9g

6 月 17 日二诊：肝区痛减轻，痛位不固定，时在胃脘，时在右胁，食欲不振，嗳气则舒，面部轻度浮肿，小便黄，大便隔日 1 次。脉弦细，舌苔黄腻，舌边有紫气。证属气滞血瘀，肝病及脾，拟疏肝运脾、理气行瘀。

全当归9g　醋柴胡5g　炒白术9g　延胡索9g

制香附9g　广木香5g　陈橘皮6g　佛手片5g

桃仁泥9g

6月24日三诊：肝区痛已轻，食欲渐振，有时吞酸，腹鸣，矢气多，小便黄。脉濡细，舌苔薄白。拟双调肝脾，佐以化湿。

全当归9g　炒白术9g　醋柴胡5g　大白芍9g

淡吴萸1.5g　广木香5g　陈橘皮6g　延胡索9g

佛手片5g

7月1日四诊：前投双调肝脾，佐以化湿之法，肝区疼痛已止，仍有泛酸。舌根白腻，脉弦细。胃气未和，积湿尚重，原方出入。

炒白术9g　上川朴5g　炒柴胡5g　广陈皮6g

广木香5g　淡吴萸1.5g　大白芍9g　云茯苓9g

佛手片5g　炒六曲12g

7月8日五诊：饮食已增，肝区偶有隐痛，空腹时易作恶，面浮已退，精神不振。苔薄黄，脉弦细。肝脾初和，气血尚亏，原方再进。

原方去川朴，加潞党参9g。

7月15日六诊：复查肝功能，谷丙转氨酶已正常，麝浊10U，麝絮（＋＋＋）。肝区痛已止，大便干。原有肾盂肾炎史，最近又发作，小便频数刺痛，溲黄，白细胞（＋＋）。脉细数，舌苔薄黄。转当清泄湿热。

细生地12g　制大黄9g　川黄柏9g　细木通3g

甘草梢3g　福泽泻9g　粉草薢9g　地锦草30g

126

大白芍 9g

7月22日七诊：药后尿频尿急时轻时重，尿道刺痛，少腹坠胀，大便不爽，矢气多。脉弦细，舌质暗红，舌苔根黄。下焦湿热未清，膀胱气化不利。

细生地 12g　制大黄 9g　甘草梢 3g　细木通 3g

粉萆薢 9g　石韦 9g　车前草 30g　地锦草 30g

川楝子 9g

11月15日八诊：7月肾盂肾炎急性发作，服药后即控制。最近由于工作劳累，肝区又经常隐痛。肝功能检查仍不正常：麝浊 10U，麝絮（＋＋＋）。食欲不振，有作恶感，大便干结。脉弦细，舌质紫红。血虚肝郁，肝脾不和。

全当归 9g　醋柴胡 5g　紫丹参 15g　大白芍 9g

川楝子 9g　延胡索 9g　决明子 15g　法半夏 9g

全瓜蒌 15g　广木香 5g

11月22日九诊：慢性肝炎肝区痛已轻，食欲时好时差，夜寐欠安，大便干结。脉弦数，舌质暗红，苔黄。此为肝气郁结，疏泄无权，原方出入。

原方去丹参、决明子、全瓜蒌，加陈皮 6g、制香附 9g、佩兰 9g。

11月29日十诊：复查肝功能已全部正常。肝区痛，食入作恶等症均有改善。舌质紫红苔黄，脉弦细。此为血不养肝，血瘀气滞，原方出入。

原方去佩兰、法半夏、川楝子，加紫丹参 15g、杜红花 6g、佛手片 5g。

12月6日十一诊：慢性肝炎经治疗以来，病情稳定。目前，仅饮食欠香，其他无所苦。拟方常服，以资巩固。

127

全当归9g　紫丹参15g　醋柴胡5g　杜红花9g

延胡索9g　制香附9g　陈橘皮6g　大白芍9g

炒白术9g　佛手片5g

〔按〕本例慢性肝炎，辨证为肝脾不和。因肝喜条达，肝郁气滞则胁痛。脾喜燥而恶湿，脾胃有湿，故食欲不振，泛泛欲吐，面浮。用药着重于疏肝理气和胃、调和肝脾。治疗过程中，由于患者宿疾肾盂肾炎急性发作，用药转为清利湿热，以解决下焦湿热的主要矛盾。后期舌质暗红，血虚肝郁征象明显，故重用当归、丹参、红花等活血化瘀之品，使长期不正常的肝功能——麝浊、麝絮逐步转为正常。根据张老经验，凡肝区隐痛，绵绵不休，常用川楝子、延胡索，或与柴胡、木香同用，效果尤好。长期肝功能不正常，又见舌质有紫气，则加用活血化瘀药物。

（3）肝胃不和证

蒋某，女，41岁。

1963年8月16日初诊：有慢性肝炎病史，右胁下经常隐痛，在某医院查见肝大肋下两指。刻下胁痛连脘，胃纳不香，频频嗳气，性情急躁。舌边红，苔白腻，脉弦细。拟方疏肝理气，和胃为先。

醋柴胡3g　大白芍9g　炒枳壳5g　炒白术9g

广木香3g　白蒺藜12g　川郁金6g　旋覆花（包）6g

淡吴萸1.8g　川楝子9g　佛手花3g　鲜生姜2片

8月23日二诊：药后脘腹痞胀作痛渐轻，胃纳仍不香，频频嗳噫，腹胀，面部略浮，肢痛。舌苔薄白，脉象濡细。当再疏肝和胃，佐以化湿通络。

原方加川桂枝1.5g、酒炒桑枝12g。

9月6日三诊：右胁痛已止，面浮肢痛亦减，唯脘次仍胀痛，胃纳不香。苔白转黄，脉弦细。仍当疏肝理气、运脾和胃。

炒柴胡3g　川郁金9g　炒白术9g　枳壳5g

广木香3g　春砂仁（后下）3g　上川朴3g

法半夏9g　青陈皮（各）6g　旋覆花（包）6g　佛手花3g

生姜1片

9月20日四诊：脘次胀痛已愈，但胃纳仍欠香，两腿无力，苔腻已退，脉弦细，积湿渐化，肝胃未和。

炒白术9g　炒枳壳5g　大白芍9g　白蒺藜12g

广木香3g　旋覆花（包）6g　春砂仁（后下）3g

陈橘皮6g　炙甘草3g　焦谷芽12g　生姜2片

津红枣4个

〔按〕患者性素急躁，肝气不调。厥阴之脉，布于胁肋，肝气郁滞于络，不通则痛，故胁下疼痛。肝气横逆犯胃，则脘痛嗳气、食欲不振。治法疏肝理气、和胃降逆，故用四逆散合枳术丸加减而取效。

2. 慢性肝病（脾虚肝瘀证）

严某，男，39岁。

肝病年余，食少，午后腹胀，两胁胀痛，二便尚属正常，面目虚浮，面色晦滞。脉细软，舌质瘀紫，苔薄白。证属肝病及脾，脾虚气不化湿。拟从健脾和胃、理气化湿论治。

潞党参9g　炒白术9g　炒枳壳5g　广木香3g

大腹皮9g　炒建曲12g　炒苡仁12g　法半夏6g

青陈皮各 5g　鲜生姜 2 片　香橼皮 5g

上方连服旬日，两胁痛除，腹胀大减，饮食亦增，再于前方加入桃仁、红花、桂枝等温经化瘀之品，调理月余，面浮色晦、舌质瘀紫等症均退，精神亦正常。

〔按〕患者肝病年余，木失条达，疏泄无权，肝气不调，横逆犯脾，脾虚不运。张老见肝之病，不专治肝，而重在治脾，用香砂六君丸、枳术丸加减，健脾和胃，消补兼施。当脾虚得复，肝气已调，即加入桃仁、红花、桂枝以温经活血，使血瘀渐化，病趋恢复。

3. 早期肝硬化（肝脾不和证）

鞠某，男，56 岁。

1976 年 3 月 1 日初诊：早期肝硬化经久反复，复查肝功能不正常（1976 年 2 月 26 日，肝功能检查：黄疸指数 17U，硫酸锌浊度 15U，谷丙转氨酶 70U，白蛋白 4.8g，球蛋白 3.05g）。肝区痛，两目黄染。食欲尚可，大便不实。舌苔黄，脉弦细。证属湿热瘀滞，肝失疏泄。拟先清肝化湿和络。

全当归 9g　炒白术 9g　大白芍 9g　炒苡仁 15g

白扁豆 12g　蒲公英 15g　夏枯草 9g　绵茵陈 15g

福泽泻 9g　金钱草 30g

3 月 8 日二诊：肝区仍隐痛，连及背部。原有气管炎病史，经常发作，近因感冒，喉间有痰，咽痒呛咳。食欲尚正常，目珠黄染已退。舌苔薄黄，脉弦细。湿热瘀滞渐化，肝失条达，肺失宣肃，气道不利。转当宣肺化痰，佐以理气化瘀。

嫩前胡 9g　玉桔梗 5g　光杏仁 9g　法半夏 9g

炙紫菀 9g　炒陈皮 9g　大白芍 9g　延胡索 9g

嫩白前 6g

3月29日三诊：服上药后，咳喘痰多已明显减轻，肝区痛已止，食欲尚可，小便有时发黄，脉弦细。此为气滞血瘀，肝失疏泄。

全当归 9g　炒白术 9g　紫丹参 15g　绵茵陈 15g

大白芍 9g　川桂枝 3g　杜红花 9g　炙甘草 3g

石打穿 30g　福泽泻 9g

4月5日四诊：治疗以来，气管炎已向愈，最近复查肝功能已接近正常。肝区不痛，食欲尚可，唯两目浑浊不清，饮水少则小便发黄，脉弦细。当再健脾养肝。

潞党参 15g　炒白术 9g　炙甘草 3g　大白芍 9g

炒陈皮 6g　法半夏 9g　云茯苓 9g　全当归 9g

川楝子 9g

4月12日五诊：1周来，每日稍有寒热，全身疲乏，头痛，咳嗽有痰。脉小数，舌苔白，质偏紫。加感新邪，当为疏解。

嫩前胡 6g　老苏梗 9g　法半夏 9g　光杏仁 9g

春柴胡 5g　淡黄芩 9g　大白芍 9g　云茯苓 9g

炒陈皮 6g

4月19日六诊：服药后寒热已退，仍感头昏，后背痛。舌质偏紫，脉弦细。此为肝脾不和，血瘀气滞。外邪已解，仍从本治。

潞党参 15g　全当归 9g　炒白术 9g　大白芍 9g

炒陈皮 6g　法半夏 9g　云茯苓 9g　白蒺藜 12g

4月26日七诊：日来精神较好，唯右胁、后背仍作胀，大便较稀，苔腻渐化，仍当益气运脾化湿。

131

原方加炒苡仁 15g。

5 月 10 日八诊：肝硬化病史已久，近来肝区不痛，腰背觉酸胀，大便溏，腹中隐痛，口干。舌质暗红，脉弦细。原方进治。

原方去白蒺藜、炒苡仁，加水红花子 9g。

5 月 17 日九诊：前日复查肝功能：白蛋白 4.8g，球蛋白 2.9g，麝浊、锌浊、谷丙转氨酶均正常，甲胎蛋白（－），黄疸指数因溶血未查。肝区不痛，但后背酸胀，大便不实，少腹有时隐痛。目珠微浑，舌根白腻之苔已化，脉弦细。此为肝病及脾，脾失健运。原方出入，重在培土。

潞党参 15g　炒白术 9g　煨木香 5g　炒陈皮 6g

全当归 9g　制黄精 9g　怀山药 9g　炒建曲 9g

炒苡仁 15g

5 月 31 日十诊：近来饮食增加，精神较振，肝区、后背仍时有胀痛，巩膜浑浊不清，舌苔薄黄，脉弦细。此为肝脾不和，再以原方加减。

潞党参 15g　炒白术 9g　煨木香 5g　炒陈皮 6g

全当归 9g　制黄精 9g　炒建曲 12g　怀山药 12g

鸡内金 9g

6 月 7 日十一诊：早期肝硬化经治以来，症状稳定，右后背酸痛，有时头昏。舌苔薄黄腻，脉弦细。此为肝脾不和，气滞血瘀，仍当调理。

潞党参 15g　炒白术 9g　炒陈皮 6g　制黄精 9g

甘杞子 9g　白蒺藜 12g　杜红花 6g　炒苡仁 15g

云茯苓 9g

7 月 26 日十二诊：上方加减连续服 1 个半月，病情一直稳定，复查肝功能均属正常。最近晨起咳嗽吐稠痰。脉弦细，舌质暗红，舌根黄。为肺虚痰湿阻于气道，肝虚血瘀气滞。原方加入化痰之品。

潞党参 15g　全当归 9g　炒白术 9g　法半夏 9g

炒陈皮 6g　延胡索 9g　大白芍 9g　桃仁泥 9g

杜红花 9g　石打穿 30g

1977 年 8 月 27 日十三诊：停药 1 年来，病情一直稳定，肝功能检查正常。唯慢性气管炎随气候转变而时常发作，咳嗽有痰，动则气喘，食欲尚佳。舌质紫红，苔黄腻，脉弦滑。此为痰湿中阻，肺降失司，肾气不纳。

南沙参 12g　炒苏子 9g　光杏仁 9g　炙桑皮 9g

嫩白前 6g　法半夏 9g　紫石英 15g　海浮石 12g

大白芍 9g　佛耳草 9g

〔按〕患者既有早期肝硬化，又有慢性气管炎，病程较长，经常反复发作。此次先是气管炎发病，继而肝功能异常，并有黄疸，临床出现两目黄染、肝区痛、大便不实等症。张老认为，病位在肝脾两脏，肝失条达，木郁土壅，湿热交蒸，肝胆失疏，胁乃肝经所循，气血凝滞，则肝区痛，脾失健运，则大便不实。由于出现黄疸，故用药着重清化湿热，如茵陈、蒲公英、金钱草等，同时配用疏肝健脾之品。复诊时，黄疸明显消退，复因感冒，临时转用宣化之剂。感冒愈后，仍从肝脾不和、血瘀气滞论治，主要用归芍六君子汤加减。2 个月后，复查肝功能已正常，继续服药 1 个半月，即停服中药。相隔 1 年半后，因气管炎复发，又来请张老诊治，询知肝功能一直正常。

张老认为，早期肝硬化，大多由于肝脾同病，肝气郁滞，脾气不运，生化之源不足，肝体失养，形成一系列肝脾不和症状，初病在经，久病入络。本例病久，血瘀阻络，以致气血运行失常，所以，治疗始终重在疏肝健脾、理气化瘀。只要辨证明确，坚持服药，可望稳定好转。

4. 血吸虫病肝硬化（肝脾两虚证）

王某，女，51岁。

病史：慢性血吸虫病史已10年，曾服用锑剂治疗1个月，并有慢性肾盂肾炎史。1977年8月曾患上消化道出血，经治疗出血已止。近4个月来自觉腹部作胀，两胁疼痛。检查：黄疸（－），面部及两手臂有散在蜘蛛痣及毛细血管扩张，并有肝掌，肝肋下未及，脾肋下3cm，边缘较钝，有压痛，腹部有移动性浊音。查血：红细胞 3.5×10^{12}/L，血红蛋白 10.7g/L，白细胞 3×10^9/L，分类正常，血小板 64×10^9/L。1978年2月13日查肝功能，总蛋白 6.4g/L，白蛋白 3.4g/L，球蛋白 3.0g/L，AKP 等均正常，γ – GT50U，蛋白电泳：白蛋白 58%，$\alpha_1$3%，$\alpha_2$5%，β6%，γ28%。同年2月18日查超声波：肝上界于第6肋间，肋下（－），剑下3cm，肝波 III 型，脾平卧位肋下4cm，右侧卧位腹部有少量腹水。

1978年3月14日初诊：有血吸虫病史10年，从去年起发现脾肿大，血小板减少。鼻衄齿衄，两腿出现紫斑，大便隐血经常阳性。经检查诊断为肝硬化腹水，脾功能亢进。目前，主症为两胁疼痛、纳谷不香、精神疲乏、大便溏泄。舌质暗红，脉弦细。肝藏血，脾统血，肝脾两亏，气滞血瘀，阴虚则营热内生，统藏失常。慢性病不易速效。

潞党参15g　炒当归9g　大白芍9g　粉丹皮9g

旱莲草 12g　川楝子 9g　延胡索 9g　大生地 12g

炙甘草 3g　紫丹参 15g　藕节 12g

3月 20 日二诊：服上药后，胁痛齿衄已改善，饮食仍少，腹胀未消，二便尚正常。舌质暗红，脉弦细。脾虚气滞，肝经失养，前法既合，不另更张。

潞党参 15g　炒白术 9g　炒当归 9g　大生地 12g

大白芍 9g　紫丹参 15g　粉丹皮 9g　延胡索 9g

川楝子 9g　炙甘草 3g　旱莲草 12g

3月 30 日三诊：药后食欲渐振，精神较好，齿龈出血亦少，两胁有胀感，大便 1 日 2 次，质溏。舌质紫红，脉弦细。肝脾两伤，土受木侮，拟抑木培土以治之。

潞党参 15g　炒白术 9g　醋柴胡 3g　大白芍 9g

紫丹参 15g　炒陈皮 6g　广木香 5g　炙甘草 3g

炙鸡金 9g　连皮苓 12g

4月 11 日四诊：血吸虫病肝硬化，经治以来，症状逐步改善，脘胁胀痛已除，饮食增加，唯大便仍不成形，上午精神仍疲乏。舌红少苔，脉弦细。仍步原法，加乌梅柔敛再进。

原方加乌梅炭 5g。

4月 25 日五诊：药后齿龈出血已止，肝区未痛，精神仍欠振。查蛋白电泳及肝功能均已正常，白细胞 3.6×10^9/L，血小板 7.9×10^9/L。舌质暗红，脉沉弦。仍守原法治之，冀其进一步改善。

潞党参 15g　炒白术 9g　大生地 12g　紫丹参 15g

大白芍 9g　炙甘草 3g　乌梅炭 5g　醋柴胡 5g

川楝子 9g　广木香 5g　连皮苓 12g

5月 5 日六诊：近因外出，疲劳过度，即觉腰酸、小便频数，为防宿疾肾盂肾炎复发，自购呋喃旦丁内服，引起食欲不振，齿龈又复出血，两胁牵掣作痛。舌质暗红，脉弦细。再从原制。

潞党参 15g　炒当归 9g　醋柴胡 5g　大生地 12g

大白芍 9g　乌梅炭 5g　延胡索 9g　广木香 5g

粉丹皮 9g　川楝子 9g　紫丹参 15g　炙鳖甲 15g

5 月 17 日七诊：经治 2 月余，症状好转，齿龈血止，肝区已不痛，精神亦振，大便已成形，自觉皮肤作痒。舌质暗红。复查血：红细胞 3.8×10^{12}/L，血红蛋白 12g/L，白细胞 4.1×10^{9}/L，血小板计数 103×10^{9}/L。超声波：腹部未见液平面，肝有少许中、小波，脾肋下 4cm。证属肝脾两虚，血燥风胜。再拟养血柔肝，润燥祛风。

大生地 12g　炒当归 9g　潞党参 15g　粉丹皮 9g

京赤芍 9g　乌梅炭 5g　净蝉衣 5g　炙鳖甲 15g

生苡仁 15g　旱莲草 12g　藕节 15g

〔按〕本例患者年逾五旬，多种慢性病缠绵多年，主要疾病是血吸虫病肝硬化，贫血，脾大，且有少量腹水，脾功能亢进。按其主症所苦，病属胁痛、癥积。基本证候为肝脾两伤，肝经失养，脾气虚弱，运化不力，气滞血瘀，而兼虚热伤络。故初诊时既用党参、当归、白芍健脾养肝，金铃子散疏理气机，又用生地、丹皮、旱莲、藕节以凉营泄热、止血和络。服药后胁痛、齿衄均改善，乃添入白术，加重健脾。以后数诊，仍以归芍六君为主，加减出入。唯肝区仍时时疼痛，神倦，舌暗红，肝功能虽已正常，症状尚未消失。四、五诊方中，张老以乌梅炭与白芍、炙甘草配伍，取其酸柔甘缓，酸甘化阴，与参、术同用，互成抑木扶土之功，与金铃子散配用，有助于改善胁痛。在临床上常遇到慢性肝炎、早期肝硬化等患者，病久而具有肝虚阴损，脾气不运之证候，张老据证而用上法治之，每见症状改善，肝功能渐趋正常，此案仅举例而已。

5. 急性胆道感染（湿郁肝胆证）

殷某，女，24 岁。

病史：患者于 1975 年 10 月 25 日开始恶寒发热、胁痛、恶心呕吐，用抗生素治疗，发热不退，服药则吐。经某县人民医院检查：黄疸指数 60U，谷丙转氨酶 140U。诊断为"急性肝炎"。经用氯霉素及激素等治疗后，发热已退。复查黄疸指数 14U，谷丙转氨酶 68U。停药后体温复升。于 1975 年 11 月 6 日体检：肝肋下 1.5cm，胆囊区压痛，莫菲征（＋），又诊断为"胆囊炎"。仍用激素、氯霉素治疗，6 天后体温正常，但停用激素后体温又升高。为此，转来南京进一步诊治。1975 年 12 月 9 日收住入院。入院时呈急性病容，体温 39℃，神志清，检查合作，全身皮肤无黄疸，巩膜无黄染，鼻旁窦无压痛，扁桃体不肿大，颈软。两侧胸部对称，两肺呼吸音正常。心界不扩大，心率 104 次/分，各瓣膜区未闻及病理性杂音。腹软，上腹正中有压痛，胆囊区压痛，并有饱满感，肝肋下触及，质软，脾肋下未触及。两下肢不肿。入院当天，先予和解清热、疏利肝胆，药用柴胡、黄芩、白芍、甘草、茯苓、青蒿、木香、川朴、半夏、竹茹、金钱草等煎服。

1975 年 12 月 10 日初诊：服上药后发热未退。寒热不清，延绵月余，服激素寒热能退清。曾经一度出现黄疸，经中西药治疗，黄疸已退，但停用激素后寒热复起。头痛、胁痛，左上腹压之亦痛，大便 2～3 日 1 行，小便黄而少。舌质偏紫，舌苔白腻，脉沉弦而数。此为伏邪夹湿，蕴于肝胆之间，欲化热而未透。湿为阴邪，非温不化，治先宣透外邪、温化湿浊、和解少阳。

炒苍术 6g　川桂枝 3g　春柴胡 5g　青蒿梗 9g

淡黄芩 9g　大白芍 9g　法半夏 9g　炒陈皮 6g

炒枳壳 9g　云茯苓 9g

12 月 13 日二诊：服药 2 剂，寒热顿除，精神食欲均有好转，大便日行。舌苔薄白，脉濡细。湿浊渐化，邪势初衰，原方既合，加减再进。

炒苍白术各 9g　川桂枝 3g　大白芍 9g

法半夏 9g　炒陈皮 6g　春柴胡 5g　淡黄芩 5g

鲜生姜 2 片　炒枳壳 9g　云茯苓 9g

12 月 19 日三诊：上药又服 5 剂，病情稳定，热未再起，胁痛亦止。查血沉、肝功能、蛋白电泳及超声波探查肝、胆，均属正常。前法既效，不再更张，略为增损，以资巩固。

原方去柴胡、黄芩，加太子参，5 剂，出院带回。

〔按〕脾主运化，肝主疏泄，胆附于肝。脾胃运化失健，肝胆疏泄失常，湿郁化热，湿热互结，不易骤化，苦寒清热，有碍其湿，苦温燥湿，恐助其热。张老初诊时，根据其舌苔白腻，舌质偏紫，认为外邪未透，湿郁未宣，故寒热不清，绵延时日，湿为阴邪，非温不化，乃于疏利肝胆之中，加入苍术、桂枝化湿达邪，因势利导，仅服 2 剂，寒热顿除。本祛邪务尽之意，仍于原法基础上加减调治，而收全功。

6. 胆石症（肝胆湿热证）

温某，男，60 岁。

初诊：有慢性支气管哮喘、肺气肿、高血压病史。每年冬季则咳喘发作，咳逆上气，痰出黏白。最近增右胁疼痛，吃油腻食物则痛剧，经超声波等检查，诊断为胆囊炎、胆石症。舌质淡白边黄，脉弦细。肺肾本亏，痰浊阻肺，气道不利，而湿热又郁于肝胆，疏泄失常。拟疏和肝胆，兼以降气化痰。

炒当归9g　醋柴胡3g　川楝子9g　炒白术9g

法半夏9g　光杏仁9g　广陈皮6g　延胡索9g

广木香5g　炒枳壳9g　大白芍9g　蒲公英15g

二诊：上药连服15剂，半月内右胁痛未作，饮食增加，但每晨咳逆痰多，平时动则气喘，大便溏，眼睑微肿。舌质偏紫，苔花白腻，脉细弦小滑。肺、脾、肾三脏俱虚，运化不力，痰浊内蕴，湿热未清，疏泄失常。宜益气以化痰湿，佐用疏和。

太子参15g　炒白术9g　炒当归3g　醋柴胡3g

炙苏子9g　法半夏9g　广陈皮6g　桑白皮9g

嫩白前6g　云茯苓9g　蒲公英15g　炒枳壳9g

三诊：慢性胆囊炎、胆石症，最近胁痛又作，并出现高热黄疸，住某医院治疗，发热已解，胁痛腹胀亦轻，但纳谷无味，黄疸未退，大便干结，小便黄。舌苔黄，脉弦。肺气肃降失司，湿热郁于肝胆。拟方清化湿热，疏利肝胆。

炒当归9g　春柴胡5g　淡黄芩9g　龙胆草5g

绵茵陈30g　广郁金9g　蒲公英15g　金钱草30g

福泽泻9g　赤茯苓9g　车前草30g

四诊：胆囊炎、胆石症急性发作已控制，右胁不痛，黄疸亦退，饮食不香，小便微黄。舌苔薄净，脉弦细。病已好转，再予疏利，巩固其效。

炒当归9g　炒白术9g　醋柴胡3g　广木香5g

延胡索9g　淡黄芩5g　川楝子9g　蒲公英15g

福泽泻9g　生苡仁15g

〔**按**〕胁为肝之分野，右胁为肝胆所居，暴痛多属实证，常由湿热蕴结肝胆，以致疏泄失常。本例素体多病，复因饮食不慎，过食油腻，情志不乐，肝郁气滞而发作。初诊服药后胁痛已瘥，但肝胆湿热尚留，羌又反复，湿热郁蒸，溢于肌肤而为黄疸；湿热充斥三焦，营卫不和而致发热。热解而黄不退，说明湿热尚有蕴结。故用柴胡、郁金调达肝气，疏利肝胆；龙胆草、黄芩泻肝清火；茵陈、金钱草、蒲公英清利肝胆湿热，有利于胆汁排泄通畅。再加车前草、赤苓等分利之品，使湿从下而泄。药后胁痛缓解，黄疸亦消退，但小便仍微黄，食欲不振，仍需疏和调理以巩固之。此类病证，尚须注意少食肥腻炙煿，否则湿热滋生，易致反复，影响预后。

7. 肝脓肿（肝经热毒证）

王某，女，30 岁。

1974 年 4 月 27 日初诊：患者发热高达40℃以上，肢体疼痛，右胁下疼痛甚剧。经检查诊断为细菌性肝脓肿，且抽脓两次，发热不退，多种西药治疗少效。舌质红，苔黄腻，脉沉数有力。肝郁气滞，瘀热阻滞，亟宜清热解毒、托里排脓。

金银花15g　连翘壳9g　全当归9g　春柴胡5g

淡黄芩9g　皂角针9g　生黄芪15g　蒲公英30g

生甘草3g

5 月 7 日二诊：上次会诊服药 5 剂后，发热递减，二便正常，吸气时胁下仍痛。复查超声波：肝脓肿病灶尚未完全吸收。舌苔薄黄，脉弦细。再当疏肝理气，清泄余邪。

全当归 9g　　大白芍 9g　　杜红花 9g　　皂角针 9g

醋柴胡 5g　　生黄芪 15g　　蒲公英 15g　　忍冬藤 15g

生甘草 3g

5月21日三诊：发热已退，右胁痛减。复查超声波已无液平面。舌苔黄腻，脉弦细。当再清肝和络调理。

原方加全瓜蒌 12g，经调理数日而愈。

〔**按**〕此例系会诊病案，高热，右胁下剧痛，诊断为细菌性肝脓肿，曾抽脓两次，并用多种抗菌药物及支持疗法，病情未获缓解。张老认为，壮热胁痛，热在肝胆，舌质红，苔黄腻，说明湿热毒邪炽盛，结合西医诊断，热盛酿脓，内痈重症，治当清热解毒，抽脓而不尽，脉象又沉数，可配入黄芪、皂角针托里以排脓，服药后症状得减。三诊时病情尤见好转，热退症减，复查超声波已无液平面。从此例治疗经过可知，祛邪之时，应顾其正，托里初用黄芪、当归，正是培本之治，以利于祛邪药物更好地发挥作用。张老诊治类似重症，当邪毒盛热不退时，细审病情，注意祛邪而固本。气虚者益气，阴不足者护阴滋液。正气充旺，则邪自退舍。此案用药不多，其法可师，别有构思，值得进一步研究。

十七、中　风

1. 风阳痰浊证

陈某，男，67岁。

患者曾于1975年患脑血管意外，经治疗后偏瘫基本恢复。

于 1976 年 2 月 9 日凌晨 3 时，突然喉间痰鸣，神志不清，两目上翻，经家属口对口吸出痰后，呼吸较平，神志仍不清，即送镇江某医院抢救。测血压 140/100mmHg，心跳缓慢，每分钟心率为 44 次，心律不规则，肝肋下 3cm，质 I 度，脾肋下未触及，右下肢肌力 0 级，左下肢肌力 I 级。诊断为高血压病，脑血管意外，以脑血栓形成可能性大，脑动脉硬化，冠心病，房颤。虽经多种治疗，症状改善不明显，神志仍不清，不能言语，乃请张老赴镇江会诊。

1977 年 4 月 4 日初诊：复中，经多方治疗，神志未清，不能言语，烦躁不安，以手摸头。脉沉滑，至数不清，舌质红，苔薄净。心肾本亏，水不涵木，风阳上亢，痰浊阻窍，正虚邪实，病情尚在险期。拟方益气滋阴、息风化痰开窍，标本兼顾。

红参片（另煎，冲）9g　大麦冬 9g　大白芍 9g

全当归 9g　珍珠母 24g　紫丹参 15g

竹沥半夏 9g　云茯神 12g　炙远志 5g

陈胆星 5g

另：至宝丹 2 粒，用薄荷 3g、九节菖蒲 2g 泡汤化丸灌服。

4 月 16 日家属来宁口述，服上方 5 剂后，神志渐清，已能讲述简单字语，但仍烦躁。张老嘱每日加服羚羊粉 0.6g，分两次吞服，并用荸荠 10 个、海蜇 120g，煎汤代茶。

中药仍守原制。

5 月 12 日再次赴镇江会诊：服药以来，神志已清，烦躁已安，而仍不能连续讲话，右手足偏瘫不用，大小便已有知觉，咳嗽黄痰已少，面部油垢较多。近因情绪激动而哭闹不安。舌质淡红起纹，脉沉弦，至数不清。心肾尚亏，内风痰浊乘袭机窍，脉络不和，症情虽日趋稳定，但不能大意。

　　红参须（另煎汁）9g　大麦冬9g　炙远志5g

　　川贝粉（分吞）3g　光杏仁9g　大白芍9g

　　钩藤（后下）12g　炒僵蚕9g　云茯苓9g

　　紫丹参15g　蛇胆陈皮3g

　　12月10日四诊：服上药后症情稳定，来南京某医院疗养3个月，症状稍有改善，神志已清，言语謇涩，痰多，不易咯出，大便较干，小便少，每日能进食五两许，血压或高或低。脉细滑小数，舌质起纹。心肾尚亏，水不涵木，肝阳偏旺，痰浊留恋脉络，机窍为之痹阻，仍需培养心肾、化痰和络。

　　南北沙参（各）12g　云茯神12g　大麦冬9g

　　川贝粉（分吞）3g　炙远志5g　竹沥半夏9g

　　海蛤粉12g　大白芍9g　炙甘草3g　九节菖蒲3g

　　并拟膏方，缓缓图之。

　　红参须60g　南北沙参（各）120g　大麦冬90g

　　竹沥半夏90g　炙远志50g　云茯神120g

　　制首乌120g　甘杞子90g　杭菊花90g　大白芍90g

　　生牡蛎240g　海蛤粉120g　川贝粉（冲入）30g

　　云茯苓90g　紫丹参150g　决明子150g　全瓜蒌150g

　　白蒺藜120g　制豨莶120g　灵磁石240g　怀牛膝90g

　　津红枣240g　川杜仲90g　桑寄生150g　清阿胶60g

　　白糖500g　蜂蜜500g

　　如法熬膏，每次服1匙，每日2次。

　　〔按〕中风又名"卒中"，以猝然昏仆，不省人事或突然发生口眼㖞斜、半身不遂、言语不利为主要症状。本例复中，神糊烦躁，舌红，脉沉滑。张老认为，乃由肝肾不足，水不涵

143

木，以致风阳偏亢，阳升风动，气血上逆是其本；而痰浊蕴结，随风阳而乘窍袭络是其标。标本同病，属中风闭证。初诊时张老用至宝丹，以清热化痰、开窍安神。但患者心肾两亏，正虚邪恋，过于芳香之品，却有耗阴劫液之弊，亟须用其所长，制其所弊，配用人参补其虚，又用薄荷、九节菖蒲泡汤化服，以助开窍，共奏祛邪扶正、豁痰开窍之功。

二诊时，加用羚羊角清肝息风，雪羹汤（荸荠、海蜇头）化痰清热。三诊更用川贝、蛇胆陈皮、僵蚕、钩藤以息风化痰通络，病情不断好转，逐渐复原。唯风痰阻滞经络，血行痹阻，血瘀气滞，经隧不通，以致失语偏瘫，故最后用膏方益气活血、化痰和络，缓图以巩固疗效。

1978年3月10日，其爱人专程来南京，谓患者服膏方后病情恢复良好，目前已能在室内散步，饮食正常，睡眠亦佳，能自行小便，但言语还欠清楚，只能发单音，要求继续服膏方。张老在前次膏方中加入九节菖蒲、生黄芪、桑枝以增强益气通络开窍之作用，续服调治。

2. 痰火内闭证

王某，男，33岁。

初诊：中风3日，神志醒而复糊，入夜嚎叫谵妄，项强，躁动，呛咳，瞳孔散大，脉滑数。腹痛按之皱眉，大便3日未通。痰热内盛，风阳不息，窍络内闭，病情危重，急拟通腑泄热、化痰开窍，能得腑通窍开，庶有生机。

羚羊粉（另吞）1.2g　鲜生地30g　矾水炒郁金9g

鲜菖蒲9g　生大黄（后下）12g　炒枳实9g

元明粉（冲）9g　桃仁泥12g　全瓜蒌15g

竹沥水（分冲）120g

另：紫雪丹3g分吞。

二诊：药后大便畅通，夜半神志渐清，已能诉说所苦，但仍躁扰不宁。治从养阴化痰清心。

上川连3g　鲜生地24g　大麦冬9g　川贝母6g

生石决（先煎）30g　珍珠母24g　竹沥半夏9g

连翘心9g　黑山栀9g　朱茯神12g　炒竹茹5g

服上方药后，症状续有改善，遂去清心之品，加重养阴之味，调理而愈。

〔按〕本例中风，神志不清，项强谵妄，乃属肝阳化风，内风夹痰，痰火壅塞，心窍蒙闭。且兼腹痛拒按、大便不通，为上盛下实。治疗时采用清上攻下兼施，以承气汤推荡实热积滞，乃"釜底抽薪"之法，并用羚羊角清肝息风，鲜菖蒲、竹沥化痰开窍，更用紫雪丹清热镇摄，以通心神。药后大便畅通，痰热下泄，神志渐清。复诊时即去攻下之品，增以平肝息风、清心开窍，症情继续好转。后以养阴调理而愈。此例表明，凡属中风闭症，痰热内蒙，肠腑积滞，正气未虚，及时运用通腑一法，使腑热下行，痰闭得开，病势可获缓解，足见下法运用之重要。

十八、眩晕、耳鸣

1. 眩晕综合征（痰热上扰证）

罗某，女，25岁。

病史：素患"癫痫"，经治未愈，每于情志不畅或精神受到刺激后发作。近半年来又罹眩晕病，已发作 3 次，越发越重。半月前因情绪激动，眩晕又发。已用鲁米那、大仑丁、晕海宁等药未效。频频呕恶，呕出食物痰涎较多，由本院急诊室诊断为"眩晕综合征"，担架送入病房。

1975 年 3 月 24 日初诊：形体肥胖，面色潮红，头目昏眩，两目不能睁视，睁则视物成双，天旋地转，耳如蝉鸣，口干而苦，胸脘痞闷，小溲黄少，大便秘结，5 日未行。舌质偏红，舌苔黄腻，脉弦滑小数。乃属肝经疏泄失常，夹胃中痰热上扰，清窍蒙蔽，胃失和降。治拟清泄肝胆、化痰开窍，兼以和胃降逆。方选温胆汤、礞石滚痰丸加减化裁。

广陈皮 6g　法半夏 9g　炒枳实 9g　陈胆星 5g

炒竹茹 5g　旋覆花（包）6g　代赭石 12g　灵磁石 12g

青礞石 12g　生大黄 9g　鲜生姜 2 片

3 月 25 日二诊：药后泛恶已平，头晕仍甚，眼睑颤动，两耳轰鸣，大便未行，苔脉如前，原方再治。

原方加黄芩 9g。

3 月 27 日三诊：服药两剂，大便已通，呕吐亦止，渐思纳谷。唯仍头目眩晕，胸部痞闷。苔腻渐化，脉仍弦滑小数。胃气上逆初和，中焦痰浊未清。

原方去旋覆花、代赭石、生姜，加生茅术 9g、广郁金 9g，生大黄改制大黄 9g。

3 月 30 日四诊：眩晕大有减轻，病已十去其七，已能下床活动，生活可以自理，饮食逐渐恢复，大便日行 1 次。唯夜寐较差，苔黄腻已化，脉小滑。上方既效，原法续进。

原方去黄芩、制大黄，加百合 9g、夜交藤 30g。

4 月 10 日五诊：症情稳定，眩晕未作，饮食如常，夜寐亦酣。舌苔已化尽，脉细弦。拟再和胃化痰，善后调理。

太子参9g　炒白术9g　法半夏9g　广陈皮6g

炒苍术9g　炒竹茹5g　云茯苓9g　谷麦芽各9g

〔按〕本例眩晕，乃由肝郁不达，气郁化火，加之患者形体肥胖，苔腻脉滑，痰浊偏盛，上扰清阳。朱丹溪云："无痰不作眩。"即此等证也。此次发作，由于情绪激动，肝气郁结，郁则化火，痰热互结，扰于清窍。故用温胆汤合礞石滚痰丸加减，清泄肝胆之郁热、泻热涤痰通腑，加灵磁石以潜阳，用旋覆花、代赭石、生姜以降逆和胃。服药3剂，大便得通，腑气下行，痰浊得祛，诸恙悉见改善。

2. 阴虚阳亢证

孟某，女，67岁。

1977年3月12日初诊：自觉头昏头痛，目眩心慌，肢麻，失眠。曾在当地医院诊断为高血压、动脉硬化。1977年3月11日来南京某医院检查，病历记载："形体肥胖，血压150/100mmHg，心率84次/分，心律齐，两肺（－）。查血：胆固醇218mg/L，脂蛋白397mg/L，甘油三酯173mg/L。心电图大致正常。查眼底：右眼乳头边缘清楚，色泽正常，A∶V＝1∶2，A反光增强，沿A周围可见圆形出血点，左鼻侧下方可见放射性出血，黄斑可见，周围可见点状出血，左眼晶体有浑浊。"证属肝阳偏旺，风痰阻络。拟平肝息风，化痰和络。

羚羊角粉（分吞）0.6g　珍珠母18g　杭菊花9g

大白芍9g　白蒺藜12g　片姜黄9g　炙远志5g

夏枯草15g　灵磁石24g

3月24日二诊：症情稳定，头昏头痛明显减轻，肢麻如故。前方出入再治。

原方去羚羊角粉，加地龙、怀牛膝各9g。

3月31日三诊：服上药后头昏减轻，两足麻木无力，或有疼痛，犹如针刺。脉细，舌质红少苔。肾水不足，肝阳偏旺，脉络不和。拟再育阴潜阳通络。

大生地12g　北沙参12g　大麦冬9g　大白芍9g

甘杞子9g　杭菊花9g　生牡蛎30g　桃仁泥9g

阿胶珠6g　地龙干9g

4月30日四诊：家属来宁面述，上方服1个月，血压已平，头昏心慌已除，精神较好，食欲正常。原方出入再治。

原方去桃仁，加怀牛膝9g。

最近随访，患者病情稳定，一直从事家务劳动。

〔按〕此由过度劳累，内伤虚损，肝肾阴亏，肝失所养，肝阳偏亢，形成上实下虚之候，故有头痛头昏、目眩心悸、肢麻失眠。先用羚羊角粉、菊花、珍珠母、白蒺藜平肝息风，片姜黄、炙远志和络化痰。二诊时肝阳初平，络气未和，去羚羊角粉，加地龙、牛膝活血通络。三诊时重用补益肝肾、滋水涵木之生地、杞子、沙参、麦冬以育阴潜阳，服药1个月，即有显效，血压既平，诸症亦安。

3. 椎-基底动脉供血不足（脾胃不和证）

王某，男，50岁。

1975年9月6日初诊：有肺结核、轻度肺气肿、十二指肠球部溃疡、胃下垂及慢性结肠炎等病史。近1个月来，因用脑过度，头目昏眩、耳鸣、恶心欲吐，只能闭目安睡，不能转侧起坐。形体消瘦，进食甚少，腹鸣腹泻，便时腹痛。脉濡

148

细，舌苔干黄。经西医检查，诊断为"椎－基底动脉供血不足"。证属气虚脾弱，健运无权，清阳不升。治拟益气升清健脾为主。

潞党参15g　炒白术9g　大白芍9g　煨木香5g

炒扁豆9g　炒苡仁15g　云茯苓9g　广陈皮6g

炙甘草3g　灵磁石15g　干荷叶1角

9月26日二诊：眩晕减轻，食欲渐振，精神较好，大便仍不成形，日行2~3次，便前腹中隐痛，舌质红，舌苔薄黄，脉濡细。气虚脾弱，肠胃不和。

原方去磁石，加炙鸡金9g。

10月3日三诊：因饮食不洁，腹痛，大便水泻，日行10余次，肠鸣辘辘，小便少，伴有低热。舌苔黄腻，脉濡细。脾虚夹有湿滞，清浊混淆，拟分化为法。

炒白术9g　青防风5g　藿香梗9g　上川朴5g

煨木香5g　炒苡仁12g　炒扁豆9g　云茯苓9g

整滑石15g　车前草30g

10月12日四诊：上药服两剂，大便即成形，日行1次，低热亦退。但肠鸣腹痛未止，饮食不香，睡眠差，头目眩晕。舌苔薄白，心脾两亏，治当和养为主。

潞党参15g　炒白术9g　甘杞子9g　大白芍9g

白蒺藜12g　炙甘草3g　云茯神12g　炙远志5g

熟枣仁12g　夜交藤15g

11月8日五诊：头目眩晕已大减，睡眠亦有改善，大便成形，已能持杖下床，在室内活动。舌苔薄白，脉弦细。再当补益心脾。

原方去白蒺藜，加炙鸡金9g。

12月19日六诊：眩晕已愈，且能弃杖漫步，食欲颇佳，大便亦调，苔脉如前。唯多阅书报，仍觉头昏。拟再培益心脾、补养肝肾，兼以潜阳，从本缓图，以资巩固。

潞党参15g　炒白术9g　制首乌9g　甘杞子9g

大白芍9g　法半夏9g　女贞子9g　黑料豆12g

广陈皮6g　灵磁石15g

〔按〕本例眩晕，经西医检查为椎-基底动脉供血不足。原有溃疡病、胃下垂、结肠炎、肺结核、肺气肿等多种慢性病，经常大便溏泄，肠鸣辘辘。证由脾运不健，清阳不升，清浊混淆，故眩晕发作。《素问·阴阳应象大论》："清气在下，则生飧泄。"张老治疗本病时，重在益气健脾和胃、升清泄浊，以香砂六君为主，配荷叶以升发脾胃之清阳。因伴有失眠，故加用夜交藤、茯神、炙远志以宁心安神。

4. 脑震荡后遗症（心肾阴虚证）

易某，女，54岁。

1976年12月30日初诊：6个月前从汽车上摔下，当时头部撞伤，神志昏迷，经抢救而脱险，诊断为"脑挫伤、脑震荡"。经当地中西医治疗，逐步康复。但最近上班后，感觉头目眩晕，甚则欲仆。思想不易集中，记忆力差，有时头部筋掣作痛，稍多讲话，即觉舌根运动不灵活，夜寐甚差。舌质红，中心起纹，脉弦数。心肾阴亏，肝阳偏旺。拟方补益心肾，平肝潜阳。

全当归9g　北沙参12g　大麦冬9g　大白芍9g

杭菊花9g　甘杞子9g　珍珠母15g　炙远志5g

灵磁石24g　矾郁金9g

1977年1月14日二诊：上药服15剂，眩晕已平，夜寐颇酣，头顶筋脉抽掣作痛亦轻。唯多阅书报时，仍觉头日昏晕。舌质红起纹，脉弦细。心肾不足，虚阳上扰，前法出入再治。

制首乌9g　甘杞子9g　杭菊花9g　珍珠母15g

大白芍9g　白蒺藜12g　法半夏9g　广陈皮6g

云茯苓9g　夏枯草9g

4月2日三诊：近因工作劳累，睡眠时好时差，多看书报则头顶筋脉抽掣作痛。舌苔薄黄，脉弦稍滑。水亏木旺，再拟滋水涵木为法。

制首乌9g　甘杞子9g　杭菊花9g　大白芍9g

白蒺藜12g　珍珠母24g　法半夏9g　炙远志5g

灵磁石30g　夏枯草9g

〔按〕本例系头部外伤后引起眩晕。西医诊断为脑震荡后遗症。此类疾患多由脑部外伤，血脉瘀阻，不通则痛。而本例的症状以眩晕为主，行走欲仆、头痛抽掣。经云："诸风掉眩，皆属于肝。"肝阳化风，上犯清窍，治当柔养为法，故初诊用滋阴养肝为主，加入白蒺藜、珍珠母、灵磁石平息风阳。服药半月，眩晕即平，头痛亦轻。二诊时加用首乌、杞子滋补肝肾，半夏、陈皮、夏枯草化痰清肝。由于服药未能坚持，每因工作劳累或多阅书报时仍感头昏目眩，夜寐不酣，故三诊时再予原法图治。前后方中均用远志，取宁心安神定志之意。

5. 气阴两虚证

谢某，男，60岁。

初诊：头昏耳鸣，有时头痛作恶，夜寐不酣，性情急躁，间或梦遗，精有血色。舌中黄苔。肾阴不足，水不涵木，阴虚

151

则阳亢，水不济火。拟从育阴潜阳立法。

大生地 12g　乌玄参 12g　怀山药 9g　南沙参 9g

大胡麻 9g　生牡蛎 24g　青龙齿 12g　川黄柏 5g

肥知母 5g　大白芍 9g　杭菊花 6g　白蒺藜 12g

灵磁石 15g

二诊：药后症情无出入，头昏耳鸣，神疲肢倦。左脉沉细，右手小滑。肾虚水不涵木，风阳上扰，拟壮水之主，以制阳光。

大生地 12g　制首乌 9g　大白芍 9g

潼白蒺藜各 9g　女贞子 9g　黑料豆 12g

净萸肉 5g　生牡蛎 15g　灵磁石 15g　春柴胡 1.5g

九节菖蒲 1.5g　杭菊炭 6g

三诊：头昏已减，耳鸣仍甚，有时闭塞失聪，夜寐多梦。由于用脑过度，肾水暗亏，虚阳上扰，原方再进。

原方加炙龟板 15g。

四诊：服药以来，两耳轰鸣无明显改善，神疲乏力，舌红少苔。肾阴不足，龙雷之火上炎，拟再原法扩充。

大熟地 12g　怀山药 9g　山萸肉 5g　炙龟板 18g

生牡蛎 18g　灵磁石 15g　大白芍 9g　粉丹皮 6g

川牛膝 6g　炙甘草 3g　紫河车 9g　上肉桂 1g

五诊：药后夜寐较酣，唯两耳仍气闭不聪，多言则瘖，舌少苔，脉沉细。耳为肾窍，肝胆所络。水不涵木，风阳上干，原方再进。

原方加升麻 2.5g。

另用麝香 0.1g，置葱管内塞耳道。

六诊：加入升清之味，配合外治，两耳轰鸣及闭气均见减轻，而仍头昏作痛。舌上薄白苔，脉沉细渐有力。非独阴亏，气亦不足，拟兼顾之。

原方加炙黄芪 9g。

七诊：经投滋肾升清，耳鸣已减，气闭亦轻。精神仍委顿。脉沉细无力，舌质淡白。原方出入。

大熟地 12g　净萸肉 5g　炙黄芪 9g　潞党参 9g

青升麻 3g　广陈皮 3g　生牡蛎 15g　灵磁石 15g

菟丝子 9g　胡桃肉 9g　淡苁蓉 9g　黑锡丹 1.5g

每晚吞服。

上方服 10 剂，耳鸣向愈。

〔按〕肾为先天之本，藏精气，主骨，生髓，开窍于耳。肾阴亏虚，则见头昏耳鸣、少寐健忘、腰酸腿软、遗精、舌红脉细等症。本例患者，年已 60，气阴本虚，头昏耳鸣，正如《灵枢·海论》所述："髓海不足则脑转耳鸣。"治当补肾益精，滋水涵木。开始服药多剂，耳鸣虽见改善，但效果不显。五诊时，在原方基础上，加用升麻以升清举陷，并用少量黑锡丹温肾纳气，一升一降，并结合外治，配伍工巧，使耳鸣得以告痊。

十九、头　痛

1. 肝阳兼风寒证

王某，男，49 岁。

1977 年 3 月 19 日初诊：偏头痛绵延 7 年，曾经上海、南京等地医院检查，诊断为脑血管硬化，用多种中西药治疗，效果不著。刻下头额昏痛，右侧尤甚，鼻塞流清涕，两足清冷，有时酸痛。舌红口干，脉细弦。肝肾不足，虚阳上扰，下虚上实，兼夹外感，治拟从阴引阳、标本兼顾。

大生地 12g　怀牛膝 9g　大白芍 9g　香白芷 5g

青防风 5g　玉桔梗 5g　白蒺藜 12g　生牡蛎 30g

夏枯草 9g　云茯苓 9g

6 月 16 日二诊：鼻塞已通，清涕亦少，头痛已有减轻。唯右侧太阳穴仍感焮痛抽掣，面部蠕痒。舌质淡红，脉弦细。此乃风寒初解，阴血尚亏，风阳偏旺之象。

全当归 9g　大川芎 5g　大白芍 9g　冬桑叶 9g

杭菊花 9g　钩藤（后下）12g　白蒺藜 12g

炒僵蚕 9g　蜈蚣 2 条

6 月 23 日三诊：治疗以来，鼻塞已通，太阳穴两侧筋脉抽掣作痛大减。面部仍有蠕痒。肝肾尚亏，前方加减巩固之。

原方去钩藤、蜈蚣，加白芷 5g、夏枯草 9g。

〔按〕本例偏头痛，系肝肾阴虚，水不涵木，风阳上扰，夹有风寒，而成下虚上实之证。药用生地、白芍养血柔肝，白蒺藜、生牡蛎、夏枯草息风潜阳，白芷、桔梗、防风祛风达邪。二诊时外风已解，即用钩藤、桑叶、菊花平肝，僵蚕、蜈蚣搜风剔络。药后头痛遂减。张老认为，蜈蚣虽能搜风止痛，但多用可耗伤阴血，故血虚之人，切忌久服，肝肾不足，不宜多用。复诊时痛已大减，即去之。

2. 阴虚阳亢证

案一　陈某，女，48 岁。

病史：患者因左侧偏头痛、头晕两周，于 1976 年 8 月 20

日住某医院治疗。主诉：从 1975 年 4 月份起，出现头晕、头痛，伴有复视。经南京某医院内科会诊，诊断为"脑干脑炎"。经住院治疗，症状控制出院。8 月份又感头晕、持续性头痛，进行性加剧，以左侧为主，无恶心呕吐。入院体检除闭目站立试验阳性外，余无异常。血常规、血沉、肝功能均正常，血胆固醇 233mg/L。颈椎侧位片：颈 4、5 椎间隙略变狭，颈 4、5、6、7 椎体后缘骨质并见轻度唇样增生，颈 5、6 椎体前缘亦见轻度唇样增生，附近及周围软组织未见异常。

1976 年 11 月 18 日初诊：反复发病 4 次，发作时头痛且胀，两目复视，泛泛欲吐。过去每次发作，一直服用西药治疗（泼尼松、维生素 B_1、维生素 B_6、氯化钾等），能控制症状，但不能根除。舌红苔黄，脉沉弦。血不养肝，肝阳夹痰上扰，拟养阴平肝化痰。

冬桑叶 9g 杭菊花 9g 甘杞子 9g 大白芍 9g

珍珠母 15g 夏枯草 9g 矾郁金 9g 白蒺藜 12g

女贞子 9g 黑料豆 12g

上药连服 10 剂，病情迅速缓解，随访至 1978 年 10 月，头痛未再复发。

〔按〕患者头痛复视，发作频繁，甚以为苦，服用激素可以控制症状，但不能根治。张老以桑叶、杭菊、珍珠母、夏枯草等平肝息风，杞子、白芍、女贞子、黑料豆养阴柔肝，矾郁金化痰解郁。患者连服 10 剂，不但迅速改善症状，而且迄今已 2 年余未再复发。

3. 蛛网膜下腔出血（风阳痰火证）

黄某，男，35 岁。

患者突然剧烈头痛，伴有项强呕吐，四肢麻木，无偏瘫，发病后 3 小时即去某医院急诊，腰穿为血性脑脊液，诊断为"蛛网膜下腔出血"。给予脱水、止血及抗生素等治疗，病情未见好转而来我院。3 年前，有头部外伤史，无高血压病史。1973 年 5 月，曾患"蛛网膜下腔出血"，住本院治疗 2 个月而愈。

入院时症状：头痛如裂，项强，烦躁，舌质红，苔黄腻，脉弦缓。大便 2 日未行，小便黄少。肝阳夹痰，上扰清阳。宜平肝息风化痰，佐以凉血止血法。方用钩藤、羚羊角粉、珍珠母、半夏、陈皮、夏枯草、地龙、全瓜蒌、丹皮、地榆、仙鹤草、胆星，石菖蒲等，未效。

1974 年 5 月 20 日初诊：蛛网膜下腔出血，两次复发，头部掣痛，伴有发热，颈项强直，呕吐痰涎，大便 3 日未行。舌苔黄腻，脉弦滑。证属时邪引动肝风，夹胃中痰浊上扰为患。

羚羊角粉（分两次服）0.6g　钩藤 15g　冬桑叶 9g

杭菊花 9g　夏枯草 15g　龙胆草 3.6g　苏薄荷 5g

陈胆星 5g　炒枳实 9g　全瓜蒌 15g

元明粉（冲入）12g

5 月 21 日二诊：药后大便已通，发热亦轻，头痛仍甚，痛及后脑，颈项仍强直。舌苔黄腻渐腐，脉弦大，风阳痰浊蕴于少阳、阳明。

炒菊花 9g　龙胆草 5g　夏枯草 15g　炙僵蚕 9g

全蝎 3g　蜈蚣 2 条　生石膏（先煎）35g

粉葛根 9g　羌活 3g

5 月 23 日三诊：头痛仍甚，不能转侧，牵引腰骶作痛，口渴发热。舌质红绛，舌前苔黄，根仍腻，脉弦滑。此为外风引动内风，与痰热相搏，肠胃积滞壅塞，邪气未去，阴分见伤。防痛甚昏厥之变，治参三化汤意，祛风泄热通腑。

钩藤（后下）15g　冬桑叶9g　炒菊花9g

珍珠母15g　生石决明（先煎）30g　龙胆草9g

大生地15g　羌活9g　生大黄（后下）9g

元明粉（冲入）12g

5月29日四诊：发热已退，脑后疼痛减轻，知饥欲食，大便通畅，苔化舌红。病邪渐去，阴液已伤。再当养阴化痰，以调理之。

鲜石斛12g　北沙参12g　大麦冬9g　鲜生地15g

生石决明（先煎）30g　杭菊花9g　夏枯草15g

陈胆星5g

6月9日五诊：病情稳定，头痛减轻，项强亦除，精神好转，能下床行走，饮食逐渐增加，每餐2~3两。舌质由红绛转为淡红，苔薄少，脉细弦。邪去阴复，仍以前法出入巩固至痊愈出院。

出院后恢复原来电焊工作，4年多来，每年随访，头痛未发。

〔按〕高巅之上，唯风可至。肝阳偏旺，化风化火，夹痰上扰。又兼外风，风火相煽，痰气壅塞，清空失旷，故头痛如裂，颈项强直。参三化汤意，既泄腑热，又祛风邪，釜底抽薪，引火下行。此乃清上彻下，而收上病下取之功。当痰热得化，阴分受伤时，又及时顾其阴液，用生地、沙参、麦冬、石斛之属，滋水涵木，使阴液来复。标本虚实，各有先后。足见在中西医结合治疗本例时，正确掌握辨证施治，乃是提高疗效的关键。

157

4. 脑动脉硬化（阴虚阳亢证）

章某，男，55 岁。

1976 年 10 月 21 日初诊：头昏头痛，左侧偏甚，左目珠胀痛。在某医院做脑电图测定，提示脑血管外周阻力增强，左侧血流量偏低，诊断为脑动脉硬化，左脑供血不足。记忆力差，手足掌心发麻，食欲尚可。舌质暗红苔白，脉弦劲，血压高。属肝肾两亏，肝阳偏旺，素有痰湿，脉络不和。拟平肝息风，化痰和络。

大生地 12g　冬桑叶 9g　杭菊花 9g　大白芍 9g

生石决（先煎）30g　白蒺藜 12g　片姜黄 9g

夏枯草 15g　钩藤（后下）12g

11 月 8 日二诊：上方服 10 剂，头痛已大为减轻。有时两手发麻，左眼经常出血，其余尚正常。脉小弦。血不养肝，肝经气火上扰，灼于血络为患。

大生地 12g　羚羊角粉（分两次服）0.6g　大白芍 9g

粉丹皮 9g　杭菊花 9g　小蓟炭 9g　白蒺藜 12g

片姜黄 9g　夏枯草 9g　3 剂

11 月 29 日三诊：前进息风潜阳之剂，血压渐平，头昏较好。前日开会 1 天，头目又昏胀作痛。脉沉弦，舌苔薄黄。原方加减。

大生地 12g　甘杞子 9g　杭菊花 9g　珍珠母 24g

夜交藤 30g　夏枯草 9g　熟枣仁 12g　白蒺藜 12g

〔按〕"头为诸阳之会"，又为"清阳之府"，髓海所在。五脏六腑之气血精华，皆上会于头部。外感时邪，内伤七情，均可发生头痛。患者头昏头痛，目珠胀痛，以及平时有血压高和手足发麻病史，舌质暗红，脉象弦劲。证由肝肾两亏，肝阳偏旺，上扰头目所致。张老用羚角钩藤汤加减，初以石决明、桑叶、菊花、夏枯草、钩藤平肝息风。后因左目有出血，两手麻木，乃加羚羊角粉以清肝息风，丹皮、小蓟炭凉血止血。经3次诊治，病情基本控制。以后一直坚持工作，头痛迄今未复发。

5. 血虚风寒证

汪某，女，32岁。

头额昏胀作痛，痛及后脑，项背亦酸痛，病历年余。饮食尚可，睡眠欠佳。舌苔薄白，脉濡细。阴血不足，兼有风寒袭络，太阳经气不和。拟从滋阴养血、祛风散寒治之。

制首乌9g　大白芍9g　杭菊花6g　白蒺藜12g

羌活2.4g　北细辛1.2g　炒白术9g　炒苡仁12g

川桂枝3g　川续断9g　炙甘草3g

上方连服5剂，头痛已止，脊背酸痛亦大减，仍予原方加入党参9g，继予调理，以防复发。

〔按〕本例头痛系血虚风寒袭络，太阳经气不舒，以致头痛连及项部、背脊酸痛。用首乌、白芍养血，菊花、蒺藜祛风，羌活、细辛、桂枝辛散逼伏之风寒，由于症情虚实夹杂，故用方亦宜标本兼施。

6. 血虚肝阳夹痰证

李某，女，58岁。

病史：头痛7～8年，起于爱人去世以后，情志抑郁，发作较频，痛势剧烈，不能忍耐。经国外西医检查，谓"发现内耳 3 块小骨合并，血管及神经受压"。迭经美、英、法等国名医医治，认为无法治疗，仅作对症处理而已。头痛发作剧烈时，给予大剂量镇静剂，以致长期卧床不起，起床则头晕目花，行走欲仆，头痛呕吐，杳不思食，日趋消瘦。于 1978 年 1 月由专人护送回国，回到原籍南京。由省外办介绍，请张老诊治。

1978 年 1 月 24 日初诊：头痛 8 年，痛无规律，越发越重，每在情志抑郁或激动时发作。发时头巅如物重压，波及太阳穴，项后两条筋脉连及两肩酸痛，甚则呕吐黄苦水。血压或高或低。头痛发作时，必须立即注射镇静、止痛针剂，方能止痛。自诉数年来家庭多事，情志郁闷，食欲不香，睡眠甚差，每晚需服安眠药。面足浮肿，大便不调，或干或溏。舌紫红苔黄，脉弦细。此为血不养肝，肝阳化风，夹痰上扰所致。先当养血平肝舒郁。

全当归 9g　大川芎 5g　杭菊花 9g　钩藤 12g

大白芍 9g　白蒺藜 12g　法半夏 9g　香白芷 5g

炙僵蚕 9g　合欢皮 12g

1 月 30 日二诊：服上方 5 剂，头痛明显减轻，食欲、精神转振，不服安眠药亦能安睡。自觉左耳内轰鸣，头痛仅小发作两次，偏于左侧，牵及臂端。前去某医院专科检查，诊断为感音性耳聋（双），建议继续中药配合针灸治疗。舌质暗红，苔薄黄，脉弦细。此为抑郁伤肝，肝血不足，血虚气滞，肝阳夹痰窜络，络脉痹阻。再拟养血疏肝、化痰和络。

全当归 9g　大川芎 5g　白蒺藜 12g　炙僵蚕 9g

灵磁石（先煎）4g　醋柴胡 1.5g　炒白术 9g

杭菊花 9g　法半夏 9g

2月3日三诊：服上方4剂，症情又有进一步好转，头痛未发作，颈后及两肩酸痛亦除，右耳轰鸣亦轻，食欲及精神均较前好转。前日驱车去扬州游览1天，头痛亦未发作，返宁后唯感左侧咽痛，小有咳痰，寐安。舌干少津，舌苔薄黄，脉弦细。此为肝胃初和，肝阳未平，络中痰浊未清，又感受风邪，肺失清肃之令。标本同病，兼顾其标。

　　南沙参12g　大麦冬9g　川石斛9g　大白芍9g

　　白蒺藜12g　杭菊花9g　冬瓜子12g　瓜蒌皮12g

　　玉桔梗5g　生甘草3g

　　2月10日复诊：自述药后咽痛、咳嗽悉愈。头痛亦未发作，精神食欲颇佳。患者高兴地说："中医中药及针灸对我的顽固性头痛，竟有如此好的疗效，真是万万想不到。"并说："是伟大的祖国医学治好了我的病，是张老给了我第二次生命。"临行前特请张老拟一药方，带回国外，以便头痛发作时继续服用。（常服方与二诊处方相同）。

　　〔按〕患者系情志不乐，肝失条达，肝气郁结，郁而化火生风，夹痰上扰，阻遏清阳，故头痛且胀，情志激动，肝阳升腾而发病。经对症处理，镇静药越用越多，病情也越来越重，酿成痼疾。张老在治疗本病时，重视辨证，分清标本缓急，治法先后有序。初诊时用归、芍养血柔肝，钩藤、菊花、蒺藜平肝息风，僵蚕、半夏祛风化痰，川芎、白芷活血止痛且载药上行而达病所，合欢皮解郁宁心安神。初服5剂，即有显效，二诊时去合欢皮，加小量柴胡疏肝解郁，灵磁石重镇安神，药后头痛遂止。三诊时，因外出游览，旅途劳顿，虚体受邪，肺卫不宣，清肃之令不行。乃予沙参、麦冬、石斛养阴清肺，桔梗、甘草清利咽喉，白芍、蒺藜、菊花平肝息风，冬瓜子、瓜蒌皮兼以化痰，药后诸恙悉平。

二十、癫证、痫证

1. 抑郁性精神病（阴虚痰热证）

李某，男，成年。

1974年5月23日初诊：由于情志失调，加之用脑过度，而致彻夜不寐，白天头昏头晕，继则多疑多虑，欲悲欲泣，经常喃喃自语，杳不思食，口干欲饮，自觉喉部有痰，不易咯出。舌苔黄腻，脉弦滑。证属心肾阴亏，肝阳偏亢，痰火内蕴，扰于神明。拟平肝泄热，化痰开窍。

冬桑叶9g　杭菊花9g　钩藤（后下）15g

炙远志5g　上川连3g　大白芍9g　白蒺藜12g

炒竹茹3g　陈胆星5g　生甘草3g

6月4日二诊：药后睡眠较好。头昏口干，咳嗽有痰，纳食不香，神疲乏力，两目少神，大便较干。舌苔薄腻，脉细滑。再当清泄化痰为主。

上川连2.4g　大麦冬9g　川石斛9g　大白芍9g

法半夏9g　炒竹茹9g　陈胆星9g　炙甘草3g

礞石滚痰丸（分吞）9g

6月14日三诊：药后大便溏泄，咳嗽时痰已减少，胸闷亦有好转，睡眠亦可。但经常静坐思索，食欲不振。舌苔白，脉滑数。中焦痰热未清，清阳不宣。

上川连2.4g　大麦冬9g　炙远志5g　法半夏9g

陈胆星5g　川郁金9g　云茯神12g　大白芍9g

162

炒竹茹 5g

6 月 23 日四诊：夜寐较酣，食欲仍不香，尚觉胸闷，大便通调，情志易于激动，时有长叹。苔薄白，脉细滑。气火初平，痰浊未清。

原方加合欢皮 12g。

8 月 14 日五诊：来信云："上药已服 10 剂，自觉症状尚好，但每于接触人多或过食辣椒时，情绪急躁、头昏、易出汗。"原方加减再进。

上方去陈胆星，加北沙参 12g、炙甘草 3g。

8 月 27 日六诊：近因感冒，咽痒呛咳，痰出黄稠，咯出不畅，口干胸闷，大便干结。舌红苔黄，脉滑数。此为风邪犯肺，肺气不宣，宜先治其标。

嫩前胡 5g　冬桑叶 9g　玉桔梗 5g　大杏仁 9g

炙紫菀 9g　瓜蒌皮 12g　淡黄芩 9g　净蝉衣 3g

枇杷叶（去毛）9g

10 月 15 日七诊：病情继续好转，食欲正常，口易作干。向有痔疾，行走时则痔核下坠。舌红苔黄。再当清养心神。

北沙参 12g　大麦冬 9g　川石斛 9g　大白芍 9g

炙远志 5g　云茯神 12g　炙甘草 3g　全当归 9g

紫丹参 12g　玉桔梗 5g

12 月 26 日八诊：神志尚正常，情绪仍急躁，嗳气频频，有时反胃呕吐，胃脘隐痛，夜寐欠佳。舌偏淡，脉濡细。中虚气滞，肝胃不和。拟调中和胃，理气降逆。

太子参 15g　大白芍 9g　炒白术 9g　法半夏 9g

广陈皮 6g　广木香 3g　旋覆花（包）6g

春砂仁（后下）3g　川郁金 9g　佛手片 5g　鲜生姜 2 片

1975 年 3 月 14 日九诊：多阅书报，用脑过度，又复不寐，喃喃自语，不思饮食，多思多虑，口干，出汗多，大便干结，小便少，性情急躁。舌黄苔腻，脉弦滑。心肾不足，痰火蕴结，上逆扰神，机窍不运，病情有反复。

上川连 3g　大麦冬 9g　炙远志 5g　陈胆星 5g

大白芍 9g　珍珠母（先煎）15g　云茯苓 9g

炒竹茹 5g　天花粉 12g　黛蛤散（包）15g

青龙齿 12g

3 月 26 日十诊：药后精神逐步正常，夜寐梦多，颈项强，有痔核，劳累过度则下坠。舌苔薄黄，脉弦滑已平。痰热渐化，心肾尚亏，原方出入。

北沙参 12g　大麦冬 9g　大白芍 9g　炙远志 5g

炙甘草 3g　陈胆星 5g　夜交藤 30g　瓜蒌皮 12g

熟枣仁 12g　珍珠母（先煎）45g

患者经中医中药治疗，病情明显好转，后曾常服丸剂，方药以养心益肾、化痰安神为主。每于出现幻想、夜寐欠佳时，仍予汤药调治，迄 1977 年 4 月方停药。停药半年后随访，情况良好。

〔按〕本例癫证，专科医院诊断为抑郁性精神病。病起情志失调，用脑过度，引起彻夜不寐，杳不思食，不食不饥，多疑多虑，欲悲欲泣，头昏头晕，口干欲饮，喉部有痰，证属本虚标实。虚者心肾阴虚，实者痰火偏旺，扰乱神明。故治宜养阴宁神，兼以清泄化痰。二诊时加用礞石滚痰丸化痰开窍，症见好转。九诊时因用脑过度，引起病情反复，不寐不饥，喃喃自语。再从补益心肾、宁心化痰治疗。药后痰热虽化，心肾尚亏，再以清养调治。此例治疗观察，前后历 3 载，中间又曾出现反复，足见情志之病，积渐而成，治疗必须耐心坚持。药物之外，还需重视精神疗法，所谓"移情易性"，颇为重要。并需避免过度疲劳、情绪激动、用脑太过，以免病情反复。

2. 心肾失养证

郁某，女，22岁。

1978年5月6日初诊：前月因发高热，神志昏迷，经治疗，发热已退。但睡眠一直甚差，终日胡言乱语，自诉有人跟踪她，见人则哭。往南京专科医院诊治，给服泰尔登、冬眠灵、奋乃静等，症状未见好转。近来，自觉浑身发麻，神志失常，语无伦次。据家长叙述，病由惊恐引起，易出汗。舌苔薄白，脉弦细。惊则伤心，恐则伤肾，加之病后失养。拟方清养心肾，而安神志。

北沙参12g　大麦冬9g　五味子5g　大白芍9g

煅龙骨15g　夜交藤30g　云茯神12g　炙远志5g

炙甘草3g　珍珠母24g

5月11日二诊：药后夜寐已酣，言语错乱亦有明显好转。食欲颇佳，大便正常。经行时腹痛、腰痛。舌红少苔，脉细。心神渐安，心阳偏亢，原法再治。

原方加川贝粉2g，分吞。

5月24日三诊：胡言乱语已除，睡眠甚好，胃纳正常。停服西药半月，症情继续好转，已如常人。唯稍感心胸有热，仍宗前法巩固之。

上川连3g　大白芍9g　大麦冬9g　五味子5g

青龙齿15g　夜交藤30g　云茯神12g　炙远志5g

川贝粉（分吞）1.8g　珍珠母15g　炙甘草3g

165

〔按〕本例癫证，先由高热神昏，正气受戕，加之惊恐，心肾复伤，以致神不守舍。初诊给予清养心肾，以安神志。故用沙参、麦冬、五味子、炙甘草、夜交藤、茯神养心宁神，龙齿入心、肝、肾三经，配伍珍珠母以镇心定惊，炙远志化痰利窍、安神益志。由于审证周详，切合病机，服药5剂即获良效，再服5剂，遂告痊愈，至今未见复发。

3. 心肝积热证

李某，女，7岁。

1976年7月5日初诊：患儿出生半年即发痫证，发作频繁。近来，每天发作10余次。手足不时抽搐，心烦躁动，言语多，记忆力差。舌红苔黄，脉弦数。稚童纯阳之体，痰热偏重。

南沙参12g　大麦冬9g　炙远志6g　炒白术9g

九节菖蒲6g　大白芍9g　陈胆星5g　珍珠母15g

朱灯心3g

粪检有蛔虫卵，另加服驱蛔药。

7月12日二诊：前日兼服驱虫药，便下蛔虫50余条。食欲不振，神情烦躁不安。痫未发作。舌苔黄，脉弦数。此乃心肝积热与虫积相搏为患。

南沙参9g　大麦冬9g　上川连1.5g　乌梅炭5g

大白芍9g　花槟榔9g　炙远志5g　云茯神12g

陈胆星5g　炙甘草3g

7月26日三诊：痫未发作，精神烦躁不安亦改善，食欲正常。脉小数，舌质偏红。心肝积热未清，仍当清泄，兼以安神。

上川连 1.5g　珍珠母 15g　大麦冬 9g　炙远志 5g

大白芍 9g　乌梅炭 5g　朱茯苓 12g　连翘心 12g

朱灯心 1.5g

〔按〕本例痫证与先天因素有关，心肝积热，加之虫积相搏，痰热闭阻机窍，以致发作频繁。初诊用养心安神、化痰开窍，兼服驱蛔药。二诊时用驱虫与泄热同治，已能控制痫疾发作。最后，治以清泄积热，兼以安神宁心，以巩固其效。

4. 痰火蒙蔽证

岳某，女，23 岁。

1964 年 1 月 11 日：癫痫病史 7～8 年，每在过度疲劳或情志不愉快时发作。发则大叫一声，随即昏倒无知，两目上视，四肢抽搐，口吐白沫。每次发作约数分钟即渐苏醒，醒后遗有头痛。平时痰多，口干口苦。舌红起梅刺，脉弦滑。恙由抑郁而起，气从火化，与痰相搏，内蒙机窍。病已多年，不易速效。

香白薇 9g　陈胆星 5g　白蒺藜 12g　大白芍 9g

矾水炒郁金 6g　炙远志 3g　天竺黄 9g

九节菖蒲 2.4g　生石决明（先煎）30g　青橄榄 3 枚

云茯苓 9g　竹沥达痰丸（包）9g

〔按〕癫痫是一种发作性神志异常的疾病，俗称"羊痫风"，其发作多与精神因素有关。由于心肝之气不舒，气郁生痰，郁而化火，火升风动，夹痰上蒙清窍，横窜经络，内扰神明，以致痫发。治疗当分标本虚实，发作时以治标祛邪为主，宜涤痰息风、开窍定痫。本例根据发时症情，给予清热息风、化痰开窍。配合运用竹沥达痰丸，该方乃礞石滚痰丸加竹沥、半夏、陈皮、甘草，攻逐痰热，痰热得清，窍闭即开。但仍需防过度劳累，做到精神愉快，以避免复发。

二十一、消　渴（糖尿病）

1. 阴虚燥热证

魏某，女，52岁。

1976年6月21日初诊：糖尿病已3年，一直服降糖灵。空腹尿糖（＋＋＋），血糖238mg/L，餐后血糖327mg/L。口渴多饮，小便量多，腰酸，精神疲乏，大便干，头昏心慌，易出汗。脉细数，舌红苔黄。证属肺燥胃热，拟方清养肺胃。

南北沙参各9g　大麦冬9g　天花粉12g

肥知母9g　川黄柏9g　川石斛9g　大白芍9g

鲜地锦草30g

6月28日二诊：服药后口渴已止，心慌亦安，并已停服降糖灵。尿糖减为（＋）。脉细数，舌红少苔。肺胃积热初清，原方出入。

南北沙参各12g　大麦冬9g　天花粉12g

肥知母9g　川石斛9g　鲜地锦草30g　制黄精9g

7月5日三诊：服药以来，口渴已止，小便次数减少，头昏心慌改善，精神较好，再予原方出入。

南北沙参各12g　天花粉12g　大麦冬9g

生黄芪9g　生山药9g　杭白芍9g　菟丝子9g

鲜地锦草30g

7月12日四诊：晚上口仍干。小便检查：尿糖极少。舌苔薄黄，脉小弦。仍当养阴益气。

南沙参9g　大麦冬9g　川百合12g　全瓜蒌12g

大白芍9g　制黄精9g　鲜地锦草30g　枸杞子12g

7月19日五诊：糖尿病口渴已止，小便已少，停服降糖灵并放宽饮食，尿糖也未增加。舌红苔黄，脉细数。原方出入再治。

南沙参12g　大麦冬9g　川石斛12g　大白芍9g

制黄精12g　枸杞子12g　生山药9g　鲜地锦草30g

7月26日六诊：口渴已止，尿糖已正常，精神好转，唯大便仍较干。脉细数，舌质红。再当滋养肺胃，以巩固疗效。

南沙参12g　天花粉12g　大麦冬9g　川石斛9g

生山药15g　制黄精9g　大白芍9g　鲜地锦草30g

大玄参9g

〔按〕本例消渴，辨证为阴虚燥热证。由于肺胃有积热，因而口渴喜饮，舌红少苔。用南北沙参、麦冬、天花粉、知母等清养肺胃积热。当肺胃积热初清，又酌加养阴益气之品。整个治疗过程中，始终以沙参麦冬汤加减进治。前后服中药30剂，病情得到较好控制。停服降糖灵，放宽进食量，尿糖亦未增加。张老在消渴病的辨证施治中，参用草药地锦草，用量在30g以上，尤以新鲜为好，颇有效果。

2. 阴虚火旺证

李某，女，28岁。

1975年3月25日初诊：有糖尿病史。最近，两目昏糊，偏左头痛，口渴多饮多尿，右手指发麻。脉细数，舌苔薄黄。化验尿糖（＋＋）。肺肾两亏，阴虚里热。拟方养阴清泄。

生地黄 12g　　北沙参 12g　　大麦冬 9g　　川黄连 2.4g

天花粉 12g　　大白芍 9g　　鲜地锦草 30g　　珍珠母 15g

3 月 31 日二诊：药后口渴大减，小便次数亦少，左侧头痛已除，左目眦角隐痛，右手无名指指面发麻。脉沉细，舌苔黄质较干。化验尿糖，两次均阴性。肺胃积热初清，肺肾受伤，原方加减。

天花粉 12g　　炒白术 9g　　炒白芍 9g　　生山药 15g

制黄精 9g　　乌梅炭 5g　　大麦冬 9g　　穭豆衣 12g

炒苡仁 15g　　白扁豆 9g

后因感受时邪，泛泛作恶欲吐，头昏，临时改服疏化和胃之药而愈。

4 月 28 日三诊：服药以来，症状已有好转，口渴已止，小便正常，尿糖（－），但两目尚昏糊，过食油腻则胃脘不适。脉细数，舌苔黄。阴虚肝阳偏旺。

冬桑叶 9g　　杭菊花 9g　　天花粉 12g　　杭白芍 9g

大生地 12g　　生苡仁 15g　　生山药 15g　　鲜地锦草 30g

淡黄芩 9g　　夏枯草 9g

5 月 5 日四诊：糖尿病症状已好转，尿糖（－），血糖 140mg/L，左目仍觉模糊，口稍渴，其余均正常。舌苔滑腻。目为肝窍，肝肾不足，内风积热上腾，再为清降。

冬桑叶 9g　　杭菊花 9g　　天花粉 12g　　大生地 15g

黑玄参 9g　　大白芍 9g　　白蒺藜 12g　　夏枯草 9g

珍珠母 15g　　鲜地锦草 30g

5 月 19 日五诊：左目视物模糊，稍有隐痛。多讲话则口作干，其余均正常。脉细数，舌质红苔黄。肝经风热初清，肺胃尚有郁热，再当清化。

大生地12g　天花粉12g　大麦冬9g　肥知母9g

黑玄参9g　大白芍9g　生山药15g　黑料豆12g

川石斛9g　鲜地锦草30g

6月2日六诊：两目视物渐清，头痛，眉棱骨痛，口渴尚可。脉细数，舌苔干白。原方加减。

大生地12g　天花粉12g　大麦冬9g　肥知母9g

黑玄参9g　大白芍9g　生山药15g　黑料豆12g

川石斛9g　粉葛根9g　鲜地锦草30g

6月12日七诊：经治以来，查尿糖、血糖均已正常，口渴已轻，恢复工作。近日两眼赤痛，视物昏花，舌苔白而燥。拟再清肝泄热。

冬桑叶9g　杭菊花9g　粉丹皮6g　淡黄芩9g

大白芍9g　白蒺藜9g　珍珠母30g　夏枯草15g

密蒙花9g

7月10日八诊：症状稳定，入夜左目红赤灼痛，早上即退，口微干。舌根苔黄，脉弦数。前法再治。

大生地12g　天花粉12g　黑玄参9g　生黄芪15g

生山药15g　大白芍9g　夜明砂9g　大麦冬9g

夏枯草9g

之后一直以上方加减调治，病情稳定，随访至11月6日，多次化验尿糖均为阴性，血糖均在正常范围内。

〔按〕本例病情较复杂，经常反复，证属阴虚燥热，除肺胃积热外，兼有肝火上炎，虚阳上亢，故见目眦红赤、两目昏糊、视物不清等症。张老在清肺胃积热的同时，先后用平肝清热之品，如桑叶、菊花、黄芩、黄连、龙胆草、珍珠母等。经治数月，肝经郁热渐解，肺胃积热亦清，症情趋于稳定。

3. 气阴两虚证

案一 程某，男，50 岁。

1975 年 4 月 17 日初诊：糖尿病已数年，近来由于未控制饮食，饭后血糖 170mg/L。前天劳累后又出现面足浮肿，夜间小便多，皮肤瘙痒。舌苔薄白，脉濡细。脾肾不足，气阴两伤，中气虚馁，气不化湿。拟培调脾肾，佐以祛风渗湿。

潞党参 15g　生黄芪 15g　炒白术 9g　怀山药 15g

生苡仁 15g　防风己各 9g　天花粉 12g

川桂枝 2.4g　车前草 30g

5 月 8 日二诊：经中药治疗以来，症状基本控制，经检查，尿糖、血糖均属正常。但工作一忙则头昏目眩、两手发抖、面目轻度浮肿。舌苔淡白，脉濡细。肝、脾、肾三脏俱不足，原方增入补益肝肾之品。

潞党参 15g　大白芍 9g　川桂枝 3g　山萸肉 9g

炙黄芪 15g　怀山药 15g　云茯苓 9g　炒白术 9g

制黄精 15g　菟丝子 9g

5 月 22 日三诊：面浮已消退，头痛头昏亦减，食后 2 小时尿糖（＋＋＋），易于心慌、手抖，小便转为混浊。脾肾两虚，兼有湿热下注。再从健脾补肾，佐以清化。

潞党参 15g　生黄芪 15g　生山药 15g　山萸肉 9g

制黄精 15g　剪芡实 15g　生苡仁 15g　川黄柏 5g

福泽泻 9g　鲜地锦草 30g

6 月 5 日四诊：诸症好转，如控制饮食，不劳累，尿糖不高，食蜂蜜亦无关。眼底检查发现左侧晶状体混浊。脉弦细，苔薄白。仍当培补脾肾，固摄精气。

潞党参 15g　生黄芪 15g　生山药 15g　制黄精 15g

山萸肉 9g　剪芡实 9g　覆盆子 9g　枸杞子 9g

杭菊花 9g　鲜地锦草 30g

1976 年 9 月 15 日五诊：病已向愈。今年春节以来，未曾服药，有小反复数次。最近，因开会学习，饮食不注意，旧病复发。头昏神疲，口渴引饮，小便多，大便溏，每日 3 次。小便化验：尿糖（＋＋＋）。脉细数，舌质偏淡。肝、脾、肾三脏俱亏，虚阳上浮，消灼津液。

潞党参 15g　大熟地 12g　天花粉 12g　怀山药 18g

金银花 15g　制黄精 12g　山萸肉 9g　花龙骨 15g

菟丝子 9g　鲜地锦草 30g

10 月 6 日六诊：服药后口渴已减，尿糖减少，大便不实，有时日行 3 次，头昏。舌红苔薄黄，脉细数。脾肾两亏，原方出入再进。

潞党参 15g　生黄芪 15g　生白术 9g　制黄精 9g

五味子 5g　益智仁 9g　菟丝子 9g　生山药 12g

10 月 11 日七诊：经补脾益肾，尿糖已减少，晚上小便多，有时头目昏眩，精神疲乏。脉濡软，舌光红苔薄黄。脾肾尚亏，固摄无权，原方再进。

潞党参 15g　炙黄芪 15g　生山药 24g　制黄精 15g

大熟地 12g　五味子 5g　益智仁 9g　大白芍 9g

枸杞子 9g

〔按〕此类气阴两虚证，在临床上颇为多见，面足浮肿，头昏神疲，大便溏薄，往往由肺胃燥热进一步发展，导致气阴两伤。张老常用生黄芪、生白术、生山药、生苡仁等品，既能补脾渗湿，又不致伤阴。当气阴两伤，出现虚阳上浮时，又需

医案选析

加用收敛虚阳之品，如龙骨、五味子、熟地等，药证相合，多年反复发作的糖尿病亦可望好转。

案二 宋某，女，51岁。

1977年5月15日初诊：原有慢性肾炎、高血压、风湿性关节炎等病史。1976年12月，在某医院治疗肾炎时，发现尿糖（＋＋＋），空腹血糖280mg/L，血沉27mm/h，酚红排泄试验2小时达50%。出院后专程来南京诊治。主症：头昏，腰酸，精神疲乏。脉沉弦，舌红少苔。此为肝、脾、肾俱亏，虚阳上扰为患。

潞党参15g　炙黄芪15g　大熟地12g　生山药12g

山萸肉9g　天花粉12g　川石斛9g　川杜仲9g

桑寄生15g　桑螵蛸9g

5月21日二诊：服药后症情稍有改善。同位素肾图检查，左肾排泄段延缓。脉沉弦，舌质红少苔。原方既合，再当续进。

原方5剂。

6月1日三诊：连续服中药10剂，并停服降糖灵、降压片，症情尚稳定，头不昏，精神较好，腰部尚酸痛，面部略浮。脉沉弦，舌苔薄黄。仍当益气补肾。因患者拟返泗阳，处方带回续服。

潞党参15g　生黄芪15g　大熟地12g　生山药12g

山萸肉9g　天花粉12g　大白芍9g　川杜仲9g

桑寄生15g　桑螵蛸9g

上方嘱连服1个月。

〔**按**〕此例既有慢性肾炎、高血压，又发现糖尿病，病情比较复杂。出院后一直需服用降糖灵、降压片等西药，方能控制症状。张老认为，患者虽有数种疾病，但总系肝、脾、肾不足所致。素体阴虚，长期患病，伤肾耗阴，以致肾阴不足，肝失濡养，肝阳偏亢，气阴两虚。故在治疗上抓住疾病的本质，着重予以益气养阴、培补肝肾。服药 10 剂后，停服降糖灵、降压片，空腹血糖 105mg/L，血压亦在正常范围内。症状好转，精神渐振，故带处方回家常服。

4. 脾肾阳虚证

李某，女，66 岁。

1976 年 10 月 12 日初诊：糖尿病已 18 年，体重由 60kg 下降至 42kg。血红蛋白、白细胞均偏低。近来，头昏，夜寐不佳，口干，小便次数尚可，但每次量多，尿糖（＋＋＋），控制饮食则大便较干。脉弦细，舌苔薄。西医检查有脑动脉硬化症。心电图检查示冠状动脉供血不足。肝、脾、肾三脏俱虚，拟方兼顾之。

生黄芪 15g　大熟地 12g　枸杞子 9g　大白芍 9g
生山药 15g　山萸肉 9g　淡苁蓉 9g　制首乌 12g
天花粉 12g

10 月 19 日二诊：药后大便干结转为溏薄，日行 3～4 次，口渴已减，尿糖（＋＋）。脉濡细，舌质紫红，苔黄。脾肾两伤，命火不足，前方加减。

潞党参 15g　生黄芪 15g　生山药 15g　制黄精 9g
熟附片 3g　益智仁 9g　杭白芍 9g　菟丝子 9g

10 月 28 日三诊：上药缺益智仁。服药后头昏减轻，大便次数亦较少，转为每日 1 次，少腹作胀，面色萎黄，口渴已减，小便偏多。尿糖仍为（＋＋）。脉沉细。脾肾两伤，命火

175

不足，原方再进。

潞党参 15g　生黄芪 15g　生山药 15g　五味子 5g

制黄精 9g　熟附片 3g　杭白芍 9g　广木香 5g

11 月 11 日四诊：服药以来，口渴已好转，每晚临卧则腹胀、嗳气、矢气多。脉沉细，血压偏低，血象亦低。老年脾肾两伤，阴伤及阳，仍以原方出入。阴阳两顾之。

潞党参 15g　生黄芪 15g　生山药 15g　大熟地 12g

熟附片 3g　上肉桂 3g　菟丝子 9g　广木香 5g

杭白芍 9g

11 月 22 日五诊：糖尿病经治以来，口干已减，嘴唇尚觉干燥，每晚上床时腹胀、矢气多等症显见减轻。仍觉怕冷，大便已成形。脉渐有力，舌质转红。原方再进。

原方加制黄精 12g。

另嘱严冬时加服红参、鹿茸粉。

1977 年 12 月 26 日六诊：自服温补脾肾之剂以来，控制饮食，症情尚稳定。口不渴，四肢怕冷，头昏腰酸。自服红参、鹿茸后，感冒现象减少，脉沉细，舌质淡红。仍宗原法进治。

生黄芪 15g　生山药 12g　制精 15g　大熟地 12g

炒川断 9g　仙灵脾 9g　覆盆子 9g　天花粉 12g

肉桂粉（分吞）1.5g

〔按〕此例患者是脾肾两虚，阴伤及阳，命火不足，故证见面色萎黄、少腹作胀、四肢发冷、头昏腰酸。从第二诊开始，张老即加用附子，继增肉桂等温其肾阳，使糖尿病久恙得以日趋稳定。1977 年冬，在宁开会期间，又请张老复诊，以资进一步巩固。根据糖尿病的症状表现，属于中医学消渴病范

176

畴，早在《内经》中已有记载，认为"数食甘美而多肥"的人易得本病。《金匮要略》立有消渴专篇，治疗以补肾为主。其他，如《外台秘要》、《古今录验》等医籍均有详细描述，并积有丰富的治疗经验。

消渴病以口渴多饮、多食善饥、小便量多、消瘦无力为临床特征。张老认为，本病的发生，与素体肾亏阴虚有重要关系，往往因饮食不节，情志失调，劳欲过度而诱发。其病理变化不外阴虚和燥热两个方面，而以阴虚为本，燥热为标，阴虚阳亢，热淫津涸，两者又往往互为因果。其病变脏腑则关系到肺、胃（脾）、肾。历代文献以热灼肺津而多饮为上消，热郁脾胃而多食为中消，虚火在肾而多尿为下消，但在临床上常不易截然分开。部分病例迁延日久，阴损及阳，可见气阴两伤，或阴虚及阳，甚则表现为脾肾阳虚之证。

临床上应辨别上、中、下三消之主次，区别阴虚、燥热之标本轻重。一般来说，初起多燥热为主；病程长者，则以阴虚为本，燥热为标。治疗应予润肺、清胃、滋肾。久病气阴两伤者，宜益气养阴。阴伤及阳者，当以温补肾阳。张老通过数十年临床实践，认为治疗消渴病应处处注意护阴，切忌乱投温补香燥之品，以免伤阴劫液，加重病情。当证见气阴两伤，必须加用党参、白术、黄芪、山药时，都主张生用，如兼命火不足之证，用桂附温阳必与熟地、山药相配，即仲景肾气丸之方意。近年来，张老亦常配用民间单方鲜地锦草治疗糖尿病，在辨证施治基础上，加此草一味，可冀提高疗效。

二十二、淋、浊

1. 尿路感染（湿热证）

案一 张某，女，39岁。

1976年6月17日初诊：小便淋沥刺痛，尿次频数，月经之前发作尤重，迄今已2~3年。面足浮肿，腰髀酸痛。脉细数，舌苔糙黄。肾阴不足，湿热下注，膀胱气化不利。拟方清热利湿，八正散合导赤散加减治之。

大生地12g　制大黄9g　川黄柏9g　甘草梢3g

瞿麦穗9g　萹蓄草9g　川萆薢9g　细木通3g

生白术9g　车前草30g

6月28日二诊：前投清热利湿之剂，腰酸已减。小便刺痛未已，少腹隐痛，面足仍浮肿。舌苔薄黄腻，脉小数。再以前法出入。

炒苍术9g　川黄柏9g　生苡仁15g　云茯苓9g

福泽泻9g　甘草梢3g　地锦草30g

琥珀粉（分吞）1.2g

7月8日三诊：尿道刺痛已轻，少腹两侧痛亦减。胸膺仍觉气闷，面部浮肿渐消。脉细数，舌红苔黄。肾阴不足，湿热未清，原法继进。

原方加丹皮9g。

7月15日四诊：小便时尿道刺痛已轻，但仍有灼热感。脉细数，舌红苔黄。阴虚火旺，湿热下注。

大生地12g　川黄柏9g　福泽泻9g　生苡仁15g

甘草梢 3g　　粉丹皮 9g　　地锦草 30g　　车前草 30g

琥珀粉（分吞）1.5g

7月19日五诊：前日经行，小便刺痛不著，面足浮肿亦退。脉弦细，舌质偏淡。下焦湿热已清，脾运尚未健旺。

炒白术 9g　　生苡仁 15g　　西当归 9g　　大白芍 9g

云茯苓 9g　　福泽泻 9g　　广陈皮 6g　　地锦草 30g

津红枣 4枚

〔按〕早在《内经》即有淋病的记载。《金匮要略》描写本病的临床表现："淋之为病，小便如粟状，小腹弦急，痛引脐中。"并认为本病为热在下焦所致。《诸病源候论》指出该病"由肾虚而膀胱热"所致。现代医学之泌尿系统感染及结石等疾患均属淋证范围。本例中医辨证属于肾阴不足，湿热下趋，膀胱气化不利。先用八正散加减，苦寒直折，清利膀胱湿热。并从导赤散意清心火、利小便。因心与小肠相表里，心移热于小肠，以致膀胱气化不利。由于尿时刺痛，故在复诊时加用琥珀末分吞，以祛瘀通淋。至五诊时，已见显效，月经来潮，症亦不显，但脾运不健，故用当归、白芍、陈皮、白术养血健脾，薏苡仁、茯苓、泽泻利水渗湿以资巩固。

张老认为，湿热之滋生与脾运不健有关，脾虚湿浊易生，湿郁可以化热，面肢虚浮亦是脾湿之征，故以白术、薏苡仁、茯苓、陈皮、甘草健运脾气，以祛其湿。

案二　任某，女，48岁。

病史：患者因腰痛，尿时频急刺痛，10天后发热，伴有恶寒头痛而来我院急诊。当时体温 39℃，验血：白细胞总数 $19.4 \times 10^9/L$，中性 81%，淋巴 19%。小便常规：蛋白（＋），白细胞（＋＋＋＋）。除静脉点滴氯霉素外，给予呋喃咀叮口服，由于药房发药时未交代清楚，患者误认为每次服 12 片，6 小时内共服 24 片，即感胃部不适，恶心呕吐，并有腹痛、恶寒、高热、小腿肌肉抽搐等中毒症状。诊断：①淋证（急性尿路感染）。②胃脘痛（呋喃咀叮过量引起的消化道反应）。由急诊室收住院治疗。

1976 年 5 月 5 日初诊：恶寒发热，身热有汗不退，头痛，胃脘疼痛，呕吐下利，腰痛。舌苔薄黄，脉小数。患者系感受外邪，湿热下注，服药过量，胃失和降。拟先和解清泄。

炒柴胡 9g　炒黄芩 9g　青蒿梗 9g　炒白芍 9g

川黄柏 5g　福泽泻 9g　制川朴 3g　粉萆薢 9g

生苡仁 15g　车前草 30g

5 月 11 日二诊：服药 2 剂后发热已退，小便通畅，大便干结。再服 2 剂，胃痛亦止。但仍觉痞闷、腰痛，少腹隐隐作痛。脉濡细，苔薄黄。中下二焦湿热未消，再当燥湿清利继治。

炒苍术 9g　佩兰叶 9g　制川朴 3g　法半夏 9g

广陈皮 6g　生苡仁 15g　赤茯苓 9g　整滑石 12g

车前草 30g

5 月 15 日三诊：发热退后，胃脘仍有痞闷，食后胸脘懊憹，大便正常。经上消化道钡透：食道、胃、十二指肠无异常发现。复查尿常规多次均阴性，尿培养两次均阴性。肝功能指标亦在正常范围内。舌苔黄腻渐化，脉濡细。再以调中和胃巩固之。用炒白术、木香、法半夏、陈皮、茯苓、炙甘草、冬瓜子、炒谷麦芽、佛手等调理数日，痊愈出院。

〔按〕本例亦属淋证，入院时恶寒发热、头痛腰酸、小便频急、尿时刺痛。加之误服呋喃咀叮过量，引起恶心呕吐、胃脘疼痛。张老认为，系表里同病，先给予柴胡、黄芩、青蒿等和解表里，滑石、黄柏、泽泻、车前草清热利湿。当发热退后，中下二焦湿热未清时，又予苍术、佩兰、川朴、半夏、陈皮燥湿和胃，薏苡仁、赤苓、滑石、车前草清利下焦。当中下二焦湿热得清，脾胃运化不健时，再以香砂六君加减，调理巩固而愈。至于误服呋喃呾叮过量（6 小时内共服 24 片，即 1.2g），主要引起上消化道不良反应，以胃脘痛、恶心呕吐为主，故仅于和解表里、清热利湿的基础上调理脾胃即可。

2. 输尿管结石（湿热蕴结证）

蒋某，女，44 岁。

1975 年 5 月 24 日初诊：腰痛年余，常有血尿，经某医院诊治，摄腹部平片证实为"右侧输尿管结石"。并查肾图，示右肾有梗阻现象。腰痛经常发作，呈阵发性绞痛，不时尿血。每需用杜冷丁方可止痛。近半月来，右侧腰痛，并放射至下腹部，且有肉眼血尿。经服排石汤及西药解痉止痛剂，治效不著。刻下：右侧腰痛，腹痛，小便短赤，尿时刺痛不明显，伴有低热（37.5℃）。舌质淡，苔薄白，脉细弦。右侧肾区有明显叩击痛。查小便常规：红细胞（＋＋＋＋），尿呈酸性反应。证属湿热蕴积下焦，尿液煎熬为石，膀胱气化不利。治拟清热利湿，通淋化石。

大生地 15g　木通 6g　萹蓄 9g　六一散（包）18g

桑寄生 15g　海金沙 9g　血余炭 9g　金钱草 30g

上方煎汤服。

琥珀粉 3g　月石粉 9g　鱼脑石粉 9g　生军粉 9g

将以上药粉和匀，每服 1.5g，每日 2 次。并嘱多饮水，忌食辛辣油腻之物。

5月25日二诊：昨日服药后，于下午3时突然肾绞痛发作，引及右少腹。查尿常规：红细胞（＋＋），余（－）。嘱继服中药药粉，约8小时后疼痛缓解。汤剂仍以上方为主，加入枳壳、鸡内金等继续调治。

6月13日三诊：通淋化石之剂已服20剂，患者于昨晚10时右侧肾绞痛，痛势颇剧，右腹亦痛，出现肉眼血尿，给服止痛药，痛势缓解。于今日清晨3时，小便排出结石1枚，如黄豆大小，表面不平，边缘不规则。腰痛腹痛均消失，顿觉轻松，低烧亦退。尿常规除仍有红细胞外，余无异常。腹部平片复查原右侧盆腔致密影已消失。随访3年余，腰痛、血尿未见复发。

〔按〕患者腰痛，腹痛，小便短赤，甚则肉眼血尿，已有年余。曾经中西药物治疗未效。是属湿热蕴积下焦，热伤血络，而成血淋之证。经用八正散为主清热利湿通淋，金钱草、海金沙、鸡内金清利湿热、化瘀消石。并运用张老之验方粉剂，亦取其通淋下石之效。在治疗过程中嘱病人多饮水，使尿量增多，以利排石；少食辛辣、油腻食物，以免助热生湿。至于在服药过程中，出现腰痛、腹痛加剧，必须密切观察，可能是内停结石排出之兆。坚持治疗，往往可收良效。

3. 尿血（阴虚湿热证）

庄某，男，72岁。

初诊：血尿病史2年，曾服中药治愈。近又复发3周，尿色紫暗如猪肝，尿时茎中胀痛，日3～4次。嗜酒成瘾，形体消瘦，颧红心烦，咳嗽痰多。舌质红，苔黄，右脉细，左脉弦硬。高年肾阴不足，心火下移，热留膀胱，灼伤血络，拟育阴降泄为法。

南沙参 9g　鲜生地 15g　大麦冬 9g　小蓟炭 9g

蒲黄炭 6g　阿胶珠 9g　甘草梢 3g　炒知母 9g

牛膝炭 9g　福泽泻 9g　血余炭 9g

盐水炒黄柏 9g　3 剂

另：琥珀粉 1.2g，参三七粉 1.2g，和匀，分 2 次吞服。

二诊：尿血已止，四末清冷，头额自汗，咳嗽有痰，食欲尚佳。右脉弦细，左脉弦硬，舌红苔黄。肾阴不足，君相火旺。拟壮水之主，以制阳光，育肾阴以清心火。

大生地 12g　南沙参 12g　大麦冬 9g　杭白芍 9g

花龙骨 12g　生牡蛎 15g　川黄柏 5g　炙龟板 15g

炒知母 5g　炙甘草 3g　3 剂

三诊：尿血止后，虚阳上冒，进育阴潜阳，头汗减少，肢冷见和，寐食均佳。左脉弦大，右脉细小，舌红少苔。前方既合，再佐引火归原。

原方加肉桂 1g。

四诊：尿血已愈，但不时咳嗽有痰。左脉弦大已平，右脉弦细，舌净少苔。肾虚肺燥，拟扩充前意，取上下合治。

大生地 12g　南沙参 9g　明天冬 9g　杭白芍 9g

川百合 9g　肥玉竹 12g　炙甘草 3g　炙枇杷叶 9g

清阿胶 9g　炒蒲黄 9g

〔按〕患者年逾古稀，阴精早亏于未病之先，加之早年烦劳过度，耗伤心营。且数十年来恣饮酒浆，湿热内蕴，下注膀胱，日久血络受戕，且有宿瘀，故尿血时作，尿色时红，茎中胀痛。张老在辨证时按其阴亏火旺，治用"壮水之主，以制

183

阳光"。因其尿色紫暗，兼加清热利湿与祛瘀之法，使血止而不留瘀。故先用小蓟饮子加减，以生地、麦冬、阿胶珠、南沙参等清润滋阴，泽泻、草梢清利湿热，达茎中以止痛，知母、黄柏用盐水炒，入下焦以清热。更有小蓟、蒲黄、牛膝、参三七、琥珀行血止血而不致留瘀。瘀结行，湿热清，小便利，水充而火自降，尿血渐止。二诊时，邪热已清，阴虚火炎，当以治本为主，参用大补阴丸加味。朱丹溪曾谓：大补阴丸能骤补其阴，承制相火，较六味丸功效尤捷。黄柏苦以坚阴，能制龙雷之火，配以知母滋阴润肺，合地黄、龟板大补其阴，金水同滋，是培本清源之法。更用龙、牡潜阳护阴。然孤阳不生，独阴不长，坎中之真阳不化，则阴柔滋补之剂不能化水生津，阴无阳化则得力甚微，在三诊中加肉桂1g，即是引火归原之法。四诊时因不时咳嗽，阴虚肺燥，清肃无权，故配用滋养肃肺之品，取上下合治，使肺肾之阴得复，金水相生，相得益彰。

4. 乳糜血尿

（1）脾肾气虚证

邱某，女，24岁。

病史：1973年3月出现尿如米泔水，在当地查小便常规异常，乙醚试验（＋），服西药海群生及中药，久治未效。

1974年1月24日初诊：小便混浊如米泔，夹有血块，阻塞尿道，尿时刺痛，腰痛，左少腹亦痛。查小便常规：尿蛋白（＋＋＋），红细胞（＋＋），乙醚试验（＋）。脉濡细，舌胖苔白。脾肾两亏，湿热下注，用益气利湿法。

太子参15g　益智仁5g　剪芡实9g　炙甘草3g

炒白芍9g　苍术炭9g　炒黄柏9g　粉草薢9g

生苡仁 15g　台乌药 5g

1 月 28 日二诊：小便仍混浊，溺时不痛，左少腹痛亦轻，唯腰痛未减，舌苔薄白，脉细。拟益气、和营、清利合法。

太子参 15g　生苡仁 15g　苎麻根 15g　炒当归 9g

炒白芍 9g　炒黄柏 9g　粉萆薢 9g　川楝子 9g

小蓟草 30g　车前草 30g

3 月 1 日三诊：症如上述，尿时血块阻塞，尿道刺痛，小便不畅。舌淡胖，脉沉细。"中气不足，溲便为之变"。脾虚湿胜，清气不升，用补中益气法。

潞党参 15g　炙黄芪 15g　炒白术 15g　炒当归 9g

炒白芍 9g　炙升麻 5g　炙甘草 3g　粉萆薢 9g

台乌药 5g　小茴香 3g

另：震灵丹 5g，每日 2 次；西瓜膏 1 匙，每日 2 次。

3 月 21 日四诊：药后尿色仍混浊，血块已除，少腹痛大减，腰痛亦轻。舌胖大，脉沉细。脾虚气陷，肾气不固，精微下流，仍守前法益气升清。

潞党参 15g　炙黄芪 15g　炒白术 9g　炙升麻 5g

云茯苓 9g　益智仁 9g　桑螵蛸 9g　剪芡实 15g

生苡仁 15g　生牡蛎 30g

上方连服 5 剂，小便已清，左少腹仅有一点疼痛。舌淡白渐红，脉细弦。气血初复，脾肾尚亏，上方出入，调治 1 个半月，小便清，尿常规多次阴性，尿检乙醚试验连续 5 次阴性。乳糜血尿近期治愈。

〔按〕乳糜尿系丝虫病引起的后遗症状，以小便混浊如米泔，或夹有血块为其特征，属于中医学的淋浊范畴，痛则为淋，不痛为浊。本病以气虚夹有湿热为多见，并与肾失固摄、精微下流有关。本例尿浊，病史较久，有腰痛遗尿、舌体胖大等症，乃属脾肾两虚，清气下陷，固摄无权。选方用补中益气汤加减，益气升清降浊。因其尿时夹有血块，故加用震灵丹以化瘀止血。西瓜膏清利下焦湿热而不伤阴。

张老治疗乳糜尿，一般初期多用萆薢分清饮，久则用桑螵蛸散或补中益气丸加减。尝谓治疗本病不能拘泥一方。有一例在补中益气汤内加一味干姜而愈，因其脾胃虚寒；一例加用鹿角片应手而效，因其肾阳不足；另一例加干姜、鹿角片均无效，改用清心莲子饮而愈，乃是心肾两亏、气阴不足；还有一例久治不愈，面色㿠白、神疲腰酸、小便混浊，服以上药物，诸症皆失，唯小便总是混浊不清，改用糯稻根须，取其健脾益气之功，每日一两，煎汤服之而愈。张老认为，治病重在辨证，分清虚实寒热，用药才能得心应手。

（2）肾虚湿热证

王某，男，29岁。

1963年9月29日初诊：小便混浊，如膏如脂，发作已有5年。近因疲劳，病情反复。腰部疼痛，溺时尿道灼热，夹有血块。舌苔薄腻，脉细弦。小便化验呈橘红色、混浊，尿蛋白（＋＋＋＋），红细胞（＋＋＋＋），白细胞（＋＋），乙醚试验阳性。西医诊断为乳糜血尿。证属肾气不足，湿热留恋，膀胱气化失司。治从益肾化湿，清热通利。

生熟地各12g　焦白术9g　炒黄柏5g　粉萆薢9g

猪茯苓各9g　益智仁12g　瞿麦穗24g　生草梢5g

蒲黄炭9g　茜根炭9g　细木通3g　整滑石12g

10月7日二诊：患者入院9天，服上药后，曾有两天小便清澄如常，前天起又见混浊如米泔，未见血块夹杂，尿道已无痛热感。脉象细而滑，舌苔薄净。原方加入固涩、减去通利再进。

原方去瞿麦、木通，加芡实9g、莲须5g。

10月10日三诊：小便清浊不一，一天内早晚多变，时见黄淡清澄，时见暗红如酱。尿时不痛，腰际酸楚隐痛。苔脉无异常。早婚肾伤，病史5载，虚证显著，拟再益肾固本为主。

生黄芪5g　生白术9g　云茯苓9g　大熟地9g

菟丝子9g　炒川断9g　鹿角片9g　粉萆薢9g

整滑石15g　小蓟炭9g　茜根炭9g　炒黄柏5g

10月14日四诊：经投补肾益气、分清利湿，症情明显好转，小便已全日清澄，溺时亦无灼热之感，唯腰部不时酸痛。饮食倍增，夜寐亦佳。苔脉无异常。效方再进，密切观察。

原方继服。

服上方观察1个月，症情稳定，小便全清，多次小便复查全部阴性，病已治愈。

原方去茜根炭，加白芍、潼蒺藜各9g，黑料豆9g，带药出院续服，以冀巩固。

〔按〕究尿浊之因，或为湿热下注膀胱，或为脾虚谷气下流，或为肾虚气不固摄，三者虽各有偏重，但每多相互影响。本例患者早婚，肾气先伤于前。劳累过度，脾气复伤于后。脾虚则精微失布，不能游溢上升，反流于下。肾虚则固摄无权，气不化精，精气外溢。脾肾两伤，水谷之精微随溲俱下，蕴结膀胱，郁久化热，伤及血络，则溲有血。综合本证病机，脾肾两虚为其本，湿热蕴结是其标。本虚标实，虚多实少。治拟补益脾肾为主，佐以清利湿热为辅，由于用药精当，收效颇捷。今后须避免劳累过度，节制房事，饮食清淡，庶可防其复发。

187

5. 气虚湿热证

徐某，女，34岁。

1963年4月19日初诊：小便混浊如油脂之状，夹有赤白成块，左侧腰痛。脉细软，舌红苔黄。肾阴不足，脾气虚弱，湿热下注膀胱。拟清热化湿，益气升阳。

大生地12g　炒白术9g　炙升麻3g　炒黄柏6g

粉萆薢9g　怀山药9g　菟丝子9g　粉丹皮9g

生苡仁12g　旱莲草9g　小蓟炭9g　乌贼骨12g

人中白9g

7月19日二诊：上方连服9剂，小便即清，腰痛亦除。近因暑热外感，2日来小便又有红白夹杂，左侧腰痛。舌红苔白，脉细数。脾肾两亏，加感暑热而复发。拟滋肾益脾，清化分利。

大生地12g　炒白术9g　炙升麻3g　炒黄柏6g

粉萆薢9g　怀山药9g　小蓟炭5g　旱莲草9g

人中白9g　六一散（包煎）15g

〔**按**〕经云："阴精所奉其人寿，阳精所降其人天。"奉者，脾胃和，谷气升，故人"寿"。降者，脾胃不和，谷气下流而致病。乳糜尿溺如油脂乳汁，亦系谷气下流之属，虽不致"天"，但影响健康劳动，且对病人精神压力颇大。张老常用益气健脾、升清降浊等法，使下陷之脾气得复正位，则浊自愈。本例尿浊、腰痛、脉细、舌红苔黄，乃脾虚湿热下注，清气不升，故用健脾升清、清热泄浊、化湿分利而取效。服初诊方9剂，小便即清。二诊时又有尿浊，恐与暑湿外袭有关。方中六一散清暑化湿，标本兼顾，药后尿又转清。此例病史不久，收效颇良，用药不多，贵在对证。

人中白咸寒，功能清热降火消瘀，《本草纲目》载其治"诸窍出血"。《玉楸药解》谓能"清心泻火，凉血止衄"，"盖咸能润下走血"。《太平圣惠方》用治鼻衄经久不止。张老尝用治初病之乳糜血尿而无虚寒证者，配以旱莲草、小蓟则其效尤良。

二十三、癃

前列腺肥大（气虚湿热证）

钱某，男，43岁。

1963年5月31日初诊：小便不畅，每次需1～2小时方能解出，腹部时有气坠之感。经西医检查诊为前列腺肥大，嘱其手术治疗，患者颇有顾虑，改请中医诊治。刻下：舌白中心少苔，两尺脉沉细。肾虚气弱，湿热下注，膀胱气化不利。治拟补气益肾，兼清下焦湿热。

大生地12g　炙黄芪9g　潞党参9g　炙升麻5g

粉萆薢9g　细木通3g　炙甘草3g　川牛膝9g

车前子（包）9g　整滑石15g　滋肾通关丸（分吞）9g

6月7日二诊：经云："膀胱不利为癃，不约为遗溺。"气虚湿热下注，膀胱气化不利，进益气升清、分利湿热之剂。小溲渐爽，仍有气坠，曲骨处有作胀之感，脉沉细，舌白中心少苔。原方再进。

原方加台乌药5g。

6月11日三诊：药后小溲爽利，一如常时，有时头目昏眩。为防止复发，拟膏方缓图，巩固其效。

原方升麻改 1.5g，加制首乌 9g。

嘱上方服完后接服膏方：

炙黄芪 90g　潞党参 90g　大熟地 150g　淡苁蓉 90g

制首乌 120g　白蒺藜 120g　杭菊花 60g　黑料豆 120g

玉米须 240g　粉萆薢 90g　福泽泻 90g　通草梗 30g

整滑石 150g　车前子 90g

上药浓煎 3 次去渣取汁，入清阿胶 60g 烊化，再入白糖 750g 收膏。每次 1 匙，每日晨晚各 1 次，开水冲服。

药后随访年余，未曾复发。

〔按〕经云："三焦者，决渎之官，水道出焉。"脾居中焦，中气不足，运化失常，不能升清降浊，故溲便为之变。脾虚气陷则时感气坠，大腹作胀。脾虚久而生湿，湿郁生热，湿热阻滞，壅遏下焦。肾属下焦，肾虚气化不及州都，则小便不利。治疗当以脾肾为主，补脾培中用补中益气汤出入，使其下陷之脾气得以升提，俾升清降浊复其常度。用导赤散及滋肾通关丸清热坚阴化气，使湿热得去则小便自利。在服汤药有效的基础上，继用膏剂，从本缓图，巩固疗效。本例处方中，药物配伍互相协调，相辅相成，如升麻与牛膝同用，一为升清举陷，一为引清利湿热之药下行，一升一降，有助于气化功能之正常运行。

二十四、尿　频

脾肾气虚证

王某，女，34 岁。

190

1976年12月9日初诊：患者主诉尿频量多已有1月余，次数难以计算，尿色微黄，无热痛，但有余沥不尽感。腰腿部酸，白带多。舌黄有梅刺，脉沉细。尿检：蛋白少许，白细胞0～5，红细胞0～3。前医曾投蒲公英、竹叶等清热解毒之品，少效。证由气虚不能固摄所致，拟从补益脾肾论治。

西当归9g 炒白术9g 大生地12g 杭白芍9g

炒川断12g 生苡仁9g 菟丝子12g 桑螵蛸9g

12月12日二诊：服上方3剂，小便次数稍有减少，但1小时还有2～3次，量亦较前减少，臂麻。原方既效，加味再进。

原方加益智仁5g。

12月15日三诊：病情续有好转，拟再加强升阳固摄之品。

炙黄芪9g 炒白术9g 炙升麻5g 炒白芍9g

炒川断12g 生苡仁9g 菟丝子12g 桑螵蛸9g

益智仁9g 剪芡实9g

12月18日四诊：小便次数已少，约2小时左右1次，腰酸，左腿痛，白带多。脉细，舌苔薄白。还当补肾摄气。

原方加金毛狗脊12g。

12月22日五诊：小便次数明显减少，如同常人，但腰尚酸，脉细。仍当补肾涩小便，丸药图治，以求巩固。

补肾丸、桑螵蛸丸每次各服5g，每日2次。

〔按〕根据本例临床表现，不属于中医淋证范畴。该患者除尿量多、尿频外，并无灼热疼痛等症，因而，当做淋证治用清热解毒剂少效。张老认为，此证即前人所谓"膀胱不约"、"水泉不藏（止）者，是膀胱不藏也"。因肾与膀胱互为表里，

191

小便不禁，尿多尿频，应责之于肾虚不固，亦与中气不足有关。处方立法，始终以益气固肾为主，先后服汤药 12 剂，尿频即明显好转，最后以补肾丸和桑螵蛸丸巩固调治。1978 年 2 月，患者因萎缩性胃炎来诊，云上次服完丸药后，尿频至今未再复发。

二十五、遗 精

阴虚火旺证

案一 郑某，男，25 岁。

初诊：肾阴不足，君相火旺，一水不能胜二火，梦遗频作，头昏耳鸣，右胁隐痛。脉弦不静，舌尖红苔白。拟壮水制火，以摄虚阳。

大生地 12g　南沙参 9g　炒白芍 9g　白蒺藜 12g

煅龙骨 12g　煅牡蛎 15g　炒黄柏 6g　炙甘草 3g

莲子心 3g

二诊：肾阴不足，相火有余，梦遗仍频，头昏耳鸣，食欲不振。脉浮数，舌尖红。拟清养滋降为法。

大生地 12g　怀山药 9g　杭白芍 9g　明天冬 9g

煅龙骨 12g　煅牡蛎 15g　炒黄柏 6g　肥知母 9g

生甘草 3g　莲子心 3g

三诊：食欲渐振，梦遗已少，夜寐欠佳。舌红渐淡，脉细数。仍从原意立方。

原方加熟枣仁 12g。

〔**按**〕遗精一症，临床须辨明标本虚实。一般以有梦责之于火，无梦多属肾虚，但每见虚实夹杂，肾虚火旺，互为因果，唯其各有侧重而已。本例梦遗，证由肾阴不足，不能制火，以致君相之火偏旺，故梦遗频作。治以补肾阴、清相火、摄虚阳，借以固涩阴精而获效。

案二 季某，男，22 岁。

初诊：肾主藏精，肝主疏泄。肾之阴亏则精不藏，相火偏旺则精下泄。13 岁开始滑精，近来每日 2 次，头昏少寐，形瘦。舌红少苔，脉细无力。拟培补肝肾之阴、清心宁神、填精益髓为法。

大生地 12g　南沙参 9g　大麦冬 9g　杭白芍 9g

净萸肉 9g　夜交藤 12g　熟枣仁 12g　煅龙骨 12g

煅牡蛎 15g　生甘草 3g

另用：猪胆汁炒黄连 1g、琥珀 1g，分别研粉，混合拌匀，分 2 次吞服。

二诊：滑泄减为每 3~4 日 1 次，便后沥精。脉细软，舌少苔。肝肾两亏，精关不固，原方出入再治。

原方去猪胆汁炒黄连，加怀山药 9g、净莲须 9g。

另服河车片，每次 4 片，1 日 2 次。

三诊：夜寐渐酣，唯仍见色流精，梦中亦易滑泄。仍属君相火旺，精关不摄，原方进治。

原方加黄柏 5g。

四诊：相火为心之佐使，心有所思则相火应之，相火不宁，精关闭藏失司，于是见色流精，易于滑泄。前方尚合病机，但病日已久，药治勿间，原意再进。

大熟地 12g　秋石（拌炒）1.5g　大麦冬 9g　怀山药 9g

净萸肉 9g　南沙参 9g　煅龙骨 15g　炒黄柏 9g

193

炒知母 5g　净莲须 9g

荆公妙香散 3g，分 2 次吞服。

五诊：药后滑精已止，夜寐多梦。仍当培养心肾，秘涩精关。

大熟地 12g　秋石（拌炒）1.5g　怀山药 9g　净萸肉 9g

炒黄柏 9g　杭白芍 9g　煅龙骨 12g　煅牡砺 15g

夜交藤 12g　熟枣仁 12g　净莲须 9g

〔**按**〕精藏于肾，而主于心。无梦而遗，称为滑精，多为年少相火不潜，精关不固，久而肾精滑泄，下元虚愈。治法当以补肾涩精为主。本例滑精病史多年，心肾两亏，故用补益心肾、填精益髓、固涩精关而获痊愈。秋石拌炒熟地，是取其润而不滞、滋阴降火之意。

二十六、阳痿、阳强

1. 肾阳不足证

程某，男，37 岁。

1962 年 10 月 4 日初诊：原有神经衰弱病史，精神萎靡，经常遗精。去年国庆节结婚，阳痿早泄，临房举而不坚。腰痛耳鸣，纳谷不香。苔少，脉细弱。肾阳不足，失其封藏之职。拟益肾壮阳填精。

山萸肉 9g　制首乌 12g　韭菜子 15g　潼沙苑 12g

枸杞子 9g　菟丝子 12g　雄蚕蛾 1 对　金樱子 15g

阳起石 9g　钟乳石 12g　锁阳片 9g　鹿角胶 9g

炙甘草 3g　清阿胶 9g

10 月 15 日二诊：药后精神转振，夜寐梦多，阳痿如故，腰背酸痛，脉沉细。肾虚气弱，精关不固。原方出入。

潞党参 9g　怀山药 9g　大熟地 12g　淡苁蓉 9g

净萸肉 9g　枸杞子 9g　菟丝子 9g　锁阳片 9g

鹿角片 12g　炙甘草 3g　福泽泻 9g　阳起石 9g

湘莲子 7 粒　雄蚕蛾 1 对

10 月 22 日三诊：脉沉细渐见有力，舌红苔黄。阳痿如前，腰酸，火升面赤。肾气虚弱，精血亦亏。仍拟益气滋肾，培补精血。

原方去鹿角片，加淫羊藿 9g、夜交藤 12g、合欢皮 9g。

11 月 26 日四诊：进温肾壮阳之剂以来，脉沉细转为细数有力，舌质亦红，尾闾酸痛亦减，唯阳痿仍不举。原方出入再治。

淡苁蓉 9g　潞党参 9g　炒白术 9g　淫羊藿 9g

锁阳片 9g　菟丝子 9g　韭菜子 9g　阳起石 9g

钟乳石 9g　炙甘草 3g

另服全鹿丸 3g，每日 2 次。

12 月 17 日五诊：苔脉俱有好转，尾闾酸楚亦轻，阳事渐兴。原方再进。

原方加用硫黄鸡。

用法：硫黄 90g，分 15 包（每包 6g），每日 1 包，拌入饲料中喂公鸡一只，15 包吃完后，杀鸡煮烂，吃鸡喝汤。

1963 年 1 月 14 日六诊：服药并吃硫黄鸡 1 只，阳事渐见兴奋。脉沉细已起，舌质亦红润。再拟膏方常服，缓图其效。

潞党参 90g　怀山药 90g　制首乌 90g　淡苁蓉 90g

潼沙苑 90g　菟丝子 90g　甘杞子 90g　净萸肉 45g

川杜仲 90g　　川续断 90g　　韭菜子 90g　　锁阳片 90g

淫羊藿 90g　　仙茅 90g　　肥玉竹 120g　　炙甘草 30g

羊睾丸 5 对　　紫河车 1 具　　阳起石 60g　　大熟地 120g

熟附片 30g　　核桃肉 90g　　巴戟天 90g　　补骨脂 90g

煅牡蛎 120g　　鹿角胶 90g　　鱼鳔胶 60g　　清阿胶 60g

公丁香 24g　　莲子肉 120g　　海狗肾 30g　　红糖 500g

如法熬膏，每服 1 匙，每日 2 次。

4 月 29 日七诊：服膏方后，脉已和缓有神，舌红润，阳事亦兴奋，唯仍不能持久。既见效机，不另更方。

原膏方 1 料。

6 月 24 日八诊：药后性欲已强，阳事亦奋，唯时间仍较短。精神亦振，食欲颇佳。时已入夏，拟丸方常服，以资巩固。

原膏方去杞子、杜仲、巴戟天，并去糖胶，加肥玉竹120g，煎汤水泛为丸，如梧桐子大，每服 5g，每日 2 次。

〔按〕阳痿，即阳事不举或临房举而不坚。张景岳说："火衰者十居其七，火盛者仅有之耳。"本例阳痿，症兼精神萎靡、腰酸背痛、两耳蝉鸣、脉沉细无力，皆为肾阳亏虚，命门火衰之征。张老重在温补肾阳、填精充髓，如用鹿角胶、阳起石、锁阳、淫羊藿等温补命门之火，并用雄蚕蛾、韭菜子温肾兴阳，配伍首乌、枸杞子、熟地滋补肾阴，还运用验方硫黄鸡配合治疗。但硫黄大辛大热，不可妄投及长服，亦需与养阴滋肾之剂同用。在服煎剂有效的基础上，入冬以后改用膏方滋补温肾。连服 2 料，使阳事得兴，诸症改善，收效颇著。入夏以后，又将膏方改成丸方常服调理，以资巩固。阳痿系慢性病，殊难短期见效，药治以外，还当潜心淡欲，适当锻炼身体，增强体质。

2. 肾阴不足证

缪某，男，29岁。

初诊：结婚6年，阳强易兴，行房举坚而精不泄，无快感，有时梦中遗泄。舌苔淡白，脉沉细。证属肾阴不足，孤阳独亢，乃反常之象。拟法从阴引阳。

大熟地12g　秋石（拌炒）1.5g　肥知母5g　川黄柏9g

炙龟板24g　熟附片3g　灵磁石15g　炙地龙9g

5剂

二诊：症状同前，脉沉细而不耐按，舌淡白，面部潮红。据其症情，乃属阴虚阳亢。再用滋水潜阳，辅以反佐法。

大熟地12g　川黄柏6g　上肉桂1g　肥知母6g

炙龟板24g　炒白芍9g　熟附片3g　5剂

三诊：阳强已减，精神好转，脉沉细，舌淡白。治再阴阳并补。

潞党参15g　大熟地12g　炒白术9g　炙龟板15g

鹿角片12g　川黄柏6g　肥知母5g　上肉桂1g

熟附片1.5g　炙甘草3g　5剂

〔按〕张老认为，本案阳强系肾阴不足，以致水不制火，孤阳独亢，治用滋水摄阳、引火归原而渐见好转，勿误作实火而用苦寒直折。此类病例较为少见，录之以供临床参考。

二十七、阴　汗

脾虚湿热证

张某，男，24岁。

初诊：下体多汗，尤以阴囊汗出甚多，色黄染衣，且有臭味。胃纳不香，精神疲乏。乃是脾经湿热下注之象，治当清利为主。

炒苍术 6g　川黄柏 5g　生苡仁 15g　福泽泻 9g

地肤子 9g　炒白芍 9g　川桂枝 3g　煅龙骨 12g

剪芡实 10g　5剂

二诊：下体阴汗浸淫如前，头昏乏力，苔白脉细。此为脾虚健运失司，湿盛热蕴，郁蒸为汗。

原方加茵陈 12g，黄柏改为 10g，5剂。

三诊：夜间阴汗仍多，有臭味。寐少易醒。治宜补养。

炒苍术 6g　炒黄柏 9g　生苡仁 15g　福泽泻 9g

香独活 3g　怀山药 12g　青防风 3g　煅龙骨 12g

黑料豆 12g　地肤子 9g　车前子（包）15g　5剂

四诊：阴汗已少，唯下肢怕冷，且兼阳痿早泄。脉仍濡细。原方进治。

炒白术 9g　怀山药 9g　生苡仁 12g　川桂枝 3g

炒白芍 9g　生龙骨 12g　熟枣仁 12g　菟丝子 9g

潼沙苑 9g　韭菜子 9g　地肤子 9g　5剂

五诊：阴汗已大为减少，自觉阴囊及下肢清冷不和，精神仍觉疲乏，脾阳不足，运化无权，气虚汗泄。治当温运脾阳，兼以清利。

> 潞党参 9g　生黄芪 12g　青防风 3g　川桂枝 3g
> 炒苍术 6g　炒黄柏 5g　生苡仁 12g　香独活 3g
> 北细辛 1g　车前子（包）9g　5 剂

另用龙骨 15g、牡蛎 15g、五倍子 10g、铅粉 3g，共研细末，外扑阴汗处。

〔按〕本例阴部出汗甚多，精神疲乏，胃纳不香，应责之于脾肾，其本属虚，唯汗色黄，且有臭味，良由脾湿蕴而化热，湿热下注，其标属实。张老先用二妙清化湿热，三诊时又加防风、独活祛风胜湿，地肤子祛皮肤之风，仍用龙骨敛摄。以利为主，以燥为辅，以敛为助。药后汗出减少，再转用健脾益肾以培本，内外同治，而收其功。此类病例，轻者外治可愈。一般凡下焦湿热盛者，有用二妙、三妙、龙胆泻肝，汗敛而瘥。本例阴汗经久，历治未效，张老辨证用药，别有心得，虽非常见病证，但患者深感痛苦，故录其例。

二十八、腰　痛

肾虚寒湿证

方某，女，49 岁。

1963 年 6 月 21 日初诊：腰骶部冷痛重着，"如带五千钱"，不能转侧，活动不利，天阴下雨则疼痛尤甚，纳谷不香，时而嗳气，大便秘结，少腹部胀坠不适，下肢困重。舌苔白腻，脉沉而小滑。肾虚寒湿停聚，痹阻络脉，治拟益肾温经为主。

199

医案选析

　　川桂枝 3g　　淡干姜 3g　　炒白术 9g　　生甘草 3g

　　炒苡仁 12g　　金狗脊 9g　　盐水炒补骨脂 9g

　　功劳叶 9g　　炒陈皮 5g　　姜川连 1.5g

　　7 月 15 日二诊：服上方 3 剂，腰痛即止。近因受凉，腰痛复甚，左侧尤重，脘痞作恶。舌苔白腻，脉沉细。仍当祛寒化湿和络。

　　炒苍术 6g　　川桂枝 3g　　香独活 9g　　生苡仁 12g

　　青防风 3g　　秦艽 6g　　酒炒桑枝 12g

　　炙丝瓜络 9g　　姜半夏 9g　　上川朴 3g

　　广陈皮 5g　　炒枳壳 5g

　　〔按〕本例腰痛因寒湿引起。疼痛的特点为局部怕冷，转侧不利，如带重物，天阴尤甚。证属肾着腰痛，治当散寒化湿、温经通络，以甘姜苓术汤为主。因其寒湿，故加用桂枝，因其大便秘结，故不用茯苓利湿，加用狗脊、补骨脂以益肾壮阳。补骨脂用盐水炒乃取咸以入肾之意。药后收效甚著，腰痛如失。二诊时腰痛发作，仍以原方加入祛风散寒、化湿通络之品再治。因食少脘痞呃逆，或有作恶，故加入陈、夏、黄连等和胃降逆之品为佐。

二十九、痹　证

1. 风寒湿痹证

　　夏某，女，34 岁。

　　1975 年 5 月 15 日初诊：1969 年即有肩背、两膝关节酸痛，查血沉、抗"O"均在正常范围内。天阴下雨，肩膝关节疼痛尤甚，两手指关节亦痛，久治少效。月事不调，或前或后，淋漓不尽。脉沉细，苔黄舌红。风寒湿稽留日久，营血已亏，脉络痹阻。拟方和营祛风，散寒化湿。

大生地 12g　生白术 9g　川桂枝 5g　左秦艽 9g

香独活 9g　威灵仙 9g　青防风 5g　汉防己 9g

大川芎 5g　紫丹参 15g　天仙藤 15g

6 月 30 日二诊：药后关节痛已轻，经行亦准，仍淋漓不净。胃脘痛、呕吐 1 次，腰际酸痛。苔薄净，脉沉细。络中风湿初化，胃气不和。

炒白术 9g　大川芎 5g　川桂枝 3g　炒白芍 9g

法半夏 9g　广陈皮 6g　广木香 5g　制香附 5g

鲜生姜 2 片　佛手片 5g

7 月 28 日三诊：痹痛已轻，饮食增加。刻下：两膝关节酸痛，步履不便。颈椎关节亦痛，顾盼不利，有时痛连项后，达于巅顶。苔脉同前。治宜养血和络，以祛风湿。

炒当归 9g　炒白芍 9g　大川芎 5g　川桂枝 3g

北细辛 3g　西藁本 9g　西羌活 9g　香独活 9g

左秦艽 9g　桑寄生 15g　津红枣 4 个

1976 年 1 月 5 日四诊：5 个月前末次诊治后，症有改善。上月 19 日因感寒，遍体关节酸痛，行走无力，下半身怕冷，食欲正常，大便 3～4 日 1 行，质软。脉沉细，苔薄白。寒湿入络，脉络不和。拟疏风散寒、通络止痛为法。

炒苍术 9g　川桂枝 5g　西羌活 5g　左秦艽 9g

威灵仙 9g　制川草乌各 5g　生苡仁 15g

炒白芍 9g　嫩桑枝 15g　黄酒（冲服）30ml

1 月 8 日五诊：关节炎复发，服上药 3 剂，症状即得控制，下肢怕冷亦减。唯夜间项际疼痛仍作。舌质偏红，脉细数。风湿留恋，脉络不和。

原方加红花9g。

1月19日六诊：遍体关节疼痛已瘥，唯颈项部仍觉酸楚，余无不适。此为络中风湿渐祛，经脉未和，气血不足。

潞党参12g　炒白术9g　生黄芪15g　炒白芍9g

川桂枝5g　西羌活6g　香独活9g　杜红花9g

左秦艽9g　威灵仙9g　嫩桑枝15g　丝瓜络9g

上方服后，诸症向愈。随访2年，关节痛未发作。

〔按〕本例痹证，病史6年，风寒湿邪久稽，营血耗伤。治疗先以祛风散寒、养血通络。二诊时，胃痛呕吐，转从和胃为主，症情即得稳定。至四诊时，关节痛复发，发则痛剧。痛甚属寒，故用祛风散寒、温通宣痹。以桂枝、苍术、羌独活祛风燥湿通络，再加大辛大热之川草乌以逐寒镇痛，并用黄酒一两冲服以温经通络，药后痹痛即止。五诊时，加入红花再进。继以益气固卫、蠲痹通络以巩固前效。

2. 气虚络痹证

俞某，女，54岁。

1977年5月5日初诊：曾因功能性子宫出血过多，而行子宫全摘手术。今年春节感冒受凉后遍体关节酸痛，经摄片见两手小关节有骨质疏松、腰椎有骨质增生。腰痛如折，动则汗出。脉弦细，舌质淡白。年逾五旬，气血两亏，血虚络痹。治当补养气血，和络敛汗。

潞党参15g　炒白术9g　炒当归9g　紫丹参9g

炒白芍9g　煅牡蛎24g　煅龙骨12g　炙甘草12g

豨莶草 12g　桑寄生 15g　津红枣 4 枚

5 月 11 日二诊：经投补养气血、和络敛汗之剂，服药 5 剂，两手小关节酸痛减轻，大关节痛如故，头昏神疲。脉弦细，舌质偏红少苔。仍守原法再进。

原方去龙骨，加虎杖 15g。

5 月 25 日三诊：关节痛，天阴下雨则甚，痛及手指小关节。苔薄黄，脉细数。气血两亏，风湿稽留。

炒当归 9g　潞党参 15g　炒白术 9g　川桂枝 3g
杜红花 9g　制豨莶 12g　左秦艽 9g　宣木瓜 9g
桑寄生 15g　津红枣 4 枚

6 月 15 日四诊：服药以来，关节痛已显著减轻，前法既效，仍从血虚风湿络痹治之。

潞党参 15g　炒当归 9g　炒白术 9g　川桂枝 3g
杜红花 9g　左秦艽 9g　炒白芍 9g　片姜黄 9g
云茯苓 9g

〔按〕痹证的形成，诚如《济生方》所云："皆因体虚，腠理空疏，感风寒湿气而成痹也。"本例因功能性子宫出血过多，复行手术，气血两伤，风寒乘虚外袭，痹阻经络，以致气血运行不畅而成。初诊时用党参、白术、炙甘草、红枣益气扶脾，当归、丹参、白芍养血通络，加入桑寄生补益肝肾，强壮筋骨，以祛风湿，豨莶草祛风湿而利筋骨。因卫虚多汗，加用龙、牡以敛之。二诊时加用虎杖祛风湿而行瘀。三诊时加用桂枝祛风散寒，木瓜舒筋活络，使痹痛得以控制。在标本兼治有效的基础上，仍从补益气血，兼以祛湿通络以巩固前效。

3. 风湿热（风湿热痹证）

高某，女，41岁。

1976年3月3日初诊：历节痛风，经中西药（包括激素）治疗，病情仍反复。发热退而复起，遍体关节游走作痛，痛处红肿，且有红斑，不能转动，口干烦躁。苔薄黄，舌质暗红，脉濡数。西医诊断为风湿热。风湿热邪痹阻脉络，治当清热祛风、化湿蠲痹。

川桂枝6g　生石膏（打碎先煎）30g　肥知母9g

生甘草3g　西羌活5g　香独活9g　炒苍术9g

生黄柏9g　炒桑枝30g　全当归9g

黄酒（冲入）30ml

4月14日二诊：发热已退，血沉正常。但递减激素时，两膝关节疼痛转甚，两手关节红肿且痛。本有肥大性脊椎炎，腰部亦酸痛，大便较干。舌质红，脉细数。风湿热稽留经络，络气痹阻，不通则痛，拟再通络驱邪。

大生地12g　炒苍术9g　川桂枝5g　大白芍9g

西羌活5g　香独活9g　左秦艽9g　威灵仙15g

乌梢蛇9g　炙地龙9g　炙丝瓜络9g　酒炒桑枝30g

4月28日三诊：药后关节痛已轻，红斑结节也退，激素已停服。唯右胁有时隐痛，痛及胃脘部，经行提前，少腹痛。脉弦细，舌质偏红。络中风湿渐去，血脉未和。

全当归9g　炒白芍9g　醋柴胡5g　川桂枝3g

左秦艽9g　寻骨风15g　杜红花9g　延胡索9g

炙地龙9g

〔按〕本例痛风，属于热痹，病情反复，多治少效。热痹

204

的形成，或由感受风寒湿邪，郁久化热；或因素体阴虚，内有郁热，与外邪相搏，风湿与热相合，壅阻经络所致。热痹多见关节红肿疼痛，身热烦躁，口干溲黄，脉数苔黄。初诊选用苍术桂枝白虎汤，清热祛风化湿，增当归以养血通络、羌独活祛风胜湿、桑枝清热通络、加黄酒一两为引，取辛散通络而达病所之意。再诊时因发热已退，故去石膏。但关节红肿疼痛仍甚，加用威灵仙、乌梢蛇、地龙、丝瓜络等祛风湿通经络。三诊时以活血祛瘀为主，佐以行气疏肝、调和气血。张老治疗本病时，在清热祛邪的同时，常酌配羌独活、左秦艽、威灵仙、乌梢蛇、寻骨风等品，使病情迅获控制。

4. 气虚阳衰证

刘某，男，35 岁。

病史：发热 2 个月（体温在 38.5℃~39.5℃之间），伴有全身关节酸痛，在当地县医院诊断为"风湿性关节炎"，结缔组织疾病不能排除，经用青霉素、阿司匹林、消炎痛、保泰松、泼尼松等治疗，未见明显效果，仍持续发热而转来南京。于 1975 年 9 月 9 日收住入院治疗。入院检查：体温 39.5℃，脉搏 92 次/分，全身关节疼痛，四肢活动不利。两肺呼吸音粗糙，心尖部可闻及Ⅱ级收缩期吹风样杂音。肝上界第 6 肋间，肋下 2cm，质Ⅱ度，脾肋下未及。血常规：红细胞 $2.3 \times 10^{12}/L$，血红蛋白 37g/L，白细胞 $6.2 \times 10^9/L$，中性 64%，淋巴 32%，嗜酸 4%。尿、粪常规（－）。血沉：141mm/h，类黏蛋白 9mg/L，抗"O"在正常范围内，罗氏试验（－）。血中疟原虫（－），血中狼疮细胞（－），血培养（－）。肝功能：白蛋白 4g，球蛋白 3.2g，血清蛋白电泳正常。心电图：偶见室性期前收缩。胸片：

右上结核病灶稳定，上消化道钡透（－）。

入院诊断：中医诊为痹证，西医诊为风湿性关节炎。

治疗经过：入院后先后用中药柴胡桂枝汤、苍术白虎汤、秦艽鳖甲汤等，发热未退。又配合小剂量阿司匹林、链霉素、异烟肼等，发热仍不能控制。

1975 年 10 月 4 日初诊：面色无华，脉濡数，舌淡苔薄。发热已逾 3 个月，正气已衰，正虚邪留，气虚发热，亟须扶正达邪。

潞党参 15g　炙黄芪 15g　炒当归 9g　炒白芍 9g

延胡索 9g　广郁金 9g　煅瓦楞 15g　炙甘草 3g

鲜生姜 2 片　大黑枣 4 枚

10 月 11 日二诊：前日偶然加服独参汤后，自觉全身舒适，当日即不发热。足见人参补气，正可治疗气虚发热之证（今起加服红参粉，每次 1.5g，每日两次）。

潞党参 24g　炙黄芪 15g　炙鳖甲 15g　炒当归 9g

炒白芍 9g　香青蒿 9g　炙甘草 3g　嫩白薇 12g

鲜生姜 2 片　大黑枣 4 枚

10 月 14 日三诊：经以上治疗，发热已退。唯出汗甚多，汗出之后，恶风憎寒。脉细数，舌偏紫。气虚卫表不固，拟再益气固表、调和营卫治之。

潞党参 24g　炙黄芪 24g　炒当归 9g　炒白芍 9g

川桂枝 3g　炙甘草 3g　煅龙骨 15g　煅牡蛎 30g

鲜生姜 2 片　大黑枣 4 枚

1976 年 1 月 29 日四诊：神疲怯寒，腰酸下肢浮肿。舌淡无华，脉沉细无力。良由气虚导致阳虚，阳虚不运，寒袭经隧，水湿浸渍肌肤而致浮肿。治当温补脾肾、祛寒通络，拟用阳和汤加减。

净麻黄 5g　大熟地 12g　川桂枝 5g　白芥子 9g

炒白术 9g　全当归 9g　炙鳖甲 15g　炙黄芪 15g

炮姜炭 3g　炙甘草 3g

上方加减共服 20 剂，浮肿全消，两下肢疼痛亦轻。复查血常规：红细胞 3.7×10^{12}/L，血红蛋白 74g/L，血沉正常，类黏蛋白 3.9mg/L；肝功能：白蛋白 4.25g，球蛋白 2.30g，余项均正常。1976 年 5 月 27 日，出院前复查，血沉 43mm/h，余均正常。患者无明显自觉症状，乃予出院服药调治。随访年余，病未复发，血沉亦正常，恢复正常工作。

〔按〕痹证多因体虚，腠理空疏，风寒湿邪乘袭为患。《灵枢·百病始生》篇谓："风雨寒热不得虚邪，不能独伤人。"本例痹证，发热时间较长，气血耗伤，津液受劫。患者发热自汗，恶寒怕风，气短无力，饮食少味，舌淡无华，脉濡数，皆为气虚阳衰之证。张老诊治此案时，很重视培补正气，力主甘温补气、扶正达邪。本例在病程中，偶然加服独参汤大补元气，正胜而邪却，继配红参粉常服，使发热全退。后因两下肢浮肿疼痛。专科曾诊断为深静脉血栓性静脉炎，用活血化瘀通络法治疗月余，未见显效。张老认为，气虚及阳，脾肾阳虚，从阴寒水湿凝聚，非温不化立法，以温阳通络而收效。

5. 血痹虚劳证

王某，女。

四肢关节游走性疼痛，伴有心悸。西医诊断为风湿性关节炎，风湿性心脏病。前医迭进疏风渗湿、散寒通络之剂，痹痛虽减，但胃纳更差。按：脾为营之源，胃为卫之本。营卫不充，外邪侵袭，痹阻脉络为患。当以益气健中、和营固卫，兼以祛风和络为治。

炙黄芪 15g　川桂枝 3g　炒白芍 12g　鲜生姜 2 片

大黑枣 4 枚　炙甘草 3g　左秦艽 9g　威灵仙 9g

制稀莶 12g　酒炒桑枝 15g　炙丝瓜络 9g

上方服 5 剂心悸即安，10 剂痹痛亦除。

〔**按**〕张老宗仲景血痹虚劳之论，用黄芪桂枝五物汤加味，益气温中、调和营卫。《素问·痹论》谓："脉痹不已，复感于邪，内舍于心，是谓心痹。"说明痹证可由五体而内传于脏，尤以心痹之证较为多见。此例可能系"心痹"之早期，服药见效，还当继续调治，以防反复而致病情发展。

三十、痿　证

1. 多发性结节性动脉炎（正虚湿热证）

姜某，男，26 岁。

病史：患者于 1975 年 5 月面足浮肿，伴有双目失明，腹痛。尿检：蛋白（＋＋＋）。数日后，双目失明好转，但突然两下肢剧痛，发现左臂有一条索状物，并可触及黄豆大小结节 2～3 枚，经病理切片，诊断为结节性动脉炎。用激素治疗，剂量由大到小，症情逐渐好转。但停用激素后即出现反复，诸症加重，两下肢疼痛，每晨起床行走 10～15 米即感麻木酸痛，左侧足背动脉搏动消失。

1973 年 8 月 15 日初诊：多发性结节性动脉炎，两腿肚肌肉已经萎缩，下床行走则胀痛，麻木不仁，迄今已 3 个月，左足清冷沉重，步履艰难，面浮腰痛。查血：红细胞 $3.2 \times 10^{12}/$L，血红蛋白 55g/L，血沉 68mm/h。小便化验：蛋白（＋＋＋～＋＋＋＋），且有颗粒管型。脉濡数，舌苔黄腻。证属肺胃津伤，湿热浸淫，所谓"湿热不攘，大筋软短，小筋弛长，软短为拘，弛长为痿"。拟养肺益胃，清利湿热，疏通经络。

南沙参12g　肥玉竹9g　炒白芍9g　炒白术9g

炙甘草3g　生苡仁15g　川黄柏9g　粉萆薢9g

络石藤12g　桑寄生12g

8月30日二诊：服药后症情稍好转，但两腿肚肌肉萎缩如故，足跗清冷不和，行走痿弱无力。舌质有紫气，苔黄腻已化，转见薄白，脉濡细。湿热渐得清泄，转从健脾益气、养血活络。

生黄芪15g　生白术9g　肥玉竹12g　生白芍9g

川桂枝3g　杜红花9g　鸡血藤30g　生苡仁15g

酒炒桑枝15g　津红枣4枚

9月9日三诊：结节性动脉炎，病情逐步好转，已能下床行走，体重亦有增加。脉濡细，舌苔薄白。仍从原法为主，加重活血通络之品。

原方去白芍、桑枝，加水蛭6g、炙甘草3g。

11月11日四诊：经上方调治2个月，症状明显好转，体重继续增加，左腿肌肉萎缩亦有改善，已能下床，行走数里不疼。复查血：红细胞 $4.15 \times 10^{12}/L$，血红蛋白85g/L，血沉在正常范围内。尿常规（－）。脉细数，舌苔薄净。气阴尚亏，脉络不和。再当益气养血，利湿通络。拟方带回，巩固其效。

潞党参24g　生黄芪24g　全当归9g　大熟地12g

肥玉竹 9g　　川桂枝 6g　　炒白芍 9g　　川牛膝 9g

炙甘草 3g　　酒炒桑枝 15g　　津红枣 4 枚

〔**按**〕肝藏血、主筋，肾藏精、主骨。肝肾两亏，精血不足，肺胃津伤，脾胃运化失常，筋骨失于濡养，故下肢痿弱无力，不能步履。阳明主润宗筋，阳明虚则宗筋纵，宗筋纵则不能束利筋骨，而成本病。痿证的施治原则，宜补益气血、滋养肝肾，兼以润养肺胃。如有湿热则清热利湿；病久血瘀，则佐以活血行瘀。所谓"治痿独取阳明"，乃指运用补益脾胃为治疗原则。初诊时，张老即运用养肺益胃兼以清利通络。二诊、三诊均用黄芪、白术益气健脾，鸡血藤、络石藤、桂枝、红花、水蛭活血通络，薏苡仁健脾利湿，酒炒桑枝达肢，以增强通络之效，甘草、红枣调和诸药。经 2 月余的调治，全身症状明显好转，痿证得以控制，逐步向愈。

2. 多发性周围神经炎（脾胃虚弱证）

邢某，女，15 岁。

病史：1973 年 5 月，因误诊为肺结核，服异烟肼过量，以致两上肢无力，两手握力减退，两下肢肌张力减低，严重时出现瘫痪，生活不能自理。经中西医结合治疗，症情稍有好转，但两手指肌肉萎缩，握力仍差，臂部及两下肢肌肉瘦削。1978 年 2 月 20 日，经某专科医院检查，发现四肢对称性远端明显肌萎缩、无力，腱反射几近消失，四肢呈手套、袜样感，感觉减退，认为属异烟肼中毒引起多发性周围神经炎，建议运用中药及针灸治疗。

1978 年 2 月 21 日初诊：病史已如上述。目前，右手大指萎缩无力，左足趾甲向足背高突，足趾不能翘起，食欲减退。

脉濡细，舌质紫起红点，苔白。阳明脉络失濡，气血不能流注。病属痿证，不易速效。

淡苁蓉9g　全当归9g　炒白术9g　杜红花9g

生苡仁15g　粉萆薢9g　川黄柏5g　炒川断12g

怀牛膝9g　宣木瓜9g　嫩桑枝15g　津红枣4枚

同日，经我院针灸科会诊，亦认为目前四肢活动无力，拟取阳明经及肝经穴位，针刺手三里、外关、合谷、足三里、丘墟、太冲等，隔日1次。

3月16日二诊：上药服16剂，食欲渐振，两足稍有力，右手大指肌肉仍萎缩，两手鱼际亦萎缩，足趾仍不能翘起。脉濡软，舌苔薄净。原方尚合，扩充再进。

潞党参15g　全当归9g　炒白术9g　怀山药12g

川续断12g　淡苁蓉9g　生苡仁15g　怀牛膝9g

宣木瓜9g　杜红花9g　酒炒桑枝15g　津红枣4枚

5月13日三诊：上方已服2个月，食欲已正常，症情继续好转，行走如常，握力已见增强，唯两手鱼际肌肉仍稍有萎缩，病情在好转之中，拟方带回常服之。

潞党参15g　全当归9g　肥玉竹9g　生苡仁15g

宣木瓜9g　怀牛膝9g　怀山药12g　鸡血藤15g

嫩桑枝15g　津红枣4枚

〔按〕本例痿证，是因服异烟肼中毒引起多发性周围神经炎，四肢肌肉逐渐萎缩，以致握物无力，行走蹒跚，业已酿成痿躄。经有"治痿独取阳明"之论，故用当归、党参、白术、红枣补益气血、健脾和胃，川断、牛膝补益肝肾，红花、桑枝养血通络。并由针灸科配合治疗。共治不到3个月，症情显见好转，带方回原籍金华继续调治。

三十一、久 疟

气虚劳疟证

李某，男。

1963 年 4 月 3 日初诊：患疟 6 载，经常复发，多方医疗，未能根治。近因劳倦，复感外邪，营卫不和，寒热逐日而作，头痛形瘦，面色晦滞。舌苔白腻，脉象沉细。左胁下癥积，劳疟邪伏少阳，感邪触发，先宜益气健脾、和解截疟。

潞党参 15g　炒白术 9g　软柴胡 3g　炒白芍 9g

法半夏 9g　广陈皮 6g　酒子芩 5g　炙甘草 3g

煨草果 5g　酒炒常山 5g　鲜生姜 2 片　津大枣 4 枚

3 剂

二诊：上方服 3 剂，寒热未作。唯上午头昏，午后低烧。舌前红，苔白，脉细弦。原方加味再治。原方加鳖血炒青蒿 9g、炙乌梅 3g，3 剂。

三诊：疟疾已控制，唯左胁下癥积如前。舌苔黄，根腻，脉弦细。仍从劳疟治之。

潞党参 9g　炒白术 9g　软柴胡 3g　酒子芩 5g

炒常山 5g　煨草果 5g　炒枳壳 5g　上川朴 3g

法半夏 9g　广陈皮 6g　生首乌 9g

鳖血炒青蒿 9g　鲜生姜 2 片　大黑枣 4 枚　3 剂

另服鳖甲煎丸，每次 5g，每日 2 次。

四诊：劳疟已止，左胁下癥积已软，饮食、二便如常，唯仍感头昏。脉沉细，苔白。气血两伤，清阳不升，拟丸剂徐图。

鳖甲煎丸 500g，每晚服 5g。

补中益气丸 500g，每晨服 5g。

〔按〕患疟 6 年，未能根治，每因劳累或感受外邪而触发。发则先寒后热，汗出热退，有时发作，证属邪伏少阳。病历已久，正气已虚。单纯祛邪，每易伤正；单纯补正，则邪恋不解。故采用标本兼顾之法。初诊以和解截疟、健脾益气治之，根据"久疟宜截"和"补正祛邪"的原则，运用小柴胡汤合截疟七宝饮加入补气之味，更佐以平胃运脾之品，以化湿滞。当疟止而癥积未消时，又根据"损者益之，劳者温之，坚者削之，结者行之"的治则，用补中益气丸合鳖甲煎丸，补其气、运其脾、消其癥、散其积，以图远功。张老还指出，常山性悍，善驱邪，用以截疟，其效甚佳，一般体虚者慎用。但此患者疟邪内伏 6 年，正气已虚，与补正药兼施，则邪去而不致伤正。常山必须用酒炒，否则令人作呕。至于在三诊中加何首乌一味，乃取何人饮之意。首乌能补肝肾，养阴益精血而不滋腻，补血之中尚有和阳之效，故对久疟气血两亏的患者更为恰当。由于辨证正确，用药得当，服药 9 剂，病已告愈。唯左胁下之癥积，非短期可消，故用丸剂以缓图。

三十二、暑 痱

暑湿证

黄某，男，42 岁。

1963 年 7 月 16 日：天热受暑，全身暑痱遍发作痒，大便溏泄。舌苔白，脉濡。拟清宣分利。

苏薄荷 3g　净连翘 9g　冬桑叶 6g　杭菊花 6g

西赤芍 6g　金银花 9g　生甘草 3g　整滑石 15g

穞豆衣 9g　车前子（包）6g

上方连服 3 剂，病即告愈。

〔按〕暑痱为夏令常见之病症，一般气候稍凉，不治而愈。张老认为，夏月感受暑邪，必兼夹湿。本例湿热并重，发于肌肤则为暑痱瘙痒，湿邪趋下则便溏。治疗暑邪当清凉透达，兼以甘淡渗利，所谓："治湿不利小便，非其治也。"故用薄荷、连翘、桑叶、菊花、赤芍、银花、绿豆衣以凉解透达，甘草、滑石、车前子以淡渗利湿，使暑湿之邪，得以分消。

三十三、恶　寒

1. 阳虚寒湿证

汤某，女，46 岁。

1977 年 3 月 20 日初诊：自觉恶寒已有 8～9 年，每年夏季则发病，寒冷彻骨，夏天要穿棉衣上班。近 2 年冬季亦感恶寒，伴有低烧（37.5℃），有汗颇多。曾在某医院做血沉、抗"O"、甲状腺同位素检查等均属正常。血压不高，诊断为植物神经功能紊乱，服用谷维素等治疗未效。追问病史，患者在 1968 年曾有淋雨史，1 个月后即发病。经常牙痛，但无红肿。脉沉细，苔白微腻。良由肾阳虚弱，寒湿稽留筋骨之间，治拟温肾散寒、化湿通络。

生麻黄 6g　白杏仁 9g　鹿角片 9g　淡干姜 3g

川桂枝 6g　生熟地各 12g　白芥子 9g　炒白芍 9g

炒苍术 9g　炙甘草 3g

5月18日二诊：上方服 30 剂，低烧已控制，但恶寒未得改善，依然寒冷彻骨，尤以两下肢为甚，食欲不振，大便较干。脉沉细，舌苔黄腻。痰湿阻中，表里不和，病久不易速效。

炒苍术 9g　川厚朴 5g　川桂枝 5g　炒白芍 9g

广陈皮 6g　法半夏 9g　炒枳实 9g　全瓜蒌 15g

生姜皮 3g　云茯苓 9g

6月18日三诊：上方又服 30 剂，自觉怕冷已有好转，天气虽热，但仍要穿棉衣上班，不出汗。食欲渐振，大便已通畅。舌质紫，苔黄腻。仍守前方出入。

原方加草果仁 9g。

患者回家后服上方 5 剂，恶寒大有好转（过去一到夏天，越热越怕冷），即继续服用原方，服完 35 剂，恶寒症状完全消失，恢复如常人。

〔按〕患者有淋雨史，未能及时治疗，寒湿留恋肌肤，寒性凝滞，而主收引，卫气不得温煦。盖寒为阴邪，容易伤人阳气，所谓"阴盛则寒"，"阴胜则阳病"。此例多年来严重恶寒，夏天上班要穿棉衣，此类病证，颇为罕见。张老先用阳和汤温经散寒，减而未已，再用散寒化湿、温经通络之剂，显见好转。三诊时，将原方加入草果仁，以祛过伏于膜原之寒湿。未及 4 月，使多年顽疾获得痊愈。盖草果仁味辛性温，功能燥湿祛寒，为治太阴独胜之寒之主药，从此例验证，诚非虚言。

医案选析

215

2. 表虚湿胜证

赵某，男，29 岁。

1963 年 7 月 12 日初诊：患者形盛体丰，3 年来每至长夏，天气炎热辄恶寒，需厚衣，汗出不畅，浑身骨节酸楚，身体困重，渴不欲饮，小溲色黄。苔白腻，脉濡数。湿困脾阳，卫阳不足，长夏湿土当令，内外合邪，病情颇为复杂，拟方益气固卫化湿为主。

生黄芪 9g（与防风 3g 同炒）　炒苍术 6g　炒黄柏 5g

桂枝 1.5g（与白芍 9g 同炒）　黑山栀 5g　花龙骨 12g

生苡仁 12g　浮小麦 9g

7 月 17 日二诊：服药 5 剂，畏风、恶寒已解，能着单衣，唯脘部仍觉寒冷，两膝酸痛。再以原方出入。

原方去黑山栀，加川独活 3g，黄芪改为 15g，桂枝改为 3g。

上方连服 5 剂，诸症悉愈。

〔按〕患者曾经西医诊治，认为是"神经官能症"，屡治未效。观其形体丰盛、周身困倦、苔腻脉濡，辨证为气虚湿胜之证。考虑其发病时令，每在长夏季节，长夏多湿，脾为中土，喜燥恶湿，卫虚气弱，复因湿困，运化不力，脾运不健，营卫之源不充。卫表不固，营不内守，故汗出恶寒畏风。湿为阴邪，其性重浊腻滞，湿邪留恋，故身困而关节酸痛。其渴者，并非暑热伤津，乃湿阻而津不上承，不欲饮水，即是明证。中焦湿从寒化，故舌苔白腻；下焦湿蕴化热，故小溲黄。方用玉屏风散、桂枝汤配二妙丸加减进治。取桂枝宣阳温中，白芍和营，二者为伍，调和营卫；黄芪温卫固表，防风疏风祛邪，苍术燥湿健脾，薏苡仁渗湿，佐黄柏以清利下焦之湿热。二诊时加重黄芪、桂枝用量以补气通阳温经，去山栀之苦寒，益独活之温散。方药配伍得当，标本兼顾，相辅相成，则收全功。

三十四、瘙痒

1. 血虚湿热证

左某，女，38岁。

1976年5月27日初诊：肾盂肾炎病史11年，经常反复发作，发则恶寒身热，腰际酸痛，少腹坠胀，尿频尿急尿血，尿时刺痛，大便干结，面足轻度浮肿。证属肾气不足，湿热下注。投以益肾清利湿热之剂，药后症情尚稳定。6年来，风疹外发肌肤，大小不等，形状不一，四季均发，皮肤瘙痒难忍，近日越抓越多，经服多种中西药仍未能控制。脉细数，舌质红，苔薄黄。肾虚湿热下注，血虚夹有风热，拟先育阴祛风清泄为法。

　　制首乌9g　冬桑叶9g　杭菊花6g　净蝉衣3g
　　粉丹皮9g　生苡仁15g　广陈皮6g　炒谷芽12g
　　炒白芍9g　地肤子9g

　　另用盐蒲包1只煎水，擦洗或沐浴，每日1次。

　　6月7日二诊：服药后风疹块仍发，白天上肢较多，入夜下肢为甚，心烦少寐，脉小数，舌红苔薄黄。治再滋阴养血，祛风胜湿。

　　大生地12g　全当归9g　炒赤芍9g　粉丹皮9g

荆芥穗 5g　净蝉衣 3g　豨莶草 12g　苦参片 9g

生甘草 3g　地肤子 15g

6 月 17 日三诊：风疹大部分消退，全身作痒已轻，肾盂肾炎亦未发作。小便仍微黄，腰髀酸痛，经行量多，夹有血块。脉细数，舌苔薄黄已化，舌质有紫色。肾阴已虚，湿热下注，当以滋肾清泄。

大生地 12g　全当归 9g　炒白芍 9g　川黄柏 9g

肥知母 9g　粉丹皮 9g　粉草薢 9g　生甘草 6g

地锦草 30g　制大黄 9g

6 月 28 日四诊：前投滋肾清泄之剂，小便已清，大便通畅，风疹块已基本治愈。脉细数，舌苔薄黄微腻。当再原法出入，以泄余湿。

全当归 9g　生白术 9g　生苡仁 15g　川黄柏 5g

福泽泻 9g　粉草薢 9g　炒川断 9g　地锦草 30g

桑寄生 15g　津红枣 4 枚

〔按〕本例系肾盂肾炎兼患荨麻疹，多年久病，经常发作，肾虚膀胱气化不利，湿热久稽，营血耗伤，阴虚血燥，血燥生风，外发肌腠，风疹块色红如云如团，大小不等，瘙痒异常，方用当归、首乌、白芍养血润燥，丹皮、赤芍凉血清热，桑叶、荆芥、蝉衣疏散风热，继用草薢、薏苡仁、黄柏、泽泻清利下焦湿热，标本兼顾，使风与湿得以外达下泄。地肤子祛皮肤之风，亦能利小便、清湿热，用治皮肤诸风痒疹，颇有良效。张老还常用验方，以盛盐蒲包煎汤外擦或温汤沐浴，因其内有盐卤成分，其性咸寒、无毒，具有清热润燥、定痛止痒之效，可用于湿疹及风疹块。如无盐蒲包时，可用普通蒲包两只，食盐 1kg，加水适量，浸泡 10 日后取出晾干，用法同上，亦有效验。

2. 血虚风湿证

陈某，女，76 岁。

1963 年 12 月 27 日初诊：感受外邪，与湿相搏，宿患湿癣外发，发于面颈手腕及两腿，瘙痒异常，抓破则黄水浸淫，舌红苔黄，脉濡数。高年血燥生风，风与湿羁留肌肤使然。治拟养血祛风，泄热化湿。

黑芝麻9g　炒茅术5g　大胡麻9g　冬桑叶6g

赤芍6g　白蒺藜12g　白鲜皮9g　炒黄柏9g

制豨莶9g　独活3g　苦参9g　地肤子9g

生甘草3g　7 剂

1 月 3 日复诊：药后头项两腿湿癣减退，瘙痒亦轻。再当养血润燥。汤药基础上，取四物汤依法制膏，每服 1 匙，每日 2 次。

1 月 10 日三诊：两手掌及头项两腿湿癣渐干燥起皮，偶有红肿，大便一向干燥。舌质偏红，苔小黄，脉细。拟养血润燥、清热祛风之膏方，从本缓图。

大生地180g　黑芝麻240g　大胡麻120g　冬桑叶90g

赤芍60g　丹皮30g　乌玄参120g　白蒺藜120g

制豨莶120g　火麻仁120g　杭菊炭60g　制首乌120g

生石膏240g　夏枯草90g　肥玉竹120g　黑料豆120g

鲜藕2.5kg　红枣500g　清阿胶100g　白蜜500g

如法熬膏，每服 1 匙，每日 2 次。

〔按〕本例患者，年近耄耋，阴血已亏，阴虚则生内热，血亏则肌肤不荣，血燥生风，风湿相搏，则湿癣外发。治用黑

医案选析

芝麻、大胡麻、冬桑叶、赤芍养血凉血以润燥；苍术、黄柏、白蒺藜、苦参、地肤子、制豨莶祛风胜湿止痒。药后湿癣减退，瘙痒亦轻。复诊，效不更张，加重养血滋液、润燥祛风。终用润燥祛风，兼清湿热之膏方从本缓图，巩固疗效。

三十五、舌　瘖

少阴痰郁证

汤某，女，20 岁。

1963 年 5 月 29 日初诊：3 年前适值经行，突然舌胀，不能言语，嗣后每在经期或过度劳累则发作。舌红苔黄，脉细。此属舌瘖，良由心经痰热，肾经寒郁，寒热错杂，窍络不和所致，拟从心肾两经论治。

南沙参 9g　大麦冬 9g　川黄连 1g　炙远志 5g

九节菖蒲 2g　法半夏 6g　北细辛 1.5g

鲜生姜 1 片　细木通 3g　生甘草 3g

5 月 31 日二诊：服上药后已能言语，但仍舌謇语涩，口有黏痰难出，经行未尽。脉细小，苔黄。少阴寒邪初化，心经痰热未清，原方加减。

南沙参 9g　大麦冬 9g　法半夏 6g　炙远志 5g

石菖蒲 1g　北细辛 1g　紫丹参 9g　细木通 3g

鲜生姜 1 片

另用天王补心丹，每次 5g，每日 2 次。

〔按〕类此舌瘖，临床颇为少见。张老辨证从心肾二经入手，盖"舌为心之苗"，足少阴肾经系舌本。痰热阻窍，加之感

220

寒入络，而致失语。故用沙参、麦冬清养心肾之阴，远志、半夏、菖蒲化痰开窍、交通心肾，木通、川连、甘草清泄心火，细辛佐生姜之辛散，可祛足少阴肾经之寒。病奇而立法亦巧。

三十六、狐　惑

口、眼、生殖器综合征（热毒蕴积证）

方某，男，41 岁。

病史：1960 年开始有口腔破溃，诊断为核黄素缺乏。1962 年 2 月，两目红肿疼痛，诊断为角膜炎。1964 年，出现两手食指痛，先有出血点，逐步变成脓疱（对称出现），有时破溃流脂水，当时诊断为"多形性红斑及红斑狼疮?"。一直到 1970 年，才确诊为白塞综合征。1971 年起，在上海某医院治疗 3 年，并服中药 300 余剂，将西药激素撤去，但未能控制发作。后因工作单位迁蜀，治疗中断，症状又复明显，此次专程来宁诊治。

1976 年 12 月 22 日初诊：患者口腔溃疡，严重时延及咽喉部，两目红赤疼痛，阴囊亦有破溃。兼有胃溃疡，肝脾肿大。脉小数，苔薄黄。证似狐惑，良由肝经气火，心胃积热所致。热毒上干则口腔溃疡，下注则阴部破溃。

上川连 3g　生白芍 9g　生甘草 3g　淡吴萸 1.5g

天花粉 12g　川黄柏 5g　人中白 5g　云茯苓 9g

忍冬藤 30g　车前草 30g

12 月 27 日二诊：上方连服 5 剂，口渴减轻，口腔溃疡亦好转，纳谷转香。舌苔黄腻。心胃积热未清，前法继治。

221

原方去吴萸，加肉桂（后下）1.5g、丝瓜络9g。

1977年1月9日三诊：上方连服15剂，曾经一度感冒，口腔溃疡更甚，手足皮肤发出红点密布，刻下疹色已淡。脉细数，舌红苔黄。郁热蕴于血分，前方增入凉血解毒之品。

大生地12g　上川连2g　大白芍9g　紫草茸15g

忍冬藤15g　生甘草3g　人中白9g　云茯苓9g

上肉桂1.5g

4月16日四诊：患者乘出差之便，又来复诊，谓上方又服55剂，口腔溃疡及皮肤对称红斑、两目红赤溃烂均已减退，两腿酸软作痛已轻。脉细数，舌红苔薄白。热毒蕴于血分，仍守前法常取之。

大生地12g　北沙参12g　大麦冬9g　上黄连2g

粉丹皮9g　生甘草3g　人中白9g　忍冬藤15g

云茯苓9g　上肉桂（后下）1.5g

〔按〕《金匮要略》谓："狐惑之为病……目不得闭，卧起不安，蚀于喉为惑，蚀于阴为狐。""蚀于上部则声喝（嗄），甘草泻心汤主之。蚀于下部则咽干，苦参汤洗之。蚀于肛者，雄黄熏之。"张老在治疗此症时，师古而不泥古，认为此例之病机以肝经气火、心胃积热为主，肝失条达，郁而化火，肝火上炎则两目红赤作痛，肝经湿热下趋则阴囊破溃。舌为心之苗，心胃积热，常见口腔溃疡。用黄连泻心火，配芍药以泄肝，肉桂之辛温，是属反佐之法。黄柏苦泄下焦之火，忍冬藤、人中白清热解毒，车前草、云茯苓清热利湿。三诊时因皮肤对称出现红疹，血分热毒不清，故加用生地、紫草以清热凉血。四诊时增麦冬、北沙参以养阴清热。17年之痼疾，用药得当，疗效显著。

222

妇科病证

一、乳　癖

痰气搏结证

张某，男，50岁。

1963年6月29日初诊：左乳房结节如杏子，不时刺痛，素有胃疾。脉弦细，舌红苔黄。此系肝郁不达，痰气搏结所致，病名乳癖，拟舒郁化痰软坚。

醋柴胡3g　炒白芍9g　法半夏9g　香白芷5g

白僵蚕9g　大贝母12g　净橘络3g　左牡蛎15g

漂昆布9g　金橘叶30片　5剂

另：小金丹，每服2粒，每日3次。

7月15日二诊：左乳房结节两枚，按之隐痛，左臂抬举牵掣不舒，服上药后，症情尚平，再当疏肝和络软坚。

醋柴胡3g　炒白芍9g　法半夏9g　香白芷5g

白僵蚕9g　炙鳖甲15g　青木香3g　陈橘核（杵）9g

左牡蛎15g　金橘叶30片　夏枯草9g　5剂

7月22日三诊：药后左乳房结节刺痛已止，但按之尚作痛，仍当消散为法。

原方加鹿角胶 9g，烊化，用陈酒一两冲服。

7 月 29 日四诊：结节渐软，按之隐痛。苔薄白，脉弦细。仍当温阳理气，化痰软坚。

醋柴胡 3g　炒白芍 9g　香白芷 5g　白僵蚕 9g

陈橘核（杵）9g　炙甲片 9g　鹿角胶（烊化，用陈酒一两冲服）9g　金橘叶 30 片　夏枯草 9g　漂海藻 9g

8 月 12 日五诊：左乳房结节已消其半，重按尚觉隐痛，再当疏肝和络。

原方加大贝母 9g。

9 月 23 日六诊：上方连服 30 剂，左乳结节已全消。舌苔薄白，脉细弦。凝结之痰气已解。拟调和气血，兼以和络。

太子参 9g　醋柴胡 3g　炒白芍 9g　川贝粉 3g

白僵蚕 9g　陈橘核（杵）9g　鹿角片 12g　漂海藻 9g

漂昆布 9g　鸡血藤 12g

续服 10 剂，告愈。

〔按〕乳房属胃，乳头属肝，肝与胆相表里，本例因情志不畅，肝气郁滞，与痰气搏结而致乳癖，从肝胃二经治疗而硬结消失。因舌苔淡白，故加用鹿角胶，温通血脉，收效更捷。

二、月经不调

1. 肝郁脾虚证

徐某，女，40 岁。

1974 年 3 月 29 日初诊：每逢经期，两乳胀痛，1 月经行 2

~3 次，色紫量多，淋漓不净，多治少效。近值月经来潮，量多色紫有块，两乳胀痛，胃脘亦痛，少腹坠胀，神疲乏力，性情抑郁，面色萎黄无华。脉细弦，舌苔薄黄。肝胃不和，冲任不调，拟先养血疏肝和胃。

全当归 9g　大白芍 9g　紫苏梗 5g　炒白术 9g

法半夏 9g　广陈皮 6g　广木香 5g　川楝子 9g

炒枳壳 9g　醋柴胡 3g　佛手片 5g

1978 年 3 月 14 日复诊：上方服 5 剂，月经即调，每月 1 次，两乳亦不胀痛，连续 3 个月月经正常，以后遇有经行提前，再服上方 5 剂，亦可见效。如是 3 年余，症情稳定。去年 10 月因未服药，经行量多，淋漓不净，腰髀酸楚，少腹坠痛，饥饿时则胃痛，或呕吐酸水，频频嗳气。脉细弦，舌暗红。血虚气滞，冲任血海不摄为患，治拟益气和血、调摄冲任。

潞党参 15g　炒白术 9g　全当归 9g　淡吴萸 2g

炒白芍 9g　广木香 5g　广陈皮 6g　炙甘草 3g

紫丹参 15g　佛手片 5g

〔按〕月经不调是指月经的期、量、色、质等方面异常。但期、量、色、质方面的改变往往错综复杂，必须结合全身症状，才能分清寒、热、虚、实。一般来说，经前以理气为主，经期以调血为主，经后以补虚为主。凡血热者宜清热凉血，但经行之时不宜过于苦寒，以免留瘀。属寒滞宜温经活血，寒去则滞通。气虚者宜补气摄血，血虚者宜益气养血，气充则血实。本例经漏，属肝气郁结，横逆犯胃克脾，肝脾统藏失职，以致经行先期，甚则 1 月数至，量多色紫，淋漓难净。治用疏肝理气，兼调脾胃。张老认为，女子以肝为先天，在调经时当重视调肝。如肝郁化火，血热妄行者，可用固经汤加生地、赤

医案选析

芍、丹皮；如气滞血瘀，舌紫、脉涩，每可加用失笑散，或用震灵丹9g包煎，参三七粉亦可选用；气虚血脱者用人参、黄芪补气摄血。

2. 气滞血瘀证

赵某，女，23岁。

1977年12月31日初诊：停经2个月，腰酸不适，曾在某医院检查为子宫发育不全。平时性情抑郁，每次月经来潮时，两乳作胀疼痛。脉细弦，舌质偏紫，肝郁气滞，月经不调。治拟疏肝理气，活血调经。

醋柴胡5g　全当归9g　杜红花9g　白蒺藜12g

制香附9g　广木香5g　刘寄奴15g　川牛膝9g

桑寄生15g　泽兰叶15g　京三棱9g

1978年1月7日二诊：服上药后，月经行而不畅，腰酸，少腹胀痛，有时头昏心慌，平时白带多。血虚气滞，肝脾不调。

全当归9g　醋柴胡5g　炒白术9g　炒川芎5g

大白芍9g　紫丹参15g　杜红花9g　单桃仁9g

煨木香5g　生香附9g

1月28日三诊：最近两天，左乳房胀痛，平时月经不正常，白带多。脉沉细，舌质偏紫。血不养肝，肝气郁结。拟调血理气疏肝。

全当归9g　紫丹参15g　大白芍9g　白蒺藜12g

制香附9g　大川芎5g　单桃仁9g　杜红花9g

炒白术9g　陈艾绒5g　佛手片5g

2月25日四诊：服药后月事按期来潮，但腰部酸痛，经

226

前乳房胀痛，兼有白带。脉弦细，舌红苔黄。血虚气滞，治拟养血柔肝、兼调冲任。

全当归9g　炒川芎5g　单桃仁9g　杜红花9g

醋柴胡5g　川楝子9g　制香附9g　青木香5g

杭白芍9g　月月红3朵

半年后去信追访，复信谓每月经事如期而至，除月经前自觉乳房作胀外，余均正常。

〔按〕本例月经不调，经停2个月未至，张老据证认为系肝气失调，由气滞而致血瘀，从疏肝理气、活血调经立法治之，获效颇著。红花、三棱、泽兰、牛膝、刘寄奴均有活血通经之功，配伍行气之品，用之得当，常可见效。

三、崩　漏

1. 气血两虚证

储某，女，46岁。

初诊：经行量多已半年，来势如崩，淋漓不净，夹有血块，每月经行达半月之久。经西医检查，诊断为子宫内膜炎。面色无华，心慌，易汗，白带多。舌红，苔淡白，脉沉细。肝藏血，脾统血，统藏失职，冲任不固。治拟益气养血，调和肝脾。

潞党参9g　炙黄芪9g　全当归9g　大白芍9g

焦白术9g　紫丹参9g　大川芎3g　炒生地12g

炙甘草3g　炒川断9g　鲜生姜1片　津红枣4枚

煅龙骨15g

二诊：上药服之甚合，原方加味继治。

原方加益母草12g、夜交藤12g。并拟丸方以图根治。

潞党参45g　炙黄芪45g　大生地60g　炒白芍45g

潼白蒺藜各45g　牡丹皮30g　熟枣仁60g

紫丹参45g　夜交藤60g　炙甘草15g　大川芎15g

云茯苓45g　煅龙骨90g　川断肉45g　煅乌贼骨60g

上药共为末，以龙眼肉120g、红枣120g、鲜藕750g煎汤泛丸，每日早晚开水送服5g。

〔按〕血主于心，藏于肝，统于脾，肝脾两虚，则统藏失职。故以参、芪、术、草益气健脾，归、芍、地、芎养血柔肝，加龙骨固涩，药证甚合，已获效机，制丸从本缓图。

2. 阴虚血热证

王某，女，51岁。

1978年3月4日：年逾五旬，经事犹行。近1年多来，月经提前，甚则1月2至，色红量多，来势如崩，每次需用3～4刀草纸。今适值经行，少腹不痛，心烦口渴，头昏目眩，神疲乏力，两手麻木，视物昏糊，经眼科检查为视神经萎缩。脉细而弦，舌红苔黄。血虚肝旺，热伏阴分，虚热内扰，迫血妄行。

大生地12g　紫丹参9g　大白芍9g　旱莲草9g

益母草9g　粉丹皮9g　淡子芩5g　3剂

另用震灵丹，每服5g，每日2次，连服3天。

随访：药服1剂，月经如崩即止，3剂服完，经行即净。近半年来，经事按月来潮，经量已少，每月仅用半刀草纸，精神振作。

〔按〕《素问·上古天真论》谓："女子……七七任脉虚，太冲脉衰少，天癸竭，地道不通，故形坏而无子也。"患者年过 50，月事仍潮，脉弦而细，舌红苔黄。张老认为，脉细者血虚，弦者肝旺，舌红者为阴虚，苔黄心烦口渴者为内热，视物目糊、肢麻，乃是血虚不能养肝荣络之象。血虚则肝旺，阴虚则生内热，热迫血行，冲任不固，因而血崩，乃属本虚标实之证。此种崩漏与气虚、肝脾统藏失职，或瘀血内阻之证均有不同。故选用生地、旱莲草养阴凉血，丹参、白芍、益母草养血以固冲，黄芩、丹皮清肝泻火，凉而不寒，不致瘀滞。另用震灵丹固崩祛瘀，通涩合用，对虚实夹杂者用之尤宜。若一见血崩，不加辨证，骤用止涩之品，或可取效于一时，恐随止随发，因此，需在止血之中，略兼和血化瘀之品为要，以冀止血而不留瘀。

四、产后发热

气热津伤证

凌某，女，26 岁。

初诊：产后寒热 20 天，先进桂枝汤，后进小柴胡加桂枝汤，热势有增无减，周身大汗，口干欲饮，心中烦热，头痛而昏。舌质红，脉大而数，重按无力。邪恋阳明气分，拟清气分之邪热，用白虎加人参汤出入，然症情未定，邪热鸱张，慎防内传心包，而致神昏痉厥。

白抄参 9g　生石膏（打，先煎）60g　肥知母 9g
生甘草 3g　软柴胡 3g　淡子芩 5g　粉丹皮 9g

西赤芍 9g　泽兰叶 9g　炒山栀 9g　淡竹叶 20 片

二诊：服药 2 剂，发热即退，汗出已少，心烦口渴亦减。脉濡数，苔薄黄，舌红略淡。再以益气清热为法。

白抄参 9g　香青蒿 9g　嫩白薇 9g　西赤芍 9g

全当归 9g　大川芎 3g　泽兰叶 9g　牡丹皮 9g

淡子芩 5g　炒山栀 9g　焦楂炭 12g　云茯苓 12g

淡竹叶 20 片　香粳米 1 撮　3 剂

三诊：症情尚平，午后身热又起，大便连行 6 次，质溏，恶心欲吐。里热稍退，少阳之邪未尽。拟和解法。

软柴胡 3g　淡黄芩 5g　香青蒿 9g　嫩白薇 9g

赤白芍各 9g　全当归 9g　大川芎 5g　泽兰叶 9g

云茯苓 9g　焦楂炭 9g　白抄参 9g　广陈皮 6g

炒竹茹 5g　淡竹叶 20 片　2 剂

药后热退身凉，诸恙悉平，苔薄脉软，再以补益气血、扶正为主，用八珍汤调治而愈。

〔按〕常法胎前宜凉，产后宜温。本例产后气血两虚，高热两旬，壮热多汗，烦渴引饮，热淫于内，阳明邪炽，热盛伤津，正虚邪实。此时热邪正盛，如不即予大剂清热，则邪热留恋，更伤气阴。张老选用白虎加人参汤，既可清热祛邪，又可益气生津，以取泄热存阴、扶正达邪之功。知常达变，方可得心应手。张老治疗温热病，重视保护阴液，因温热之邪最易伤阴劫液，阴液的存亡，对于温病的预后判断有着极其重要的意义。张老常说："必须注意，存得一分津液，便有一分生机。"认为重视阴液，开源增液固是一法，节流祛邪，防其损耗，更为良策。如热邪炽盛，不泄热存阴，而纯用生津滋液，津液未必能够遽生，邪热反被胶锢，而致延绵不解。温病本为温邪，

230

助阳固可伤阴，邪恋亦必伤津。当邪热已得清化，寒凉之剂便不宜多服，故二诊时即去石膏、知母，加用粳米以养阴和胃。或曰："用八珍汤善后调理，而不用沙参、麦冬滋阴生津何也？"张老答曰："此患者系产后气血两虚，又感时邪久留，更加耗伤气血，邪热既去，当用八珍补益气血，以复其原，使病得愈。"

五、宫颈癌

虚损积湿证

许某，女，42岁。

1978年10月11日初诊：宫颈癌放疗后，有直肠反应，大便出血，服中药已。刻下：大便不爽，检查为结肠狭窄，质硬，大便2~3日1次，食欲正常，舌质红，脉沉细。气阴两亏，积湿未净。拟调气养血，润通肠腑。

潞党参15g　全当归9g　制大黄9g　大白芍9g

净桃仁9g　火麻仁9g　炒枳壳9g　全瓜蒌15g

广木香5g　14剂

10月25日复诊：上药服后，大便能保持畅通，饮食、睡眠亦正常，改汤为丸，以资巩固。

潞党参150g　全当归90g　制大黄90g　大白芍90g

净桃仁90g　火麻仁90g　炒枳壳90g　全瓜蒌150g

广木香50g　制首乌90g　半枝莲150g　生苡仁150g

白花蛇舌草300g　怀牛膝90g

以上共研细末，加蜂蜜240g，制成蜜丸，每次服5g，1日

231

2次。

追访至 1978 年底，患者情况良好。

〔**按**〕患者系宫颈癌，并经放疗，后因放疗副作用停用，改服中药治疗。先有大便不爽，有时带血，经中药治疗很快控制。唯大便一直难解，经西医检查系放疗后结肠狭窄所致。张老辨证为气阴两伤，积湿未净。用党参、当归、白芍补气养血；枳壳、木香、全瓜蒌调气化湿；大黄、桃仁、火麻仁润通肠腑、燥湿活血。药后大便好转，每天能畅通 2 次。为巩固疗效和方便患者服用，拟丸方缓图，并适当加强养阴润肠之制首乌，清热解毒抗癌之半枝莲、生苡仁、白花蛇舌草等，又以怀牛膝滋补强壮、引药下行。用后患者情况良好，已能坚持上班工作。

医话辑要

病证述要

一、温病应保津

人体五液所化本乎津，而阴液之竭唯乎火。温易化燥，热易伤津。留得一分津液，便有一分生机。故治疗温热病当时时以阴液为重。

温病慎用峻烈发汗，初起如有表邪郁闭，以葱、豉、薄荷之属，微汗透表以不伤津为宜。若误汗必伤阴，化燥易逆传。又如温病初起，头痛一证亦当明辨。风温在表，头痛常数日内向愈。若过 7～8 天不已，反见加剧，或由阴亏或因阳亢，不可更投辛散之品，宜酌加清肝息风或养阴之品，若再用辛散，痛势不减而阴分愈亏。

然温病顾阴，并非单纯滋阴增液。若邪已过卫入气，热势鸱张，徒用生津，不足清热，而津液亦未必遽生，邪热反而胶锢不解。助阳固能劫液，恋邪亦可伤阴。此时当以白虎之类辛寒清气、泄热存阴，否则养虎遗患矣。

至于实火充斥，阳明腑实，自须推荡，否则阳明之燥热一刻不去，热壅火炽伤津，津液亦一刻不复。单纯扬汤止沸，岂能治本。若见舌苔老黄，如沉香色，腹满拒按，此里实已成，阳明胃家为燥热所控，当急下存阴、釜底抽薪，宜承气之类。药后便结色黑者为邪未尽，若下时粪色见黄，为肠垢渐清，不可更下之。余曾治一老妪，年高古稀，头面肿胀，高热神昏，腑气不通，邪热充斥，病势危笃，用表里双解、釜底抽薪、急下存阴，以普济消毒饮加大黄，药服 2 剂，便通热退，应手而愈。若津液已伤，可以增液承气之属，切不可因正虚而惧攻，否则何能去病？当用硝、黄加生地、麦冬、玄参，共奏滋阴润下之功。

温病后期，邪热渐解，津液已伤，宜壮水增液。如症见身微热面赤，手足心热甚于手足背，口干咽燥，舌绛而干，脉象虚细等，可投地黄、麦冬、芍药、阿胶、麻仁、玄参之属。若大便秘结，余多以增水行舟，此属热灼津伤，不能再行攻伐，否则更伤其阴。低热不清，亦多由阴虚所致，不能再用苦寒，当以生地、知母、白薇、地骨皮、鳖甲之属，养阴清热可也。

温病初期，慎用峻烈发汗，邪盛之时，泄热存阴、釜底抽薪；后期填补真阴，皆为护阴之要诀也。

二、感冒与咳嗽

感冒与咳嗽是临床常见疾病，二者有密切关系。病由感受非时之气所致，以冬春为多，在不同的季节中往往各具不同的特点，如春多风热，夏多暑湿，秋多夹燥，冬多风寒。并与地区有一定的关系，如北方多风寒，南方多湿热。人的体质强弱，更为致病与否的决定因素。

肺为娇脏，乃五脏六腑之华盖，职司呼吸，外合皮毛，开窍于鼻。经云："皮毛者，肺之合也，皮毛先受邪气，邪气以从其合也……"感冒与咳嗽和肺有密切的关系，病变的部位在于肺卫。

本病按其证候表现，一般可分风寒、风热两大类型，另有夹湿、夹暑、夹燥等不同兼证。治法须遵循肺宜宣通、肃降，在卫者可汗的原则，肺虚腠理不固者，应解表兼补肺气，风寒、风热未退，忌早服滋腻之品。轻者用前胡、桔梗、蝉衣，重者用荆芥、防风之类。凡属风寒感冒，可随证选用杏苏散、金沸草散（去细辛）、葱豉汤；风热感冒一般可用桑菊饮、银翘散。在临床上有时风寒、风热不能截然区分，常有寒热夹杂，以内有蕴热，外感风寒为多见，即外寒内热，俗称"寒包热"证。一般可先用辛温散寒，发汗解表。汗出恶寒已罢，身热不解，兼见口渴、咳嗽、咽干、苔薄黄、舌红、脉数，当再以清热透表，亦可随证用辛凉宣透泄热之法。但此种寒包热证，不可早用寒凉之剂，遏伏其邪，以致缠绵不解，拖延时日。

感冒多属病邪在表，病位轻浅，当用汗法，使邪随汗而解。《素问·阴阳应象大论》谓："体若燔炭，汗出而散。"治皮毛者，用药宜轻，不宜重浊。所谓"治上焦如羽，非轻不举"。解表之剂，不宜过煮，一般煮开后再煎 3～5 分钟即可，过煮则药性耗散，作用减弱。有的芳香辛散之品，必须后下，如薄荷后下取其气之辛散。解表之剂，用量宜轻，一般 3～9g 即可。饮服之药量不宜太少，一般 300～400ml，过于浓缩或服量太少，往往不起作用。汗法取汗以周身微汗为好，汗出不宜太过。汗出过多，则耗伤正气。如汗出不彻，病邪不退，此时可以增加衣被，多饮热茶或加饮热米汤可助出汗。

素体亏虚，卫阳不固，外邪乘虚而入，病邪入里，症情加

237

重。治疗时需根据标本缓急，具体对待。

正虚还需辨其气阳虚、阴血虚。如气虚感邪在表，可予南沙参补肺气，兼止咳化痰。北沙参味厚，可滋养肺胃之阴而生津，如表邪未尽，不宜早用。参苏饮亦可选用，如潞党参、苏叶、防风、川芎、前胡、半夏等。咽痛加桔梗、甘草，无汗加豆豉、葱白以通阳发汗。

如患者阴血不足，感受外邪，必须养血滋阴以充汗源，再与发汗之品同用，邪正兼顾。药用苏叶、豆豉、前胡、荆芥配玉竹、麦冬、生地等。另如青蒿养阴清热，虚证、实证均可运用。

虚人感冒，病情多见反复，必须十分注意生活起居，避风保暖。

关于四时感冒用药，春天风木当令，风邪外感，肺卫不宣，常用杏苏散加减，药如薄荷、苏叶、杏仁、桔梗、羌活、前胡、防风，如咳嗽痰多加陈皮、半夏。

夏暑之时，暑风入侵，每多夹湿。常用藿香、佩兰、杏仁、通草、荷叶等。如高热无汗、口渴、恶寒，可用香薷；夹湿明显，可用薏苡仁、六一散、川朴等。

秋季感冒，燥气当令。如久晴无雨，则燥伤肺津，肺失清润，而成秋燥之证。秋燥尚有凉燥与温燥之别。外感凉燥，鼻塞恶寒，咳嗽痰稀，多用苏叶、前胡轻宣发表，杏仁、桔梗、枳壳宣降肺气，半夏、陈皮理气化痰。若温燥伤肺，则发热不恶寒、头目胀痛、心烦口渴、咽痛唇裂、干咳无痰、舌红少苔、脉浮而数，当需清宣肺气，常用南北沙参、薄荷、连翘、桑叶、杏仁、桔梗、甘草、梨皮；如咳嗽有痰，可用贝母、蒌皮；燥热灼肺，肺络受损，咯血衄血，可用茜草、藕节、白茅根等。

冬日感冒，多由感受风寒所致。常有恶寒发热、无汗头痛、鼻塞流涕等症，可用麻黄汤解表发汗、疏风散寒。如汗出恶风，表邪不解，可用桂枝汤，发汗而调和营卫。至于桂枝、麻黄之用量，应根据症情体质，但一般不宜过大。

咳嗽痰黏白难咯出者，加瓜蒌皮；痰清白而薄，加法半夏、陈皮；有热证者加马兜铃、芦根；痰转黄稠有向愈之机，即可去麻黄，加子芩、炒竹茹；咳甚，咳声清高，痰白黏稠，或干咳无痰者，可加泻白散。

如咳嗽多日不已，舌质红，苔少，宜养阴止咳，用南沙参、玉竹、天麦冬、百合等，佐以化痰降气，如旋覆花、海蛤粉、白前、苏子、杏仁、川贝（或象贝）、枇杷叶等。

胸中痰气交阻，胸闷，脉滑，苔白腻者，配枳壳、桔梗宽胸理气；舌苔黄腻，脉滑带数，胸闷痛，加川连、瓜蒌、半夏等；肺气上逆而不降，可用白芍配沉香以降气；痰湿犯肺，胸闷纳呆，舌苔腻，宜三子养亲汤、苏子降气汤。

咳嗽初起，外邪未清，不可早用滋腻之味，否则使病邪缠绵不解，日久有成痨之可能，所谓"伤风不醒便成痨"，切需注意。咳嗽不久，如即服滋腻之药或油腻之食等，结果外邪留恋，甚则声嘶、咯血、胁痛，应慎之。

有些简易的药食治疗，对咳嗽病症，用之得当，颇有良效。

如用生梨，纳入麻黄2g蒸熟后切成梨片，煎汤服，宜于风热咳嗽。梨子一只去心核，放入川贝3g，稍加水蒸熟，喝汤吃梨，或酌加冰糖服之。或将梨放在豆浆或饴糖中煮熟服，宜于风寒之邪已去，咳嗽不已之证。

又法：用两只鸡蛋、半两猪油（或麻油）、半两冰糖（或白糖）、两片生姜一起蒸熟，每晚 1 次。如咳甚痰中带血丝，可用白茅花（连杆）15g、藕节 10 枚、水豆腐 1 块，放 3 碗水煮 2 小时，约浓缩成 1 碗水，分 2 次服。此方对牙缝出血、鼻衄亦有效果。

三、哮喘

哮为喉中有水鸡声，痰不易咯出。喘为气息急促，甚至张口抬肩。临床上哮多兼喘，喘未必兼哮。

哮喘颇常见，时时发作者，往往不易根治。有因幼年出麻疹后不避风寒，不忌辛辣甜咸而成。也有起于中年感冒风寒，治不得法，或不慎口腹，风寒或痰热留恋于肺络气道所致。但此病之起常与体质有关，有谓"宿根"，即指容易发病之内因。李用粹《证治汇补》谓："哮喘为痰喘之久而常发者，因内有壅塞之气，外有非时之感，膈有胶固之痰，三者相合，闭拒气道，搏结有声，发为哮喘。"

临床表现每因气候变化、地区不同而各殊，有的至初冬西北风一起而触发，至翌年春夏，不治而愈，若此者多属寒证。有的至夏天随气候炎热而触发，多属热哮。偶有随地区而触发，如有人在某地常发，到他乡则不发。也有不分季节，四季都发。临床上寒哮最多，寒包热者也不少，纯属热哮者较少见。

治疗本病一般应遵循暴发属实，久发属虚；在肺为实，在肾为虚；发时从实治标，平时从虚治本等原则。

凡属寒哮，以小青龙汤为主方，在运用时可加大温药剂量。因宿旧之寒痰，痼结于肺，非大温不化。通过实践，桂枝、麻黄可用各9g，细辛亦可增至4.5g。五味子与干姜同用，一开一合，可防止辛散过甚之弊。轻者可用射干麻黄汤，并配合苏子降气汤或三子养亲汤等。另有冷哮丸，疗效也颇佳，成分为白砒、豆豉，每次用100～150mg，冷茶汤送服，但白砒炮制要严格，剂量应慎重掌握，密切观察，否则会引起中毒。凡属热喘，见有舌苔黄腻等征象，可用雪羹汤（即海蜇、荸荠），另可加蛤粉、蒌皮、竹沥、胆星。亦可用五虎汤（麻黄、石膏、杏仁、枳壳、茶叶）治疗。凡属寒包热的哮喘，可用小青龙加石膏汤或麻杏石甘汤。

还有一类哮喘，属于下虚上实，下元虚惫，痰浊壅肺，可用小青龙汤合黑锡丹或金匮肾气丸治之。

平时，忌食腥膻油腻与生冷之物，少吃荤菜，以免助湿酿热生痰。

另有简易方两则：

一方为白芥子30g、牙皂15g，开水泡牙皂取汁，用汁浸白芥子一宿，第二天取出晒干，放在锅中炒香，以患者年龄大小计算，每岁服1～2粒，1日2次。经久服用可减轻发作。牙皂祛痰涤垢，白芥子亦为祛痰之品，故此方能化胶结之顽痰。

另方为景瓜1个，开个洞，去瓢，灌满饴糖，隔水蒸煮，每次1匙，每日2次，功能化痰定喘，对久咳亦有一定效果。

四、失音

语声沙哑，甚至不能发声，谓之"失音"。病有新久之别，大凡暴瘖属实，久瘖属虚。然亦有体质虚弱，感邪致瘖，病虽久而邪未尽者。如一患者失音反复 20 余年，此次音嘶半载，迭投养阴生津之味未效。观其舌质虽红而苔仍薄白，在前方中加用麻黄 1.2g，宣通肺气，其症好转。再益木通 3g，通心理肺、利九窍，音响自亮。由此可见，不可单从病程定其虚实。

肺若悬钟，撞之则鸣。实证多由风邪外袭，肺气失宣，或阳盛之体，加感风邪而致寒包火证；亦有因外邪未尽，早食油腻之物，或误投补益之品，中焦壅滞，食积生痰蕴热，风邪痰热搏结，邪气闭肺，宣肃无权，金实不鸣而致瘖。

余治失音，因风寒者常用射干麻黄等。如痰浊壅盛，可加莱菔子，或用导痰汤加减。寒包火证，加石膏、黄芩清泄肺热。感受风热者，常投加味甘桔汤。属痰热偏重者，呛咳音嘶，痰不易咯，色黄白黏稠，痰带血丝，喉痛，咳声不扬，脉滑数，余常嘱病者服雪羹汤。该方系荸荠、海蜇头二味。海蜇咸寒，软坚消痰，荸荠化滞，痰滞得下，肺气宣通，声音自亮。此外，蝉衣、桔梗、马兜铃亦属常用之药，蝉衣、桔梗清宣，兜铃肃降，一升一降，壅塞之肺气得以通畅。

虚证失音，往往伴有咽痛而干，夜间尤著，此阴虚喉痹，治疗宜按虚损程度，用生脉散、百合固金丸、六味地黄丸等方。此阴中伏火，日夜熬煎，津液耗伤。甘寒之药，甘能胜热，阴液滋而火自熄，液得润而燥自除。但用药时亦不宜过分寒凉，否则中土受戕，由肺及脾，出现浮肿、不思食、大便溏，此为"过中"，调治为难。

实证不用过分寒凉或滋腻之味，因肺为娇脏，用药宜清扬。虚证不投过分疏散之品，免犯虚虚实实之戒。

242

40 年前余曾治一青年男子，患湿温证，长期缠绵不解，先发热脘痞，白痦外透，湿热酿痰，内蒙心包，神昏谵语。舌苔黄垢而腻，脉象濡滑而数。投菖蒲郁金汤合至宝丹，清热化湿、豁痰开窍，病者热退神清，饮食渐复，然痦不能言。似此湿温后失音，较为少见，用宣肺化痰之剂未效，病家焦虑，恐成哑巴。余再诊之，见其两耳不聋，精神渐振，肾精未衰，尚有恢复之机。嘱病家不要乱服药物，眼下重在调养，过旬日正气来复，病可告愈。越 10 余日，忽然腹痛，便下黑粪半痰盂，其声即出，失音从此而瘳。

按：心脉主舌，脾脉络舌，痰瘀乘虚闭塞心脾之络，故致失音。药食调养，正气恢复，邪不能容，痰瘀得从下泄，正胜则邪自却。

五、泄泻

泄泻，《内经》称为"泄"，汉唐时期多称"下利"，宋以后称"泄泻"，孙文胤《丹台玉案》云："泄者，如水之泄也，势犹舒缓。泻者，势似直下。微有不同，而其病则一，故总名之曰泄泻。"

泄泻当分久暴，暴泄于夏秋淫雨湿胜之时多见，缘饮食不慎，感受外邪而起。脾为中土，职司健运，饮食所伤，外邪乘袭，脾不健运，清浊混淆，分利失职，遂致下泄。若兼外感表证，寒热头痛，舌苔薄白者，宜以藿香正气散加减。表证重者加荆、防或豆豉。暴泻稀水，便时肛门迫响有声，腹鸣作胀，宜加煨葛根、煨防风之属，取祛风胜湿之意。啖生冷瓜果过多而引起者，宜砂仁、肉果。腹鸣不痛，溲清，水泄如注，苔白

张泽生医案医话集

厚腻者，湿盛也，以胃苓汤治之。肛门灼热，便溏如酱，口干且苦，舌苔黄腻，脉濡数者，属热盛，宜葛根芩连汤合六一散、车前子。兼小便不利者，合五苓散。前人言："治湿不利小便，非其治也。"泄泻有湿者，分利小便，则大便自实。

嗳腐如败卵，腹部绞痛，便后痛减，脉滑舌苔浊腻者，多由食滞，宜消积和胃，神曲、山楂、麦芽、鸡金为常用之味，伤于酒者，加葛花、砂仁佐之。

久泻不愈，因劳倦而复发，纳减腹胀，宜健运和中，多以六君子汤加减。"清气在下，则生飧泄"。若脾虚气陷，水谷并趋大肠，而兼虚胀、腹部下坠、脱肛者，常可益以升、柴，鼓舞脾气，升腾清阳，脾复健运，泄注自已。

肾为封藏之本，主司二便，肾阳不足，火不生土，完谷不化，兼腰酸畏寒，脉沉细者，宜四神丸加减治之。滑脱不禁，加赤石脂、禹余粮、煨诃子。

腹鸣攻痛，恼怒辄发，嗳气泛酸，属肝脾不和，宜痛泻要方抑木扶土，或加乌梅、木瓜、生山楂等柔肝酸敛之味。

劳瘵面黄形瘦色枯，舌红少苔，脉细无力，干咳、痰少、盗汗、潮热，又兼泄泻者，是肺阴不足，脾土亦弱。脾喜燥，肺欲润，滋肺则碍脾阳，温燥易伤肺阴。此时当以参苓白术散加减，培土生金。脾为后天之本，又为肺母，故有生肺之功。经云："饮入于胃，游溢精气，上输于脾，脾气散津，上归于肺。"参苓白术散药性平和，无大温辛燥之味，亦无寒凉之弊。兼舌红口干者，酌配石斛、白芍；咳嗽少痰者加百合、沙参、紫菀；潮热加银柴胡、地骨皮；盗汗多者，合龙、牡治之。该方中白术宜用于术，于术色黄气香，黄色入土，气香醒脾，以人乳制其燥性，阴分不足者尤宜。曾治一病者余某，男，40 岁，患劳瘵 10 余载，反复咯血，近月又增便泄，日 2~3 行，胃纳欠馨，咳嗽痰白，舌淡红苔白，脉细。此脾肺两虚之候，亟宜培土生金，乃投南沙参、怀山药、于术、川贝、白芍、茯苓、甘草、煨木香、白扁豆、橘白、谷芽等，服 5 剂，泄泻即止。后以健脾补肺之膏剂调理，精神渐振，体重增加，咯血亦愈。

六、痢疾

痢疾古称"肠澼"，在《金匮要略》中统属"下利"。后人因其滞下不爽、有传染性，而有"滞下"和"时疫痢"之名。本病为夏秋常见之病，尤以雨湿较多之年，更易流行。其主证以腹痛、痢下赤白、里急后重为特征，多由感受暑湿疫毒而起。痢疾以恶心为忌，脉大为忌，高热为忌，噤口厌食为忌。久痢不愈，频频作坠，下如鱼肠、鱼冻、血块，甚则如屋漏水者，殊防恶变。

痢初夹表证者，治应表里双解，当辨其暑、湿、寒三者孰轻孰重。若暑邪重，余多选用黄连香薷饮，湿重以藿香正气丸，寒重以荆芥、防风、豆豉解其表。另配合木香槟榔丸、香连丸、枳实导滞丸加减。然解表不可大汗，否则正虚邪炽。夹表之痢，宜先解其表，而痢得止，或表里双解。若表不解，而痢先止，病邪入里，有转成疟疾或湿温之可能，每致病程缠绵。痢初忌止涩，否则关门留寇，而致休息痢或成鼓胀。病邪初退，余每以扁豆、建曲、薏苡仁、冬瓜子等运中调理，继予参术健脾。

热毒壅盛，大便脓血胶结，口渴引饮，宜白头翁汤清热解毒、凉血止痢。然此方苦寒，用药中病即止，并佐木香、槟榔、楂曲、枳壳等行气导滞之品，取"行气则后重自除"之意。否则胶滞之积未去，中土必受其戕。

若下痢白色黏冻，寒湿偏盛者，可以不换金正气散加减。脾胃素弱者，选用六和汤，若用苦寒，每伤脾阳。

古人云"痢无补法"，此仅适用于暴痢。若病程迁延，正虚邪恋或脾肾两虚，延成久痢、休息痢，甚至滑脱不禁者，此时应根据阴阳虚损之情，阳虚者可以桃花汤、禹余粮丸、真人养脏汤温补固涩；伤及阴血，以驻车丸、阿胶连梅汤清润养阴；病邪未尽，时发时止，佐以化滞和中之味，如焦山楂、炮姜、枳壳之属；兼有腹部虚胀、气坠、脱肛之症，余常于药中加入升麻一味，盖脾以升为健，益气升清，冀其脾复正位，运化得常，而痢自止。

七、癥积

癥积乃指腹内积块，其证或胀或痛，与瘕聚不同。积者有形，固定不移，痛有定处，属血分而在脏；瘕乃无形，聚散无常，痛无定处，属气分而在腑。《金匮要略》谓："积者，脏病也，终不移；聚者，腑病也，发作有时，辗转痛移，为可治。"

癥积之所成，与情志不畅、饮食失调、寒凝、气滞有关。但常因正气不足，而后邪气踞之，故邪阻气滞，血瘀成积，正虚邪滞，亦可成积。

癥积大致可分3期，初期正气尚盛，单补无益，宜用破癥，搜而逐之，桃仁、红花、穿山甲、水蛭、虻虫可随证选用之。然此类药多峻烈，故宜攻之有度。《素问·六元正纪大论》云："大积大聚，其可犯也，衰其大半而止。"中期邪正各半，乃需攻补兼施，俟正气转强，亦可相机攻之。后期元神衰败，正气不足，不任攻伐，唯有培本益气。现举一例，友人贺某之妻，抗战时期，逃难在沪，颠沛流离，起居不安，遂患血崩，经潮如涌，面㿠神疲，卧床不起。西医检查为卵巢囊肿，大如碗口，亟须手术治疗。然体弱不任，求治中医，迭投止血之剂罔效，服破癥之药，痛更剧。余用别直参9g，桂圆肉20枚，煎汤服数日，崩漏渐止。药饵调摄4个月后，积块消散而告愈。此乃劳倦伤中，气虚血滞所致。以人参大补元气，桂圆养血归脾，甘温补益，脾运渐复，气旺血行，养正而积自消。洁古云："壮人无积，虚人则有之。"此例可证。

八、头痛

头痛系临床常见之症，可见于多种急慢性疾病中，有外感、内伤之别。头痛拘急，喜以棉帛裹扎，痛势较剧，兼之鼻流清涕，多为风寒致病，常以荆防败毒散、葱豉汤治之，药后汗出表解，头痛即愈。若头痛且重，苔白腻者，兼有湿浊，可酌情选用祛风胜湿药，如羌、防、藁本之属。风热头痛，头部多有灼热感，宜用辛凉之剂，如桑菊、银翘之类。感受时邪，超过一候，头痛甚剧或偏于一侧，兼抽掣者，多由阴液不足，或因辛温过量，激动肝阳，宜酌加清肝息风或养阴之药，若一味散风，痛势不减，阴分愈损。

经云："风气循风府而上，则为脑风。"冒风或屡感风寒客于脑府，头痛屡发，病程较长，余常用川、草乌各6g（病重者生用，轻者用制品），白芷 18g，僵蚕 18g，生甘草 9g，研细末分 6 包，每日 1 包，饭后清茶调服。曾治此类头痛 10 余人，诸药未效，投上方 1~2 料即愈。如陈某，年 40 余，系东北某厂工程师，患头痛 30 载，反复发作，位于后脑，甚至连及面颊，服多种西药无效，用平肝息风剂加羚羊角，痛益甚。头颅摄片，无异常发现，诊为三叉神经痛。愈发愈频，感寒尤剧，甚则昼夜不能交睫。前来门诊治疗。视其外表，形体较胖，舌体胖白质嫩。此气虚痰湿之体，风寒稽留脑府，处方同上列散剂，用制川草乌各 4.2g，生川草乌各 1.8g。服 1 料痛减，再服 1 料痛愈。舌质亦较红润，继以益气之剂而瘥。

头部跳痛有抽掣感，或似鸡啄，舌红脉弦者，属肝阳头痛，宜天麻钩藤饮，甚者可用羚角钩藤汤治之。若为风热引发，余多以桑叶配丹皮治之，既可疏散风热，又可清肝凉血。

阴血不足之头痛，常以用脑过度者为多见。有些妇女经产后头痛，亦属此类，多伴心悸少寐、头昏、耳鸣等症。余常用六味地黄丸酌加首乌、杞子、白芍、女贞子、黑料豆、白蒺藜等滋养阴血。

头痛且昏，劳后尤著，神疲乏力，舌淡脉细者，乃气虚清阳不升，应以益气升清法治之。今时有些医者，一见高血压就投平肝潜阳之剂，殊不知高血压亦有气虚者。余曾治一教授陈某，患高血压、冠状动脉粥样硬化性心脏病，头昏且痛，左胸膺痞闷，大便溏，啖生冷瓜果或水分过多之食物则腹鸣泄泻，畏寒，舌苔薄白，质胖嫩，脉象沉细。乃脾肾阳虚，络脉不和之候。余以六君子汤加附片、红花、丹参，服药年余，有时每日另以红参 6g 煎汤，至今症状全无，血压亦平。

形体肥胖之人，苔腻，呕恶，头痛且晕，可用半夏白术天麻汤。痰郁化热，舌苔黄腻，口苦，宜黄连温胆汤清化之。

若头痛日久，部位固定，甚至手足麻木不仁，或头部有外伤史，属瘀血头痛，应以通窍活血汤，活血通络。兼大便不通者，可参以抵当汤治之。

头为诸阳之会，三阳经均循头面，足厥阴经亦上会于巅顶。太阳经头痛，多在头顶部，用藁本、羌活，下连于项背加葛根。阳明经头痛，多在前额及眉棱骨处，宜用白芷、僵蚕、蔓荆子。少阳经头痛，多于头之两侧，并连耳部，常以川芎、柴胡治之。厥阴头痛，位于巅顶，连目系，可用吴萸。在辨证时参用上述引经药，每可提高疗效。

九、虚劳

虚劳者，虚损也。乃元气虚弱，脏腑亏损诸疾之总称。可由先天不足，后天失养而起，亦可因病致虚。历来理虚之法甚多，辨明阴阳气血亏耗程度，宗"损者益之"、"劳者温之"、"形不足者，温之以气；精不足者，补之以味"而治之，是其总则。

童年禀赋不足，加之后天失调，面㿠，骨小，肉弱，饮食不为肌肤，腹泻时作，舌质淡而少苔，多属阴土不足，余常以参苓白术散为主方，据证加减。如畏寒、肢冷，益炮姜、附片；有积滞者，合楂曲、鸡金、焦谷麦芽；久泻加煨诃子、赤石脂；气陷加升麻；自汗者合牡蛎、浮小麦、糯稻根须。总以胃气冲和，能食便调为顺，使后天之本得复，可补先天之不足。若治疗不效，因虚成劳，即有酿成童痨之可能。

成年劳倦过度，房事不节，或思虑无穷，所愿不遂，以致内伤其精，外伤其形，头眩目花，惊悸少寐，遗精盗汗，骨蒸咯血，女子经闭，需细心审察，分析五脏虚损程度。阴虚以六味丸为主，余常以首乌、芝麻、地黄、胡麻、女贞子、黑料豆、山萸肉、白芍、甘杞子随证损益。如阴虚火旺加龟板、知母、黄柏；惊悸恍惚合桂枝龙牡汤；骨蒸盗汗益地骨皮、白薇、银柴胡；月事不调以四物加味，内有干血，当以大黄䗪虫丸缓中补虚；阳虚者，以右归饮加味；若五脏俱不足，可予黄芪建中汤，执中央以运四旁。

"人以胃气为本"，"得谷者昌，失谷者亡"，医者所处之方药，均需照顾胃气，虚损病尤应注意。"胃为水谷之海"，"水去则营散，谷消则卫亡，营散卫亡，神无所依"，故用滋腻药时，需加香砂、陈皮醒胃和中。苦寒之剂，切勿过量，中病即止，且须药食调和，毋使损伤胃气。

药物可治病，而正气未复者，还需谷肉果菜以调之。胃旺能食者，可用血肉有情之品。若食减、便溏、欲呕者，当以健中为急，后议食补。余常以香砂六君加减，如太子参、炒白术、陈皮、法半夏、谷麦芽、木香、砂仁、冬瓜子、茯苓等药，醒胃运中。治胃气虚弱，气滞不运，不思纳谷者，通常嘱以生姜切片，用白糖渍之。置饭锅上九蒸，再于日光下九晒，加入煎剂服之，可使胃气冲和，纳谷增加。另，糯稻根须亦有养胃之功，若病后虚弱，胃纳不振，动辄易汗者，余常用之。胃阴不足者，当以沙参、麦冬、石斛、生地、玉竹等清养之味，亦可以乌梅、白芍、木瓜等酸甘化阴之品。另以荷叶、陈仓米为引，健胃升清，并可嘱配合冬瓜火腿汤、鸭汤等清养胃阴，为食养治疗。舌质干绛无苔，或舌多碎裂，舌上和颊内出现白色糜点，谓之口糜，此胃阴败竭之候，亟须大剂益胃养阴生津，或以西洋参、麦冬煎汤代茶，切不可再用苦寒之品。因苦燥伤阴，苦寒败胃，用之多害。判断脉象有无胃气，对预后关系极大。如脉来从容和缓，不疾不徐，为胃气未败，预后良好。若久病见刚劲成弦绝不至之脉，为胃气败绝，真脏脉见，与证不合，预后不良。

脾胃为后天之本，气血生化之源，肾为先天之本，真精密藏于肾，五脏虚极，穷必及肾，故治虚损，当重脾肾。若肺金之病，兼见久泄，此为"过中"，症情较重，亟宜培土生金。久病脾败，出现四肢浮肿者，则病危，即《内经》云"四维相代，阳气乃竭"。虚劳久病，有痔漏或脂水浸淫，此为肠漏，难治，尤以肺劳为病深，盖肺与大肠相表里，此上损及下故也。又"精夺者耳聋"，久病闻听失聪，耳轮焦枯者，肾绝也，不易调治。

十、尿浊

尿浊者，小便浑浊，白如泔浆或夹凝块，或如油脂，或呈败絮之状，亦有夹带粉红色，尿时不痛。其证多由脾运失健，湿热下注所致，日久脾肾受戕，迁延难愈。

大凡赤浊多属阴血不足或湿热下注；白浊乃阳气虚寒，统摄无权，精微下趋所致。

初病尿浊或夹脂块、血丝，尿道或有堵塞灼热感，兼口渴苔腻，脉濡数者，多由湿热下注，浊气流入膀胱使然，治宜清利湿热，余常用萆薢分清饮加减，夹血者益大小蓟、白茅根治之。

经云："阴精所奉其人寿，阳精所降其人夭。"奉者，脾胃和，谷气升；降者，脾胃不和，谷气下流。症见尿浊反复，溲色如浆，少腹坠胀，神疲乏力，治宜升提脾气，脾复正位，而浊自已，一般可以补中益气汤加减。

溲浊日久，脾伤及肾，见溲白如脂胶，尿频不痛，腰酸，头晕耳鸣，夜不安寐者，余常以桑螵蛸散治之，有益肾固涩之功。兼肾阴不足，湿热下注者，宜益肾清利，但用药不宜过分寒凉。盖寒性凝滞，易伤脾阳。唯甘寒佐以淡渗最为相宜，盖甘能化气，淡能利窍，余常用六味丸加通草。李时珍曰："通草色白而气寒，味淡而体轻，引热下降，而利小便。"

乳糜尿属尿浊者多，余曾治数例病程较长反复发作之乳糜尿患者，有中年妇女 2 人：一人反复发作 3 载，头昏、面黄、舌淡、肢冷便溏，乃脾阳不振，精微下泄，用补中益气汤合炮姜而瘥；一人兼腰酸耳鸣、头昏畏寒，乃脾肾两虚，脂液下流所致，投补中益气汤合猪肚丸加鹿角胶，半月向愈。另有一男子，患浊 8 载，兼有梦遗，尿道灼热，少腹酸痛，脉细数，舌红苔黄，迭投益肾阴、清相火之药无效，改以清心莲子饮加味，服 10 剂尿色转清。盖心肾不交，火扰精室则遗精，心火下移小肠，故尿浊而尿道灼热。用清心莲子饮者，滋其上源，清其心火，调其水道。另有妇产科医师李某患浊，服补益脾肾之剂，腰酸稍减而胃纳不振，尿浊不已，改以糯稻根须 60g，煎汤日服。2 个月后食欲渐振，肌肉亦充，尿浊自瘳。糯稻根须能益胃健脾，胃气日复，转输得常，清升浊降，故病得愈。

十一、血证

1. 衄血

衄血者，乃血液不循常道，上溢口鼻诸窍，渗于体外而致。因出血部位有异，故有鼻衄、齿衄、舌衄、肌衄之别，然以鼻衄、齿衄较为多见。

肝旺之体，五志化火，水亏之质，虚热内灼，膏粱嗜饮，胃中积热。盖鼻为肺之窍，龈为胃之络，火伤血络，迫血妄行，上干清窍则为衄血，感受风热燥火，更易触发。

鼻衄之证，若为感受风热，余多以桑菊饮加赤芍、丹皮、山栀、藕节、白茅花等清宣肺热，佐以清热凉血。肝火偏旺，木火上扰者，目赤善怒，脉弦数，加石决明、蛤壳、黄芩平肝清热。胃热上干，口臭渴饮，舌红苔黄，可用玉女煎，兼便秘者，加大黄清热通腑。若鼻衄量大势涌，应以犀角地黄汤加怀牛膝、制军。牛膝引血下行，制军泄热止血祛瘀。另用童便为药引，并用热水浸脚，外用黑山栀末塞鼻。

童便乃五、六岁童子之尿，先给其服白糖粥，第一次小便弃之，第二、三次小便取其中段，有清热养阴、化瘀止血之功。

鲜马兰根亦有清热止血之功。一瓦工，常鼻衄，发则势如泉涌，投凉血止血药如鲜生地、犀角、鲜石斛等即止，然受热则其疾复作，或晒太阳，或进浴室，必衄无疑。阳盛之体，复招热灼，故易出血耳。余嘱以鲜马兰根捣汁，日服 1 小盏，次日血止，续服半月，再不复萌。马兰根性平味甘，入脾肺二经，有清热凉血、解毒利咽之功，阳毒发斑，热证出血，皆可用之。

血从上溢，无非风火，但须分清两端，阳火实火可用直折，阴火虚火宜壮水制火，或引火归原，导龙入海。

齿衄之重证，又称牙宣。如血色鲜紫浓厚者，属阳明胃经积热，一般多以犀角地黄汤、清胃散治之。然血色紫暗，或如杨梅水者，属肾水不足，虚火上扰，常用知柏八味丸。若不效，另用生附子末和鸡蛋清，调敷涌泉穴，或以吴萸末、黄柏末为饼敷脚底心，引火归原，此为反佐之法。往往于养阴药中，内服或用少量温药，导虚火以归肾宅，每获良效。

2. 远血近血

血从大便而下，有在便前，有在便后，或单纯下血者，统称便血。先便后血谓之远血，远者或在小肠，或在胃。其色暗黑，如见面㿠神疲、恶寒怕冷、心慌气短、爪甲不荣、舌淡脉细等症，乃肝脾统藏失职，余多以黄土汤、黑归脾汤加减，益气温阳、养血归脾，冀其血归其经。先血后便谓之近血，近者或在大肠，或在肛门。其色鲜红，大便不畅，口苦，舌苔黄腻，脉濡数，乃湿热蕴积大肠，或肺移热于大肠所致，可用榆槐脏连丸、苍术地榆汤加减，清热化湿、和营止血。大便干结者，可嘱服鲜蚕豆叶煨红枣，清肠止血，或猪大肠煨黑木耳，清养止血，此乃治近血之简易方。

平日好饮，多有蓄瘀，或离经之血，瘀滞体内，脘部刺痛，痛处固定，舌质紫，便黑如柏油或夹紫块，当权衡正气轻重。若正气尚可，宜祛瘀止血，如失笑散、玉烛散、手拈散为常用之方。血止之后，再逐次调理。若正气已衰，慎防虚脱，

"有形之血不能速生，无形之气所当急固"，余常以当归补血汤加炮姜、蒲黄炒阿胶、灶心土或醋炒锦纹大黄等同用。若汗多、面㿠、脉细弱，可急用独参汤扶正救脱。此外，如参三七、侧柏叶、花蕊石、茜草等能行血止血，使血止而不留瘀。炒大黄为余常用止血之味，唐容川云："大黄一味，逆折而下，兼能破瘀逐陈，使不为患。"有祛瘀止血、通腑泄热之功。大失血时，不宜单投苦寒或止涩之剂，亦不宜单用养阴滋腻之品，否则恋邪积瘀，损伤胃气。血止以后，仍须细心调治，俾瘀去新生，气血充旺，以免反复失血，致成劳损。

　　芤脉乃失血所致，若脉沉细欲绝或细数不清，乃虚脱之候，脉细弱而缓和，为失血后虚弱，脉证相合，预后较顺。大失血后，脉洪大弦急者，血势不靖，慎防再度出血。

以案说治

一、战汗

前几年在某医院会诊一病员，余姓，男，20岁。患"伤寒"，经西药治疗已愈，唯下午低烧不退已月余。诊视病人，面色尚好，苔脉也无明显异常，既非阴虚发热，亦非气虚发热，更不是邪热留于阳明。余仔细询问之，在患伤寒过程中曾否出过汗？答：否。余即拟小柴胡汤去人参加青蒿和解清热。用柴胡透达少阳半表之邪，黄芩清泄少阳半里之热，青蒿味苦气香，能领邪外出，半夏和胃降逆，姜枣调和营卫。隔两日复诊，诉说服上方第2煎后2小时，即觉恶寒而战栗，继而出汗甚多，衣服被褥尽为汗湿，以后渐止。昨日未发寒热。此刻刚刚抬去透视回来，又在恶寒出汗。余诊之，脉尚平静，无头痛胸闷等症。处方用黄芪15g，桂枝9g，白芍12g，炙甘草5g，煅龙骨15g，煅牡蛎30g，制附子6g。服药两剂后出大汗，午后低热即退净。其间，仅注射些葡萄糖，未曾进行其他处理。

此例伤寒后潮热不退，可能由于未曾汗泄，表邪未尽。凡是外感恶寒发热之证，当先解表，因其失表，邪热留恋少阳，故用小柴胡汤和解之，使邪从外达，一泄无遗，本来不致再有恶寒出汗，因其大汗之后，腠理空疏，表卫不固，抬去透视，外受新邪，所以又恶寒出汗。故改用固表益卫之剂。此种恶寒战栗，乃属战汗之类。在战汗之际，肢冷脉伏，是邪正抗争之象，能见战汗，当是佳象，脉静身凉，则邪去而病可愈。

二、流涎

仪征县有一位中医师，50 余岁，患口生清涎，已历五六年，中西医多方治疗未效。当时症状，舌下终日有清涎上冒，从下唇外流不止，甚则胸前要用围布，心中如火燔灼，而口不欲饮，腰部觉冷，饮食大小便如常。脉沉细，苔薄白。检查大便无寄生虫卵。精神病院诊断为类似癫痫，以往曾用温肾滋阴、运脾和胃诸法未效。我院门诊某医师邀我会诊。余当时忆及《内经》有云："五脏化液……脾为涎，肾为唾。"从肾虚则水泛不摄，脾虚则统摄失职立法。因久病服水药不便，用成药缩泉丸合香砂六君丸，和匀吞服，嘱服 1 个月，口水已大大减少，嘱其再服 3 个月复诊，以后未见再来。

成人口生清涎，曾见于中风或癫狂。单独此症，尚无经验。当时见其有两点可疑之处，口生大量清涎而腰部寒冷，故认为病在脾肾。脾为涎，肾为唾，是脾不摄涎，肾水上泛所致。缩泉丸乃是治小溲频数之方，现用以治口涎多，亦属异病同治。

三、失血后腹痛发热

黄某，男，23 岁，有十二指肠球部溃疡病史 6 年，每因活动过度，引起呕血、便血，已3次。1975年4月9日，因参加球赛，剧烈运动，先呕血3次，后大便如柏油样共6次，估计出血量2000ml左右，由急诊室收住入院。入院后中药以参三七粉、白及粉各3g，调成糊状内服，每日3次。同时，给予益气止血剂，并配合西药止血针剂及输血1000ml，出血方得控制。但于入院第四天突然发热，测体温38.2℃，值班医生令其服桑菊感冒冲剂1包，并予APC半粒，药后汗出淋漓，但热仍不解，体温升至39℃，不恶寒，头目昏晕，腹痛拒按。查血：白细胞5.3×10^9/L，中性66%，淋巴32%，单核2%，舌苔黄腻，脉濡而数。大出血之后，气阴已伤，而用汗法，乃属误治。"亡血不可发其表"，《金匮要略》早有明训。患者不恶寒，不咳嗽，咽不痛，鼻不塞，岂是表证？刻下虽发热口渴、苔黄、脉数，若作内热治之，过用苦寒泄热，亦不合病机。失血之后，腹痛有定处，痛时拒按，恐由蓄血所致，蓄血亦可发热，急需活血化瘀，以祛肠腑积血，则发热可退。遂投桃仁9g、红花9g、大黄炭9g、当归9g、生地9g、赤芍9g、川芎5g、丹皮9g、炙五灵脂9g等。服药1剂，下黑便，发热旋退，2剂腹痛亦除。再以益气养血，调理而愈。

四、瘀血腹痛

往年于门诊带教实习医生时，曾遇一急性腹痛患者，年逾花甲，当脐腹痛，食入尤著，二便如常。舌苔薄腻，脉象沉弦，粪检未见虫卵。实习医生以肝脾不和论治，投以醋柴胡、当归、枳壳、青皮、白芍、香附、乌药、川楝子、木香、佛手等，3剂未效。二诊时又加入肉桂2g，疼痛更剧，呻吟不已，且吐紫血少量。余见病者痛有定处，得食尤著，服温散药出血，此乃瘀血内停之候，嘱将原方去肉桂，加五灵脂 10g。服3剂后又来复诊，患者甚喜，自诉病已十去七八，食入腹已不痛。学生问余："上次方中肉桂有温经止痛之功，何以改用五灵脂取效？"余曰："沉香、肉桂均能止痛，然为寒气凝结而设，大凡暴痛属实，食后反剧，久痛多虚，得食痛缓。此患者既往无腹痛病史，痛势得食反剧，属实无疑，服理气剂未效，投温散药腹痛更著，且吐紫血，痛有定处，故属血瘀之实证也，加投五灵脂能通利血脉、散瘀止痛，故而痛定。"

五、阳虚中寒腹痛

余曾治一妇人，患腹痛数载，起于阑尾炎手术后，西医诊断为"肠粘连"。曾服理气活血之方数十剂，及乳香、没药、丹参、当归、水蛭、穿山甲、麝香等蜜丸 1 料，疼痛始终不减。余诊之，其症腹痛绵绵，稍劳尤著，或感挛急，痛不拒按，面色少华，畏寒，四肢发冷，舌淡，脉细弦。张介宾曰："后世治痛之法，有曰诸痛属实，痛无补法者；有曰通则不痛，痛则不通者……互相传授，以为不易之法。不知形实病实，便闭不通者，乃为相宜；或形虚脉弱，食少便泄者，岂容混治……"此证一派阳虚中寒、气血不和之候，决不可拘泥病名，牵强附会，浪投攻伐走窜之味，遂以附子、肉桂、干姜温阳散寒，当归、白芍、川芎养血活血，乌药、川楝子调气止痛，共奏温养、调气、和血之功，药服 5 剂而痛减。忆《金匮要略》有云："寒疝腹中痛，及胁痛里急者，当归生姜羊肉汤主之。"时值冬令，乃嘱接服当归生姜羊肉汤 2 个月，终获痊愈。

六、中寒积滞腹痛

40 年前，余在家乡丹阳行医，曾治一青年农民，午前尚躬耕田间，饭后突然脘腹疼痛，矢气不通，胀闭难忍，呼号不已。西医诊断为肠梗阻，嘱其即去县城手术治疗。然路途较远，交通不便，加之病家经济窘迫，无法前往，家人延余前往诊治。视其形体壮实，面色青晦，问其大便已 3 日未通，触其腹，胀痛拒按，诊其脉，沉弦而迟，舌苔白滑而腻，此中寒积滞所致，急取三物备急丸 3g，开水送服。药后矢气频作，痛胀减轻，便下 3 次，腹痛遂愈。

三物备急丸乃巴豆、大黄、干姜 3 味组成。寒积郁闭，上焦不行，肠腑不通，非巴豆之峻剂不足开其闭，非大黄之荡涤不能消其滞，更加干姜祛寒守中，使邪去而脾阳不伤。今时治肠梗阻，多用硝黄之属，宜于热结腑实之证，若寒积为患，则非温不通，如株守寒下，徒伤正气，当须识此，勿令误也。

七、鼓胀

一板车工人，年 50 余，因发热便血入院。脘部胀满，触之不痛。经治热退，便血亦止，然腹部日见膨隆，渐至脐突，青筋暴露，腰平，四肢不肿。经做多项检查，谓非肝硬化，亦非肾炎水肿。曾用益气运脾、温阳逐水诸法无效。家人延余诊治。时值冬令，气候骤冷，宿患咳喘触发，难以平卧，痰多稀薄，遂从痰饮咳喘论治，投温肺化饮之剂，方以小青龙汤加减。药后咳喘渐平，小溲增多，腹胀日松，食欲增加，脘部胀满渐消。续按此法调治，鼓胀竟得痊愈。

鼓胀以腹部膨胀如鼓而定名，以腹胀大、皮色苍黄、脉络暴露为主症。《灵枢·水胀》篇载："鼓胀何如？岐伯曰：腹胀，身皆大，大与肤胀等也，身苍黄、腹筋起，此其候也。"此病者单以腹部膨隆，又青筋暴露，脐突腰平，故属鼓胀之列。

鼓胀之病位多与肝、脾、肾三脏有关。然病人素有咳喘，痰饮内停，脘部胀满，加之新寒引发，咳逆倚息，故以温肺化饮论治。《伤寒论》云："伤寒表不解，心下有水气，干呕发热而咳，或渴，或利，或噎，或小便不利少腹满，或喘者，小青龙汤主之。"方以麻黄、桂枝发汗解表，兼可宣肺平喘，白芍配桂枝以调和营卫，干姜、细辛内以温化水饮，外以辛散风寒，半夏燥湿化痰、蠲饮降浊，五味子敛肺止咳，甘草调和诸药。盖肺主一身之气，又为水之上源，气行则水行，气滞则水停，此乃肺失通调水道、下输膀胱之职。患者服宣肺化饮之剂，气运水行，溲增喘平，水道通调，饮去而胀满自消。足见中医治病，既要知其常，又要达其变。知常达变，贵在辨证。

八、急黄

余某，男，25岁，战士。因高热黄疸，住某院传染病区，诊为"亚急性黄色肝萎缩"。症见发热，全身黄染，腹部膨胀，小溲短少，色如浓茶，大便稀溏，神志恍惚。入院1周，经投抗生素及大剂量激素，发热已退，然黄疸及腹胀逐步加重，神志昏迷。邀余会诊，察其舌苔白腻，脉象濡数。综合症情，乃湿热蕴于阳明，肝胆失于疏泄，酝酿化热，熏蒸为黄，表里三焦均为邪热湿浊充斥，极为严重。拟用茵陈蒿汤、栀子豉汤，加银花、蒲公英清热解毒化湿。另用万氏牛黄清心丸2粒，用薄荷3g、九节菖蒲3g，泡汤化服，开其窍闭。药服2剂，神志渐清。然黄疸、腹胀、溲少如故，口干，舌苔灰白而腻，以原方去牛黄清心丸，改用神犀丹，加大剂清解之品。2日后再诊，病势未见进退，黄疸指数仍为160U。余思之，中药已服4剂，神志虽清，余症不减，舌苔甚腻，邪毒虽未内陷，然中焦湿热交结不解。知其激素用量颇大，经与病区主任反复研究，暂停用激素，以观病情变化，以免掩盖病之真相。余将原方减大黄加苍术，去神犀丹，改用甘露消毒丹，重在化湿清热。2日后往诊，体温复升至39℃以上，然神志尚清，身体困楚，欲汗不得，此邪热欲从外达，乃投以麻黄连翘赤小豆汤、栀子豉汤加甘露消毒丹。2剂后汗出遍体，体温下降，复查黄疸指数降至30U，后去麻黄连翘赤小豆汤，加清利湿热之味。共诊13次，病者逐步向愈。

《医宗金鉴》云："湿热发黄……热盛者清之，尿涩者利之，表实者汗之，里实者下之，皆无非为病求去路也。用麻黄汤以开其表，使黄从外而散。去桂枝者避其热也，佐姜枣者，和其营卫也。加连翘、梓皮以泻其热，赤小豆以利其湿，共成治表实发黄之效也。"佐栀子清热、豆豉透表、甘露消毒丹清热化湿，邪有外达之趋，因势利导，邪有出路，故病退矣。

九、胸痹

史某，男性，55岁，某县委干部。病经10余载，常苦胸闷，头昏，少寐，在当地服药千余剂，疗效不著，来宁诊治。

西医检查为冠状动脉硬化，神经衰弱。症见胸部痞闷，有窒塞感，呼吸不畅，腹部隐痛，大便日 2～3 行，质软，夜寐不酣，舌苔薄，脉细滑。证乃脾虚气滞，夹有痰湿。投党参、白术、枳壳、半夏、陈皮、茯苓、远志、白芍、白蒺藜。药后大便次减，余症平平。再益沉香，胸膺痞闷依然，苔白，脉小滑。余思此由阴乘阳位，当以胸痹论治。取瓜蒌薤白半夏汤加减，药用全瓜蒌、干薤白、太子参、桂枝、半夏、陈皮、广郁金、白蒺藜等。5 剂后胸膺痞闷减轻，头昏已瘥，唯夜寐欠安，患者甚喜，要求续服原方再加重剂量。余曰：既合效机，毋庸加量，原方去蒺藜加远志，连服数剂而愈。

　　脾弱之质，大便常溏，饮食不归正化，痰湿内生，浊阴上乘，清阳被蒙，是以头昏头痛。阴踞阳位，气机痞塞，以致胸膺痞闷。痰浊内阻，阴阳平秘失常，故夜寐不安。痰浊阻滞，肺气失宣，故呼吸不畅。治以通阳泄浊，辛开苦降，滑利气机。方用瓜蒌祛痰开胸，薤白通阳散结行气，桂枝通阳化气，半夏、陈皮化痰和中，党参健脾益气，郁金行气宽胸。气行痰化，胸阳得旷，而胸痹自解。

十、惊悸

　　一妇春节产褥，因旧社会迷信俗礼，燃烛敬神，新产妇于床上遥见烛光下似有人影而惊恐，当夜即发寒热，医投解表之剂，寒热退而神志恍惚，合目则呓语喃喃，自汗不已。服养血宁心之剂未效，即入城邀余往诊。其脉细而数，舌质红，时有惊悸，汗出津津。此乃产后百脉空虚，阴血亏耗，心失所养，复招惊恐。经云："惊则心无所归，神无所依。"汗乃心之液，汗多则阳气亦耗，而致气阴两损，神不守宅使然。即于前方益生脉散，重用五味子。处方：人参6g、麦冬12g、五味子9g、丹参12g、酸枣仁12g、朱茯神9g、干地黄9g、当归9g、牡蛎30g，1剂而安。

生脉散由人参、麦冬、五味子组成。方以人参益气、麦冬养阴、五味子酸敛生津、收敛心气，三者一补益，一清养，一收敛。复加丹参、地黄、枣仁养血安神，朱茯神、牡蛎镇摄敛汗，共奏益气敛阴宁神之功，神归其舍而惊悸遂安。

十一、眩晕

患者朱某，10多年前因宫颈癌手术后，患眩晕病，每年频繁发作，呕吐食物痰水，颇以为苦。曾用各种中西药物治疗，效果不著。细询病史，据称每于进食蒜苗后诱发。余思患者眩晕病发于手术以后，可能引起肝肾气血亏虚。蒜苗系辛热之品，辛能散气，热能助火，有损目昏神之害，对水亏木旺者，极其不利。故即嘱患者戒食蒜苗，以观动静。1979年1月，患者因糖尿病来诊，自诉从1972年起停食蒜苗后，迄今已8年，眩晕病一直未发。据此，可见因肝肾亏虚引起的眩晕，应忌辛热升火之食物。

十二、坐骨神经痛

邱某，男，40岁。4个月前觉右侧腿足疼痛，外科诊为坐骨神经痛，迭经针灸、火罐、外贴膏药、内服丸剂汤药数月，诸法皆未效，收入院。病者自觉痛在肌肉筋骨之间，足不能踩地。先投疏风化湿、通经活络之剂，治疗两旬，未见好转，昼夜痛剧难忍。余查房诊视，痛处无红热肿胀，口干喜热饮，苔白腻，舌淡红，脉濡缓。此乃痛痹之列，风寒湿三气杂至而成。盖寒主收引，阴寒之邪，乘虚侵袭，阻于筋骨血脉之中，血虚寒凝故痛矣。转以温阳通络、散寒止痛法治之。方中大熟地12g，麻黄3g，白芥子5g，地龙、鹿角胶、苍术各9g，桂枝、干姜、生川草乌各3g，药后2小时，病者即觉痛处有温热感，旋即疼痛减轻。原方加减，共服21剂痛已。

　　阳和汤有温阳补血、散寒通滞之功，方以熟地大补阴血，鹿角胶协同熟地生精助阳、强筋壮骨，配合桂枝、干姜温阳散寒而通血脉，麻黄、白芥子协助姜、桂以散寒凝而化湿滞，并与熟地、鹿角胶互相制约，甘草调和缓急。方中熟地、鹿角胶虽滋腻，得姜、桂、麻黄之温通，则补而不滞、通而不散，有相辅相成之功。更用生川草乌祛寒镇痛，苍术燥湿蠲痹。阳光普照，阴霾自散矣。

十三、瘫痪

　　妇女李某，患浮肿瘫痪之候2年余。一日忽然昏厥，人事不知，急送某院抢救，昏厥得苏，浮肿瘫痪依然，遂收入院。迭经多种检查，院内院外会诊，病因未明。拟诊为瘫痪，酸中毒。诸治未效，邀余诊之。见其周身浮肿，手足虽然活动，然起坐不能，两脚痿软不能任地，头面粉刺累累，以手捏之可出米粒样白色粉浆，鼻准亦有白浆自毛孔渗出。心烦懊㤂，足底发热，口干溲少，食欲尚可，大便正常。脉象濡数，舌苔黄腻。症情实多虚少，属于痿证之列。经云："湿热不攘，大筋软短，小筋弛长，软短为拘，弛长为痿。"其瘫痪乃湿热浸淫，筋脉不利，日久伤气，其粉刺亦为阳明胃热上熏颜面，血热郁滞所成。方以四妙丸（苍术、黄柏、薏苡仁、牛膝）、防己、泽泻、车前子清利湿热，黄芪益气化湿。张石顽云："殊不知湿热沉滞既久，非借辛热之力，不能开通经隧，"故加桂枝通阳和络化湿。7 日后再诊之，云：服第 1 剂药，吐去一半。第 2 剂药后，通身出汗，浮肿全退，足心发热，心烦懊侬亦见好转。唯小溲黄而灼痛，西医认为缺钾，已给服氯化钾等。视病者手足活动自如，与余握手，握力尚可，此阳气已通，湿热未清。故于原方去桂枝、黄芪，加重黄柏用量，益木通、草梢、萆薢清利湿热，计服 8 剂。三诊时症情大减，小溲刺痛已瘥，心烦懊侬亦定，头面粉刺稍平，扶持行走，已能下楼步履至医院大门。唯足底仍觉发热，久站下肢酸软疼痛，舌苔转为薄白。再以原方去木通，加五加皮。2 年之痼疾，湿热之痿，投清利之剂 10 余剂而告安。

十四、放疗后肛周痒疹

前几年余在门诊曾诊治一许姓患者，女，42 岁。1971 年因月经异常，经专科检查确诊为"宫颈癌"，因不愿手术而行放射治疗。放疗至 25 次时，引起直肠脱垂，肛门四周红赤，丘疹累累，奇痒难忍，行走困难。请外科、痔科诊治，未能取效。根据患者主症，认为系湿热下注所致，即拟清热利湿之剂。方用苍术 9g，木通 3g，银花 15g，甘草 5g，赤芍 9g，败酱草 15g，半边莲 30g。嘱患者头煎内服，二煎熏洗。5 剂之后，肛门疾患遂愈。故录之以供参考。

十五、产后恶露不下

长夏酷热，炎威逼人，一妇产褥，惧招风邪，乃闭窗覆被，遂受暑热。邀余视之，腹部疼痛，恶露点滴全无，身热有汗，口干时欲饮冷，小溲短少，心烦懊侬，难以名状，舌红苔少，脉象洪大。此产后百脉空虚，暑邪乘袭，伤气耗液。先以井水调服六一散，药后下身流出秽浊少许，继以西瓜汁频饮，紫血得下，腹痛顿除，发热亦退。旁人惊曰："产后宜温，岂有以井水、西瓜治恶露不下之法？"余曰："新产之后，阴血大亏，又感暑邪，壮热、口渴、大汗、脉洪，此夏暑发自阳明之证是也。若执守'产后宜温'之说，过用辛温燥血之剂，无异抱薪救火。此暑热外袭，津气两伤，乃以井水送服六一散，甘凉淡渗、清热存阴。西瓜性寒解热，有天然白虎汤之称，为夏令清热解暑、止渴除烦之佳品。药虽平淡，却能消息于无形，轻以去实，热去阴存，恶露自下。"

十六、小儿慢惊

40年前，尝治一小儿，年方4岁，杳不思食，发热3个月，诸治无效，渐至手足震颤，家人惊慌，抱来余寓诊治。察其面色㿠白，四肢不温，沉昏嗜睡，腹鸣便泄，澄彻清冷，舌质淡白，脉象沉细无力。此乃脾肾阳虚，慢惊之证。急投温补脾肾之剂，方用附子、肉桂、菟丝子、杜仲、山药、白术、茯苓、地黄、生姜、龙骨等。3剂后便下次数稍减，然大便色尚灰白，仍属釜底无火之证。原方加干姜、灶心土，续以温补固本、运脾调中，治疗 3 月余，食欲增进，肌肉渐充，震颤亦愈。

经云："诸病水液，澄彻清冷，皆属于寒。"脾气先伤，殃及肾阳，釜底无薪，火不生土，故腹鸣下利。其抽搐乃手足蠕蠕颤动，似抽不抽，似搐非搐，乃阳虚失于温煦所致，绝非热盛动风之实证。其发热乃虚阳不敛，浮越于外。若以苦寒甘寒之品则更伤其阳。唯有热因热用，甘温除热，方中病机。附、桂、菟丝、杜仲温壮命火，白术、茯苓健脾和中，龙骨敛其浮阳。更加山药、地黄扶脾益肾，冀其阴生阳长，并可使附、桂温阳而不燥，继以干姜、灶心土温中助阳，调理渐复。

十七、白血病高热

1978 年 10 月 28 日某医院邀余会诊，患者系急性单核细胞白血病。当时高烧已近 1 个月，最高体温达 40℃ 以上，汗出不畅，咳嗽胸痛，痰中带血，口干欲饮，右胯间㽷物高肿，结硬作痛，腑气已 3 日未行。住院期间曾用多种抗生素（包括国外进口的），高热始终不能控制。诊其两脉滑大而数，舌红少津。根据上述见证，乃属邪热由气入营，当用大剂清营泄热之品以透热转气。方用鲜生地 24g、鲜石斛 12g、薄荷 5g 后下、麦冬 9g、杏仁 9g、连翘心 12g、酒炒黄芩 9g、瓜蒌皮 12g、猪殃殃 30g、狗舌草 30g、一见喜 15g。嘱服 3 剂。3 天后复邀余会诊。患者服药后，高热已退尽，右胯间肿块亦已见消。从本例出现高热持续近月不退，伴有咳嗽、胸痛、痰中带血等症分析，患者病变在肺，并由气传营，故出现脉象滑大而数、舌红少津，急需重用大剂清营泄热之品，同时必需兼顾阴液。病虽为急性单核细胞白血病，但仍应按卫气营血的理论辨证施治，只要药证相符，即可收事半功倍之效。

方药心得

一、豆豉在温病中的应用

温病初起表热偏重，多主以辛凉之剂，然若表邪郁闭，则不宜早用辛凉。尤以南方湿气偏盛，若感受温邪，理宜宣透，但又不宜用麻、桂峻烈发汗，恐生变端。初起寒热、头痛、无汗、舌苔薄白者，多以葱豉汤治之。叶天士云："在卫汗之可也。"豆豉辛而微温，葱白之性虽属辛温，但辛而带润，温而不燥，故发汗而不伤津。唯葱白入汤煎，有人畏其辛温味浊而难服。或用鲜生姜皮，取其与豆豉配伍"以皮走皮"之义，且其性尚缓，汗出不多，可收泄卫透邪之功。若风温证，咳嗽较著，可以豆豉合杏仁、象贝、前胡、瓜蒌皮、竹茹等随证选用，寒热无汗，苔黄作恶，以豆豉配竹茹，协热下利，以豆豉合葛根芩连汤，解表清里。

表邪欲解，邪热欲入气分，内扰胸膈，虚烦懊憹不安，可用豆豉配栀子。栀子清心除烦，合豆豉宣泄胸中郁热，则懊憹自止。其时虽见里热，却又不可早投辛寒、甘寒之品，恐其闭邪；虽有脘痞饥嘈而又非痞证，正如张石顽所云："懊憹诸症，无积可攻，无痞可散，唯栀子豉汤可开发虚人内陷之邪，一涌而迅扫无余。”

若阳明热盛而见壮热、多汗、大渴、脉洪大者，当以白虎汤治之。然汗出不多者，余亦常配豆豉以透邪外出。曾治一患儿，约 5 岁，症见壮热无汗、咳嗽气喘、喉间痰鸣，入门即可闻声。前医先投麻杏石甘汤未效，询知其无汗，余于前方加入豆豉 12g，药后汗出热退，咳喘即大减。此表里俱热而邪无外泄之机，欲使邪解，当助透达，加豆豉一味，解肌发汗，引邪外透，病乃向愈。

若表邪未罢，邪入营血，劫烁真阴，发热，口渴，舌红而干，热盛津伤，可用生地、豆豉同煎，津伤可以鲜石斛、豆豉同用。在滋阴清热方中，豆豉之透达有托邪外出之功，此亦寓“入营犹可透热转气”之意。然邪未入营或阴液未伤时，切勿早施益阴之味，否则关门留寇，邪恋不解。

前人有“新感非汗不解，伏邪非透不达”之说。豆豉既能表汗，且能透达，可通过不同配伍，灵活应用于温病的各个阶段。

二、青蒿的临床应用

青蒿味苦，性寒，入肝胆经，具清热凉血解暑、退虚热、治疟疾之功。通过不同配伍，既可用于外感热病，亦可用于内伤杂证。《本草正义》载：“青蒿能散风火，善解暑热，气味清芬则宣利血滞而清血热，尤有专长。”吾常以青蒿配藿佩，用于暑热外感，发热无汗脘痞者；配豆卷用于温病初起但热不寒者。

邪入少阳，当以小柴胡汤治之，然病邪由表初传，虽有寒热往来之证，亦可有头痛身楚、汗出不彻之感，余常取柴胡与

271

医话辑要

青蒿配伍，既能清热，又能透邪。1962 年，余曾治一女学生邵某，患疟月余，每日午后先寒后热，甚则体温达 40℃，神昏谵语，至夜微汗热减，间日复作，多次查到间日疟原虫，注射喹宁，加针灸、发泡疗法，迭投中药和解截疟之剂未效。延余诊之，问其病乃乘船时感邪而起，其证寒热往来、头痛身楚、脉弦尚有浮意，乃投小柴胡汤去黄芩加青蒿、豆卷。1 剂药后，汗出遍体，次日热减，再服 1 剂而愈，未再复萌。此乃青蒿、豆卷能助其透达病邪出表，故汗出而瘥。

邪在少阳或暑湿类疟，寒轻热重，胸胁胀痛，口苦胸闷，舌红苔黄，脉象弦数者，余多以青蒿、黄芩配伍，以青蒿清透少阳胆热，黄芩苦寒清泄胆经郁火，共奏清胆化湿透邪之功。青蒿与柴胡皆能治疟，然柴胡擅长疏肝解郁，其性升散，青蒿清暑泄热而不伤阴，用于热重寒轻者尤宜。

温病后期，邪热留恋，阴液已伤，余常以青蒿和白薇配伍，二者既有清热透邪之能，又无伤阴之弊。若以阴伤为主，邪热未净，夜热早凉，常以青蒿配鳖甲。以鳖甲直入阴分，咸寒滋阴，以退虚热；青蒿芳香，一则养阴，一则达邪，阴液得复则自能制火，邪去而其热自退。另可益生地、知母、地骨皮等养阴清热，其效更彰。

《本草经疏》曰："青蒿气香先入脾，宜于血虚有热之人，蓐劳虚热，非此不除。"青蒿除治疗温热病外，还可配秦艽、鳖甲、地骨皮以治虚劳、低热不退、颧红、口干咽燥、五心烦热、形体消瘦之阴虚内热证。曾治一女，钱某，19 岁，患瘰疬 3 载，数月以来，日晡潮热，通夜热灼，黎明即退，午后为著，稍劳尤甚，易于自汗，舌红少苔，脉象细数。即从阴虚内热立法，投沙参、麦冬、青蒿、银柴胡、黄芪、地骨皮、炙甘草、肥玉竹、红枣，5 剂后潮热稍减，自汗亦已，唯大便干结，再加地黄、火麻仁，去黄芪，服 10 剂而瘥。

三、药物配伍点滴

按病情需要与用药法度，将两味以上药物合用，此谓配伍。据个人体会，有些药物互相协同，可增进疗效，有些药物相伍，可减其毒性与副作用。必要时，可将个别相畏相反之药合用，以适应复杂多变之病证。兹简述常用的一些药物配伍。

熟地与砂仁拌炒：适用于阴血不足，须用熟地补益，而胃纳不振者。砂仁调中行气、和胃醒脾，和熟地同炒，则补而不腻。

熟地与秋石拌炒：适用于阴虚火旺者。秋石性寒，味咸入下焦，且不苦燥，与熟地同用，有滋阴降火之功。

熟地与蛤粉拌炒：适用于阴虚之体，肺蕴痰热证。蛤粉咸寒，有清热化痰之功，伍熟地滋阴养血，可润肺养阴，兼化痰热。

熟地配附子：适用于阴阳两虚之虚劳证。附子大辛大热，与熟地配伍，可温壮阳气，而不伤阴。

白芍配桂枝：适用于太阳中风有汗之表证，有调和营卫之功，亦可治表虚自汗。桂枝解肌，芍药敛阴和营，使营卫调和，而自汗减少。

白芍配甘草：适用于腹痛，手足拘急。白芍敛阴和营，甘草甘缓止痛，有和营止痛之功。

白芍配吴萸：适用于厥阴寒滞之少腹疼痛、疝气。吴萸温中散寒、理气止痛，白芍敛阴柔肝。两药合用，有温经散寒止痛之功。

白芍配沉香：适用于肝胃不和之胸胁、胃脘胀痛、呕吐。沉香性温，善降逆气，白芍柔肝止痛，协同有柔肝和胃、降逆止痛之功。

白芍配白蒺藜：适用于阴血不足之头昏目花。白芍养血柔肝，蒺藜疏肝理郁、祛风明目，合用有养血柔肝明目之功。

白芍配乌梅：适用于阴血不足，津不上承之口干舌燥，亦治土虚木侮之腹痛泄泻。乌梅酸平，入肝、脾、肺、大肠经，酸能生津，白芍酸甘敛阴，可生津止渴、酸涩收敛、缓急止痛，故有涩肠定痛之功。

豆豉配鲜姜皮：适用于外感风寒轻证。豆豉配伍葱白，有人畏其汤剂有辛臭之味，取以皮走皮之义，可用鲜姜皮与豆豉配伍，姜皮行阳分而兼解表，有泄卫达邪之功。

豆豉配柴胡：适用于邪气初入少阳。柴胡和解退热，豆豉透表、引邪外出。

豆豉配石斛：适用于表邪未罢，邪热较甚，发热烦躁、口干、舌干红或绛。石斛滋阴、清热生津，豆豉透表，合用有滋阴透表之功。

豆豉配生地：适用于表邪未罢，里热燔灼，津液受伤，发热口干、舌干红或绛、烦躁。生地清热生津，豆豉透表，合用有清热生津透表之功。

人参（党参）配莱菔子：此为变法。二者相畏，而余在临床常用于噎膈病人，中气已虚而兼气逆痰阻者。莱菔子得人参，可降气消痰而不耗气，人参得莱菔子，补而不滞。

旋覆花配海蛤粉：适用于气滞痰结之胸痹，或痰喘咳逆之顽疾。旋覆花化痰降气，蛤壳消瘿散结化痰，协同可降气逆、化老痰。

桔梗配枳壳：适用于肺失宣降，气机不畅，胸膺板闷，痰浊内停。桔梗宣肺祛痰，枳壳破气行痰，以通痞塞，一升一降，共收宣展气机、化痰消痞之功。

远志配枣仁：适用于心血不足之少寐、心神不安、健忘或兼有痰浊者。枣仁养血宁心安神，远志利窍祛痰、安神益智，同收养心安神之功。

生地配木通：可治心移热于小肠之小便淋痛、舌红、舌尖糜破等证。生地清热凉血养阴，木通清心降火利水，引热下行，从小便而出。两药合用，清心泻火，不致苦寒伤胃，利水导热，而不伤阴。

桑叶配丹皮：适用于风热引动肝阳，气火偏旺之头痛者，或胁痛有火灼感等证。丹皮凉血清热，桑叶轻清疏泄、清肝明目。两药合用，有凉血清肝、疏风散热之功。

干姜配五味子：适用于水饮内停之咳喘证。干姜温化水饮，五味子敛肺止咳。五味子防干姜辛烈，耗伤肺气，干姜防五味子敛邪。协同用之则散而不耗、敛而不滞。

白茅花配藕节炭：适用于热迫血行之吐衄等病症。白茅花清热凉血止血，质轻清而上行，藕节炭凉血止血，相互配伍可治上焦出血。

红枣配鲜藕：为食养疗法。适用于阴血不足者，如妇女虚火迫血，经事超前，量多，尤为适宜。红枣健脾补中益血，鲜藕养血凉营，合用同收清补营血之功。

矾水炒郁金：适用于癫痫及痰火眩晕。郁金苦降辛开、宣开心窍，白矾酸咸而寒，能化顽痰、除痼热，协同用之能祛痰平火。

275

蒲黄炒阿胶：适用于肺阴不足，虚火偏旺之咳嗽、咯血。阿胶养阴润燥、补血止血，蒲黄行血止血散瘀。合用则养血而不腻滞，止血而不留瘀。

蛤粉炒阿胶：适用于肺阴不足，痰热偏重者。蛤粉清热化痰，阿胶滋养阴血，同用则养阴而不恋邪，化痰而不伤阴。

炒薏苡仁配冬瓜子：适用于疾病初复，胃纳欠振，亦可辅佐于补益剂中。薏苡仁化湿运脾，冬瓜子开胃和中，并能化痰，合用则调和脾肺。

沉香配肉桂：适用于中寒气滞之脘腹疼痛。沉香性温降逆气，肉桂温中补阳、散寒气、通血脉。合用则共收散寒行气、和络止痛之效。

辰砂配琥珀：适用于心神不安之惊悸、怔忡。辰砂镇心安神，琥珀安五脏、定魂魄。合用则安神定志之功尤著。

姜汁合白果汁：适用于痰壅咳喘。姜汁辛温散寒，白果化痰定喘，相互配伍可温散定喘。

姜汁合竹沥：适用于中风闭证或手足麻痹。姜汁辛温开结，竹沥清热豁痰、开窍通络。同用则辛开滑利、化痰通络之力增强。

姜汁配白蜜：适用于噎膈，呕恶痰涎、大便干结者。生姜化痰开结，白蜜甘平润下，同用则化痰润下开结。

韭汁配白蜜：适用于噎膈，食不得下、大便干结者。韭汁辛通，白蜜甘润，共收辛通滑润之功。

四、简述小建中汤

小建中汤系桂枝汤倍芍药加饴糖而成，药味不多，但配伍

276

严谨。其中桂枝合饴糖，甘温相得，温中补虚；甘草伍芍药，甘酸相合，和里缓急；更有姜枣，辛甘助脾，行脾之阴，而和营卫，宗"急者缓之必以甘，虚者补之必以温"之旨。余常以该方治疗中虚胃脘痛证。其证脘宇疼痛时发，悠悠绵绵，喜温喜按，饥时为著，得食则缓，多食则胀，面色少华或淡白，形瘦，脉细少力或虚缓，舌质淡白或少苔。临证时宜加减变通，灵活运用。目前，药房多缺饴糖，可嘱病者取高粱饴糖果数块，入汤融化，亦可收甘缓止痛之功。

该方加减不仅可治胃痛，亦可调和营卫，治疗阴阳两虚而以阳虚为主之虚劳证，及由此而致之眩晕、心悸、怔忡、失眠、血痹等病证。此类证候，温阳碍于阴，滋阴恐伤阳，温燥之药不宜，苦寒甘寒之味尤在所禁。投建中汤以健脾胃，盖脾为营之源，胃为卫之本，中气得健，营卫自充。中土为四运之轴，可上输心肺，下益肝肾，外灌四旁，充养肌肤百骸，故中气建立则阴阳相贯，辛甘行阳，酸甘化阴，阴阳相生，其病自愈。若见营虚者可加丹参、杞子、首乌，卫弱者益黄芪、党参。曾治一妇女，患痹痛心悸，西医诊断为风湿性关节炎、风湿性心脏病。前医迭投疏风胜湿、散寒解痛之剂，痹痛虽减而胃纳更差，心悸不宁。视其形瘦面白、舌质胖嫩、苔薄腻，诊脉细弱，乃营卫不充，络脉痹阻，以黄芪建中汤执中央以运四旁，加秦艽、威灵仙、豨莶草、酒炒桑枝、丝瓜络。服 5 剂后，心悸渐安，10 剂后，痹痛亦瘥。

医论撷拾

一、对肿瘤证治的点滴体会

肿瘤在当今已经是一种常见病。我过去曾参与研究中医中药治疗肿瘤的工作数年，虽没有取得很多成功的经验，但通过治疗，对控制病情的发展和改善症状有一定的作用，也有少数病例收到满意的效果。亦有个别病例，原诊断为恶性肿瘤，经服中药治疗后，临床症状改善，再行复查，谓原来癌肿病灶已经消失，究竟是原来诊断上的不明确，还是治疗后的效果，一时尚难确定。以下简述个人诊治肿瘤的点滴体会，以供参考。

（一）食道癌、胃癌

食道癌和胃癌一般属于中医学噎膈的范畴，其临床症状主要表现为吞咽困难、呕吐痰涎，或食入吐出、胃脘痛、形体逐渐消瘦等症状。本病的病机及证候属性，既反映了痰气交阻、气滞血瘀的实证，又表现了正气衰败的虚象。一般来说，早期多为肝气郁结，或痰凝气滞；中期多气滞血瘀，晚期则正气衰败。一为脾肾之阳亏虚的阳虚证，一为津液枯竭的阴虚证。

本病病理变化的主要因素是痰、气、瘀，发展规律往往从实证到虚证。

早期主要病理变化在于气，往往由于情志不遂，抑郁伤肝，肝失条达，气结不行，食道梗阻，一般用疏肝理气解郁之法。常用药如醋炒柴胡、郁金、苏梗、青陈皮、川楝子、佛手花、枳壳、金果榄、绿萼梅、合欢皮、白芍、木香等。

但有些病人亦可兼有痰凝，或气郁化火。因此，在治疗上应当灵活机动。

中期主要是由肝气抑郁不达，久则气郁化火，灼津炼液成痰，以致痰气搏结，或气机郁结不解，血行不畅。以气滞痰瘀证最为多见。治法主以理气化痰祛瘀。常用药物如桃仁、红花、五灵脂、没药、三棱、莪术、穿山甲、郁金、生军、瓦楞子、当归、莱菔子、枳实等。

在治疗痰气瘀结证时，首先应考虑正气的盛衰，若攻之太过，则瘀血未去而正气随之戕伤，故宜采用攻补兼施之法。气虚者加党参，大便干结难解者加韭菜汁、杏仁、瓜蒌仁等，如见有出血，加参三七行瘀止血。

本病进入晚期阶段，往往正气衰败、形体消瘦。由于矛盾的激化，一为阴液大伤而转化为阴虚阳结证；一为命门火衰，火不暖土，转化为脾肾阳衰证。

阴虚阳结证：治法宜甘寒濡润。常用药物如麦冬、沙参、石斛、白芍、橘皮、竹茹、天花粉、生地、炙甘草等。如口干甚者，加梨汁、藕汁、人乳、芦根汁、甘蔗汁等。大便燥结者加桃仁、杏仁、火麻仁、首乌。

脾肾阳衰证：治法以益气温阳为主。常用药如附子、干姜、党参、白术、肉桂、炙甘草、益智仁、诃子肉等。如有呃逆，加丁香、柿蒂，大便泄泻用荷叶包赤石脂入煎，若阴伤及阳者，可用桂附八味丸出入。

对本病的几点体会：

1. 对病因病机的认识。本病内因与情志抑郁有很大关系，如果既患此病，再加情志不乐，病情发展和恶化就比较快，忧思郁结，肝气不得条达，气郁化火，炼液成痰，痰凝则气尤滞，气滞则血瘀，阻结于食道胃脘，久之食道日益狭窄，致成噎膈。

患此病者，多数酷嗜酒醴，"向日好饮，胃中必有蓄瘀"，瘀凝气结，易罹此病。在辨证方面，痛有定处，状如针刺，食入痛甚，手按不减，吃生姜作呃，舌有紫气，应从蓄瘀论治。

过去历代医家强调"三阳结，为之噎"，但根据临床观察，亦有属于寒凝的阴结证，因此，单纯说膈证都属"三阳结"，可能不够全面。

2. 关于治疗的一些看法。个人体会：凡原来体质强壮者，治疗效果较好，身体一向瘦弱者，治疗效果较差。

由于噎膈病机并非一端，故临床必须辨证与辨病相结合，治法也不可拘泥。可在不同阶段，甚至同一时期参用几法同治。原则上，急者开其道，化痰理气、行瘀、降火治其标；缓则甘寒濡润、和胃降逆，或甘温补益、温运中阳治其本。正气尚强时，宜攻其邪；正气虚弱时，攻补兼施。

医案部分"噎膈案"，或系食道癌，或为胃癌，经服中药，症状均有不同程度改善，因记录不全，未能一一列举。尝有病者胡某，男，44 岁。确诊为贲门癌，于 1958 年 6 月 9 日，在某医院做食道下段及胃切除术，切除胃 1/3。至同年 9 月份，咯吐紫红色血块，此后呕吐断续不止，复查发现残胃小弯处有癌肿浸润，不宜再做手术及放射治疗，而来我院门诊。当时患者吐血反复不止，色鲜或紫，大口而出，1 日 2~3 次，胸部闷痛，脘痛如灼，痞硬拒按，嗳气呃逆，平卧后泛酸，只能进流质饮食，头眩目花。前后分 3 个阶段治疗，先用理气化痰，继用降胃和络，止血后用活血行瘀。同时服用神农丸，采用剧量法，自每日 5 粒开始，逐渐加到 28 粒（最大量）。经过上述治疗后，症状有所好转，由 1 日呕吐 2~3 次，减为 1 周

2~3次，精神渐振，脘痛、嗳气亦轻。治疗7个月后，体重由原来的 52.5kg 增加至 60kg，饮食由原来只能进流质而逐渐能吃稀饭、馒头。患者来诊时常要求继续服神农丸。治疗前后 X 线造影对照如下：治疗前，食管下段吻合口通过良好，唯胃贲门部钡剂呈充盈缺损。治疗后，食道胃吻合处通过顺利，胃小弯侧边缘呈轻度不规则，未见明显病理性异常，与原片对比，原充盈缺损与边缘不规则有明显好转。

目前，除辨证治疗外，在实践中发掘的单方、验方也不少，常用的有石打穿、铁树叶、白花蛇舌草、白茅根、半枝莲、蜀羊泉等。可随证选 1~2 种，加入辨证方中。

神农丸成分：马钱子 500g、甘草 60g、糯米 30g，研末为丸，如绿豆大。片剂每片含马钱子量 25mg，每次服 1 片，1 日 2~3 次，可与汤剂同用。丸剂每晚睡前服，开始为 5 粒，若无反应增加 1 粒，再无不良反应则继续增加至有微微抽震之感为度，最多每日不超过 28 粒，切不可多服，多服则中毒。

另外，余亦常用单方、验方治疗，如痰瘀阻塞，食入复出，或滴水不进，可用红硇砂研细末，每次服 0.6~1g，每日 2 次。此药有毒，能腐蚀恶肉、破瘀血。过量能使人呕吐、大便出血。或用急性子，每次 15~30g，威灵仙 9~15g，通噎膈利咽喉。如滴水不进，可用蔆荽、瘦肉各 60g 同煮，徐徐饮其汁，可渐进食。另用蟾蜍治胃癌、食道癌，也有一定效果。此外，关于用生半夏治噎膈，个人体会，噎膈以痰气交阻为多，每在进食时黏涎上泛，胃脘堵塞作痛，凡具此种症状，即可加用生半夏 9g，先煎 1 小时。服后堵塞感及呕痰现象可得缓解。因生半夏有毒，一定要先煎 1 小时，时间不能短，否则服后会有舌麻不语等毒性反应，宜加注意。

治疗噎膈的单方草药颇多，究竟哪种药物效果好，尚在摸索中。有些治癌的方中用虫类药，在一张处方里，用好多种虫药。也有的治癌方中，把几乎所有作用于癌肿的药统统用上，每味药量又大，要用大锅熬煮煎汤。然而，有些病员服之并不舒服，如龙葵、蛇莓、七叶一枝花、半枝莲、白花蛇舌草、土茯苓等，都属寒凉败毒之药，多用则有损胃气。个人看法，一定要根据病员的体质、证候的寒热虚实，综合各方面情况，辨证与辨病相结合，同时配合以上抗癌较有效的药物，用两三种即可，或单用一两味单方草药煎汤服亦可，不能一味追求药多量大。

以上是治疗噎膈的点滴体会，很不完整，可能还有不妥之处，需要在实践中进一步探讨。

（二）宫颈癌、阴道癌

宫颈癌、阴道癌系属妇科病，在旧社会妇女为旧礼教所束缚，有病难以启齿，误人甚多。新中国成立后，妇女得到解放，特别是经常开展普查，便于早期发现、早期治疗。

女子以肝为先天，女子生殖器部位属足厥阴肝经所络，并与奇经八脉有联系，故中医辨证治疗这类病症，也应联系及此。病理上由于癌毒内留，湿热内伏，瘀血凝滞，这是实的一面。究其发病因素，亦由正虚邪蕴所致，正虚是其本，邪实是其标。至于证候分类，由于体会不多，研究不深，个人认识肤浅，认为应根据症状，参考病人年龄分证讨论。

中年妇女，白带淋漓，少腹坠痛，阴道不规则流血，多由情志郁结，心脾两亏，肝经气火失调所致。治疗可以清泄肝经湿热为主，用龙胆泻肝汤加半枝莲、蜀羊泉。下血加紫草根、凤尾草根，白带多加椿根皮或茅术、黄柏。

更年期时，多数表现为月经淋漓不尽，或白带清稀、绵延不绝，或于绝经后忽然"月经"又潮，而且多日不净，可用生地、当归、醋柴胡、小蓟、紫草根、地榆、半枝莲、蜀羊泉等。少腹痛甚加参三七粉，或加蒲黄、五灵脂。血止后隔一段时间可能再流血，宜用益气摄血，兼清利解毒法。方用潞党参、黄芪、生地、白芍、丹参、黄柏、甘草、半枝莲、蜀羊泉。如少腹痛胀加乌药、川楝子、茴香。

老年妇女，如忽然阴道流血，少腹不痛，腰也不酸，一向体质尚健者，可用补气摄血法。药用潞党参、炙黄芪、生地、丹参、地榆、蒲黄炭、阿胶珠、血余炭、荆芥炭。如舌质光红，须加黄柏、龟板，去荆芥炭、蒲黄炭。血止后，可常服归脾汤调理。

另外，平时可用单、验方配合治疗，如半枝莲、蜀羊泉、紫草根、薏苡仁、白花蛇舌草、白茅根等。

多年前曾诊一患者，朱某，女，菜场会计。患宫颈癌已晚期，不适应放射线治疗及化疗，乃来我院门诊。当时形体消瘦，精神萎靡，阴道不规则流血，不流血时白带频多，少腹坠痛。服中药治疗3年多，一切症状均消失。以后自己继续用半枝莲、蜀羊泉，天天煎服，并加服我院神农丸，又存活3年。后因发现腹股沟淋巴转移，左髋肿痛，不能站立，转移至骨而死亡。

另有住我院附近"沈举人巷"一老太，60余岁，患宫颈癌，阴道不时流血，量甚多，有血块，腹痛剧烈，兼有胃痛、气管炎等病症，在发作时，即抬来门诊，不发时即不服药，时好时坏，迄今6年之久，尚存活。

286

阴道癌常有疼痛及赤白带下，臭秽异常，可用清热败毒之剂治疗。如生地、龙胆草、金银花、甘草、黄柏、土茯苓、败酱草、半枝莲、白花蛇舌草等。或加乳香、没药、罂粟壳以止痛。外治法可用雄黄、黄柏、大黄、熟石膏、轻粉、儿茶、白螺蛳壳、牛黄、冰片等，加油调涂阴道内部。

（三）其他癌肿治例

案一 包某，男，40岁，职员。

1974年，4月2日，因患网状淋巴肉瘤，左耳下肿块焮痛、发热不退，其脉细数，舌苔黄，蕴毒颇重，法以清化。药用忍冬藤、狗舌草、净连翘、猪殃殃、半枝莲、牛蒡子、鲜生地、炙甲片、浙贝母、白僵蚕等。服上药14剂，发热见退，左耳下肿块亦渐消、灼痛已轻。活检处流水，脉细数，舌苔薄黄。蕴毒未尽，一方面用原方中药续服，一方面配合化疗。至4月底，左耳下网状淋巴肉瘤渐消，未见发热，食欲增加，仍守原法出入，去浙贝母、白僵蚕，加丝瓜络，善后调治，病情稳定。

案二 朱某，男，62岁，木工。

1963年，经某医院确诊为肝癌，因其病情严重，又专程去上海某医院检查，证实肝癌，不能手术，于1964年2月4日来本院门诊治疗。当时肝区胀痛较剧，手不可按，形体消瘦，目珠不黄，不思纳食，口苦。超声波检查：肝较密复波，基底宽大，稀疏小波，明显分格波，肋下11.5cm，剑突下13cm，上下径14cm，厚11cm。当时诊其右胁下有明显积块，即按癥积治疗。但根据当时患者全身情况，乃属正虚邪实，以采用攻补兼施法为宜。故以七分攻邪，三分补正，使攻邪而不伤正，补正而更有利于攻邪。经过 3 个多月的治疗，患者饮食渐增，精神转佳。同时，做好病人的思想工作，发挥其与疾病作斗争的积极因素。连续治疗 2 年多，到 1966 年 3 月，患者病情好转，复查超声波亦有明显好转，肝区胀痛已大减，癥块缩小，已能到山东老家探亲。当病情稳定后，即改服丸药，长期调理。1967 年 3 月，患者已服丸剂 10 料，并恢复木工工作。

附所服丸药处方：党参、当归、黄芪、白芍、三棱、莪术、醋柴胡、桃仁、炙甲片、木香、炙鳖甲、青陈皮、炙甘草、水红花子、川楝子、香附、枳壳、水蛭、半枝莲、蜀羊泉、石打穿。以上药物共研细末，用玉竹、红枣煎汤泛丸，如绿豆大小，每日 2 次，每次 5g。

案三 吴某，女，33 岁，工人。

1964 年 11 月，在某医院确诊为纵隔肿瘤。当时患者胸部略有突起，左侧胸痛，呼吸困难，形瘦，来我院就诊。中医辨证为痰凝气滞，瘀阻络道，从降气化痰、祛痰和络立法论治。药用当归须、旋覆花、苏梗、赤芍、法半夏、桃仁、桂枝、红花、白芥子、煅瓦楞、刺猬皮、海藻、昆布等出入。服药到 1965 年 3 月，呼吸已畅，但胸部仍感隐痛。1966 年 6 月，开始服半枝莲、蜀羊泉、神农丸。1966 年 7 月，摄片见左肺内中带见有多发性分叶状结节状突出，边缘较清楚，心脏左移，与 1965 年 4 月 9 日胸片对比，左肺肿块阴影未见明显增大。后常服神农丸、半枝莲、蜀羊泉。曾一度恢复工作 1 年余。1969 年 3 月，病情突变，咳逆气喘、浮肿，心衰而死。

从这一病例来看，服中药能延长患者寿命，控制症状逾 4 年之久。

案四　一老太，左内腮溃破，如樱桃大一枚，中间白色，质坚硬，经北京某医院诊断为腮腺癌，饮食冷热均痛，治疗效果不佳。由其女陪侍来我院门诊。当时除局部病变外，脉象弦数，舌质红，辨证为肺胃阴伤，气郁化火。治用养阴清火之法，药用生地、沙参、麦冬、龟板、白芍、川贝、黄连、甘草、天花粉等，大约 3 个月，肿块渐消，症状显见改善。

　　还有下关某厂一工人，患左后脑作痛，听力渐退，左半面部麻痹。经两处医院确诊为左耳听神经瘤。于某院已预约 3 个月后的手术，患者因时间太长，痛苦难忍，来我院先服中药治疗。余据证从风寒瘀血凝滞治疗，用血府逐瘀汤加地龙、全蝎、僵蚕等。服 5 剂后，头部胀痛已轻，即用此方连服 30 剂，头部已无感觉。再到某医院重新检查，原经治医师问其为何不如期来手术治疗，病人便将服药经过详细告知，并要求复查。复查结果：原部位肿瘤已消失。

　　癌肿是以"癌毒"为患，尤以宫颈癌、鼻咽癌、乳腺癌、直肠癌、阴茎癌等，延至后期，溃烂腐臭，不可近人。如果正气尚能支持，可用大剂清热解毒药物。若正气已伤，胃气衰败，扶正尚且不及，何能再用大量清热解毒？宜扶正和胃，佐以清热解毒。胃为人之至宝，有胃气则生，无胃气则死。通过多年实践，我认为，治疗内外癌肿，最好应由中医内外科和西医外科三方结合诊治研究。例如以上所述溃烂的癌肿，可配合外治药物。中医外治药物较多，可选用去腐、蚀恶肉、解毒、长肉生肌等药物，使病人减少痛苦，提高疗效。

二、诊治萎缩性胃炎的病例分析及初步经验

萎缩性胃炎是现代医学名称，按其主要症状，属于中医胃脘痛、嘈杂等范畴。随着广泛应用光导纤维胃镜及直视下活体组织检查，报道萎缩性胃炎的资料日益增多。近年来，为了探讨中医中药治疗萎缩性胃炎的经验，我们在门诊、病房重点观察了一批萎缩性胃炎病人，发现绝大多数病员服用中药后症状消失或明显改善，部分病例经胃镜复查，证实近期治愈。现将临床记录较完全的 60 例萎缩性胃炎作一简单小结，并加以讨论，以冀进一步摸索中医中药治疗本病的规律。由于病例不多，多数又属门诊病例，观察不够仔细，看法上也可能比较片面，仅供临床参考。

（一）一般资料分析

60 例萎缩性胃炎中，男性 47 例，女性 13 例。年龄最小 27 岁，最大 79 岁，平均 47 岁。职业：干部 45 人（其中军队干部 10 人），医生 5 人，职员 3 人，农民 2 人，工人 1 人，教师 1 人，其他 3 人。主要症状：胃脘痛，以隐痛为多，喜热喜按，得食痛缓，或脘痛连胁，痞闷不舒，或嘈杂，或有烧灼感，伴有胃脘发胀、嗳气、口干、口苦、大便干结。也有少数病例夜寐不佳，血压、血红蛋白及白细胞均偏低，大便稀溏或隐血阳性。舌诊：舌红少津 9 例，舌暗红 10 例，舌偏紫 7 例，其他属正常舌质；舌苔以黄苔为多，薄黄苔 12 例，灰黄苔 3 例，糙黄苔 3 例，黄腐苔 1 例，少苔或无苔以及剥苔共 7 例，白腻苔 4 例，灰腻苔 1 例，其他属正常舌苔。脉象：细弦脉最

多，共 16 例，沉弦脉 9 例，沉细脉 8 例，细数脉 3 例，濡细脉 3 例，濡数脉 1 例，弦而有力脉 2 例，其他属正常脉象。辨证分型：中虚气滞证 27 例，肝胃不和证 16 例，胃阴不足证 14 例，痰瘀中阻证 2 例，脾肾阳虚证 1 例。根据不同证候，分别运用建中理气、疏肝和胃、滋养胃阴及行气化瘀等法治疗。

（二）证治分类

1. **中虚气滞证**

症状：胃脘隐痛，痞闷不舒，喜热喜按，得食痛缓，嗳气呃逆，矢气方舒，舌苔薄白或舌胖苔白，脉细弦。

病机：中气不足，旋运无权，气滞于中。

治法：建中理气。

方药：黄芪建中汤加减。潞党参、炒白术、当归、黄芪、桂枝、白芍、半夏、陈皮、木香、炙甘草、饴糖等。

2. **肝胃不和证**

症状：胃脘胀痛，连及两胁，常因情志不畅而症情加重，呕吐泛酸，频频嗳气，舌苔薄白，脉小弦。

病机：肝失条达，横逆犯胃，胃失和降。

治法：疏肝和胃。

方药：柴胡疏肝饮加减。当归、白芍、醋柴胡、香附、枳壳、木香、延胡素、川楝子、佛手片等。

3. **胃阴不足证**

症状：胃痛隐隐，或如火灼，食欲不振，口干口渴，嘈杂如饥，五心烦热，大便干结，舌红少津，苔少或花剥，脉细数。

病机：胃阴不足，和降失司。

治法：滋养胃阴。

方药：沙参麦冬汤加减。南北沙参、麦冬、生地、白芍、石斛、天花粉、乌梅、炙甘草等。

4. 气滞血瘀证

症状：胃脘疼痛，经久不止，状如针刺，食后痛甚，按之亦痛，入夜痛剧，或有黑便，舌苔薄黄，舌淡偏紫，或有瘀斑瘀点，脉细涩。

病机：久痛入络，络脉损伤，血瘀气滞。

治法：理气化瘀。

方药：桃红四物汤、失笑散加减。当归、白芍、桃仁、红花、蒲黄炭、炙五灵脂、煅瓦楞子等。

以上分类，以中虚气滞证为多见，肝胃不和证次之，胃阴不足证再次之，气滞血瘀之萎缩性胃炎则较少。但在临床上各证往往可以错杂互见，虚中有实，寒热夹杂。有气滞、有阴虚、有夹痰、有夹瘀。辨证时，必须主次分明，先后有序。初步体会：以中虚气滞、肝胃不和证疗效较好，而胃阴不足证次之，气滞血瘀证的疗效尚欠理想，但本组多属门诊治疗病例，复查资料不够全面，尚待进一步积累资料进行分析。

（三）典型病例

案一 夏某，男，54岁。

胃痛病史30余年，经多种中西医药治疗，胃痛仍未能控制。1976年2月，在我院做上消化道钡透摄片示：胃窦部黏膜无明显改变。，1976年10月26日，胃镜示慢性浅表性胃炎。病理报告结果同上。1977年5月27日，胃纤维胃镜印象：慢性浅表性萎缩性胃炎。病理报告：胃窦大弯、胃体大弯、胃底小弯为轻度萎缩性胃炎。舌淡，脉弦细。此为胃痛已久，中气已虚。于 1977 年 6 月 2 日给予黄芪建中汤，温运脾阳、健胃和中。药后自觉舒适，痛势大减，食欲正常，唯大便溏泄，原方去饴糖加怀山药、炒白术继服。6 月 30 日复诊：进黄芪建中汤 25 剂，胃脘偶有短时间隐痛，食欲正常，脉渐有力，舌淡转红，仍从中虚脾弱论治。药用潞党参、炙黄芪、炒白术、桂枝、炙甘草、怀山药、陈皮、木香、白芍、生姜等。

〔按〕本例胃痛 30 余年，多次钡透为阴性，最近始证实为本病，曾用多种中西药治疗，收效不著。因其病久，中气已虚，脘痛绵绵，不易根治。舌淡，脉细弦。根据"暴病多实，久病多虚"的原则，胃痛已久，中虚气滞，故用黄芪建中汤治之，药后疼痛显减。因其胃弱脾虚，健运无权，故服饴糖之后，出现腹泻、便稀。复诊去饴糖，加山药、白术健脾止泻，腹泻亦愈。

案二　穆某，女，38 岁。

1976 年 12 月 30 日初诊：曾诊断为慢性胃窦炎、胃下垂，服中药治疗，症状已减轻。最近在某医院做胃镜检查，诊断为浅表性萎缩性胃炎。主症：胃脘隐痛，痛及背脊，每餐进食二两，大便间日 1 次，腰酸，白带多。脉弦细，苔薄黄。中虚气滞，中阳不振，兼肝肾不足。胃镜检查：轻度萎缩性胃炎，胃体小弯黏膜组织轻度慢性炎症。拟方：

潞党参 15g　当归 9g　炒白术 9g　川桂枝 3g

炒白芍 9g　广陈皮 6g　炙甘草 3g　广木香 5g

炒川断 9g　制狗脊 12g

1977 年 2 月 3 日二诊：浅表萎缩性胃炎，服药后白天胃痛已止，鼻孔出血 1 次，腰背酸痛，口苦。脉弦数，舌红苔黄。肝热犯胃，胃失和降，拟酸甘化阴和胃。

全当归 9g　炒白术 9g　乌梅炭 5g　炒白芍 9g

炙甘草 3g　广陈皮 5g　广木香 5g　白蒺藜 12g

佛手片 5g　津红枣 4 枚

4 月 13 日三诊：服药后胃脘痛已止，腰背仍然酸痛，每值月经期，鼻孔出血，心烦，遍体不适，食欲颇佳。脉细弦，舌质暗红。血虚肝旺，肝肾两亏。

全当归 9g　炒川芎 5g　炒白术 9g　炒白芍 9g

炙甘草 3g　粉丹皮 9g　怀牛膝 9g　炒川断 9g

桑寄生 15g　津红枣 4 枚

1978 年 1 月 11 日四诊：经治以来，症情一直稳定，胃痛数月未作。最近两天，偶有小痛。月经将至，腰痛如折，大便间日 1 次。脉沉弦，舌苔薄黄，血虚肝热犯胃。

全当归 9g　炒川芎 5g　炒白术 9g　杭白芍 9g

广陈皮 6g　煅瓦楞 15g　炙甘草 3g　紫丹参 15g

制香附 9g　决明子 15g

2 月 25 日五诊：停药月余．胃痛未作，有时右胁偶然隐痛，经行量少，腰酸，面浮，二便如常。脉弦细，舌红苔黄。再当调中和胃。

潞党参 15g　全当归 9g　炒白术 9g　紫丹参 15g

炒白芍 9g　广陈皮 6g　煅瓦楞 15g　老苏梗 6g

制香附 9g　广木香 5g

4 月 12 日六诊：胃痛一直未作，食欲正常，此次经行，量仍不多，两天即净，乳房胀痛，面浮肢肿，腰痛有白带。脉弦细，舌苔薄黄。气虚血少，肝脾不和。

全当归 9g　醋柴胡 5g　炒白术 9g　大白芍 9g

制香附 9g　川楝子 9g　广木香 5g　炙甘草 3g

佛手片 5g　津红枣 4 枚

5 月 13 日七诊：最近胃镜复查，原萎缩性胃炎已消失，仅见慢性浅表性胃炎。病理报告：胃窦大弯、胃体组织为浅表性胃炎。目前，眠食均佳，体重增加 1.5kg，但月经到期未至，拟再调理冲任。

全当归 9g　炒川芎 5g　大白芍 9g　紫丹参 15g

杜红花 9g　怀牛膝 9g　泽兰叶 9g　炙甘草 3g

制香附 9g　广木香 5g

经随访至 1978 年底，患者一直未再出现胃痛。

〔按〕本例系中虚气滞，继见肝热犯胃，胃阴不足。二诊时投以酸甘化阴和胃之剂，脘痛即止。但患者月事不调，经来鼻衄，并兼腰酸带下，此为肝肾两亏，冲任失调，病机较为复杂，治法必须兼顾，从整体着眼而胃炎亦得以向愈。

案三　王某，男，42 岁。

1977 年 5 月 18 日初诊：萎缩性胃炎，脘痛腹胀，有时有烧灼感，每餐需食少量醋方舒，频频嗳气，口干而苦，舌苔薄黄，脉小弦。肝热犯胃，胃失和降。拟清肝和胃治之。

全当归 9g　炒白芍 9g　醋柴胡 5g　炒陈皮 6g

炒枳壳 9g　云茯苓 15g　炙甘草 3g　佛手片 5g

复诊：服药 25 剂后，胃痛已止，近因饮食不节，多食干饭，又复隐痛，有火灼感。脉沉弦，苔白根厚。肝气已疏，中虚未复，饮食不节，胃气复伤。拟调中和胃。

潞党参 15g　炒白术 9g　广陈皮 6g　广木香 5g

炒枳壳 9g　炒建曲 12g　炙甘草 3g　杭白芍 9g

医论撷拾

〔**按**〕患者胃痛胀闷，频频嗳气，口苦而干，苔薄黄，脉小弦，证属肝热犯胃。治以清肝和胃，用柴胡疏肝饮加减，药后胃痛即止，嗳气亦平。对于这类病证，常加用柴胡，取其疏肝解郁之功，但防其升发太过，故必须醋炒。复诊肝热已清，中虚未复，给予调中和胃，用香砂六君为主巩固之。

案四 骆某，女，57 岁。

1976 年 5 月 10 日初诊：胃痛 20 余年，经常反复发作，近来胃脘疼痛有火灼感，频频嗳气。脉细弦，舌红苔光剥。查胃镜证实为萎缩性胃炎。肝热犯胃，胃阴不足。治拟养阴和胃。

大生地 12g　北沙参 12g　大麦冬 9g　大白芍 9g

炙甘草 3g　乌梅炭 5g　煅瓦楞 15g　合欢皮 9g

服药 1 个月，胃脘烧灼感已轻，食欲尚可，睡眠差，大便干结。舌红光剥，根有黄苔。胃阴已伤，原方再治。

原方去瓦楞子，加石斛。上药又服 7 剂，胃脘痛及烧灼感大减，大便已通畅，食欲尚可，但仍口苦而干。脉弦细，舌光红苔剥，兼有胆石症。胃阴已伤，肝胆郁热不清。拟滋养胃阴、清泄肝胆郁热。继予生地、北沙参、麦冬、白芍、乌梅炭、川郁金、川石斛、桑叶、丹皮等药。

〔**按**〕患者胃痛反复发作 20 余年，痛时有火辣感，舌光红苔剥。证属肝热犯胃，胃阴不足。治以养阴和胃，兼以泄肝。药后胃痛及烧灼感减轻，加石斛又服 7 剂，胃痛得以控制。因其肝胆仍有郁热，胃阴又伤。故疏肝不用柴胡，恐其复伤胃阴，而用桑叶、丹皮以清肝胆之郁热，此乃疏泄肝胆郁热之变法。

案五 穆某，女，25 岁。

1977 年 8 月 31 日初诊：胃脘痛已 3 年余，经常发作，频频嗳气，睡眠甚差。在某院胃镜检查为轻度萎缩性胃炎，病理检查报告：胃窦前壁、胃窦大弯萎缩性胃炎伴杯状细胞化生。大便干结，脉细，苔薄黄。血虚气滞，肝胃不和，治以疏肝和胃为法。

全当归9g　醋柴胡5g　炒川芎5g　大白芍9g

炙甘草3g　广陈皮6g　广木香5g　淡吴萸1.5g

鲜生姜2片　佛手片5g

9月10日二诊：胃脘痛减轻，食后仍感不适，频频嗳气，夜寐多梦，大便2日1行，脉弦细，苔薄黄，原方出入。

原方去川芎，加潞党参15g。

9月24日三诊：服药之后，胃脘痛已止，食欲仍不香，咽干作痒，不咳嗽，睡眠差，脉沉细，舌红苔黄。阴血不足，拟再养阴和胃宁神。

全当归9g　北沙参12g　大麦冬9g　大白芍9g

夜交藤30g　炙远志5g　熟枣仁9g　炙甘草3g

川石斛12g

10月12日四诊：胃脘痛已止，夜寐亦酣，张口时右侧太阳穴隐痛，脉弦细，舌红苔黄。

全当归9g　北沙参12g　大麦冬9g　冬桑叶9g

炒菊花9g　大白芍9g　白蒺藜12g　云茯神12g

夜交藤30g

1978年1月15日五诊：停药1个月，症状又著，半月来症状加重，食后胃脘作胀或隐痛，痛时喜按，不能进冷食，时欲作恶，饮食减少，大便干结，2～3日1行。舌质偏紫，少苔，脉细弦。仍属肝胃不和，中阳不足之候。

全当归9g　大白芍9g　淡吴萸2g　川桂枝3g

法半复 9g　广陈皮 6g　广木香 5g　瓜蒌皮 12g

鲜生姜 2 片　佛手片 5g

2 月 25 日六诊：胃以通为补，以降为和。服药后，胃脘痛已止，大便仍干结，进食则作恶，食欲不香，脉弦细，舌质较胖，边有齿印。中虚肝气横逆，胃失和降。

炒白术 9g　炒枳壳 9g　广陈皮 6g　法半夏 9g

广木香 5g　老苏梗 5g　云茯苓 9g　鲜生姜 2 片

佛手片 5g　旋覆花（包）6g

4 月 5 日七诊：前因感冒，胃痛又发，痛时喜按，得食则缓，无泛酸嗳气。脉弦细，舌薄净。中虚气滞，肝胃不和。

潞党参 15g　全当归 9g　炒白术 9g　川桂枝 3g

杭白芍 9g　炒枳壳 9g　广陈皮 6g　鲜生姜 2 片

佛手片 5g

4 月 19 日八诊：药后胃痛已止，嗳气亦少，但食欲不香，经行量不多，经前两乳作痛。脉弦细，舌苔薄黄，原法再治。

潞党参 15g　全当归 9g　炒白术 9g　川桂枝 3g

炙乌梅 5g　杭白芍 9g　炙甘草 3g　云茯神 12g

法半夏 9g　夜交藤 30g

6 月 28 日九诊：最近在某院复查胃镜，诊断为慢性浅表性萎缩性胃炎。病理检验报告：胃窦后壁轻度浅表性胃炎，胃体小弯轻度萎缩性胃炎。胃痛已 1 月余未发，但食后有时发胀，嘈杂泛酸，胃纳正常，大便亦正常。改服丸方巩固。

归芍六君丸，每服 5g，每日 2 次。

经随访至 1978 年底，患者胃痛未发作，情况良好。

〔按〕本例基本证候为中虚气滞，肝胃不和，其间虽一度舌红，见阴分不足之证，但经滋阴养胃，舌红即转正常，舌体

298

反现胖象，故需随舌诊之变化，结合病情，随证加减。

案六 孙某，男，78 岁。

1976 年 2 月 17 日初诊：胃痛多年，发作时不能纳食，甚则水浆不进，频频嗳气，有习惯性大便秘结。最近又发病 10 天，每日静滴葡萄糖。平时憎寒恶风，脉沉弦，舌苔薄净。老年命门火衰，不能鼓动胃气，土虚木侮，肝胃不和。治以温中和胃，佐以疏肝理气为先。

潞党参 15g　全当归 9g　炒白术 9g　炒枳壳 9g

醋柴胡 3g　法半夏 9g　广陈皮 6g　春砂仁（后下）3g

合欢皮 9g　炙甘草 3g

2 月 23 日二诊：经温中和胃，佐以疏肝，药入尚适。胃气渐苏，每天能进食半斤，嗳气已除，精神亦振，睡眠尚佳。脉濡细，弦象已平。胃气初复，肝气不调，命火不足。原方稍加温阳之品。

原方去醋柴胡，加熟附片 5g。

2 月 28 日三诊：胃气初复，但不能多食，多食则脘胀不舒。饥时即须进食，否则头昏、心悸，大便秘结如故。苔薄白，脉细数。中气已伤，胃气薄弱，命门火衰，火不暖土，脾失健运。

潞党参 15g　全当归 9g　炒白术 9g　广陈皮 6g

淡苁蓉 9g　熟附片 5g　炒谷芽 12g　炙甘草 3g

春砂仁（后下）3g

〔**按**〕患者年近八旬，胃痛多年，发病时一派气衰阳虚见证，乃系命火式微，不能温煦脾土，而用熟附片、苁蓉温阳补肾以助命火不足。同时给予双补气血、醒脾和胃治之。本证在临床上较少见，但亦可说明脾胃和肾的密切关系。

（四）几点体会

1. 本组萎缩性胃炎 60 例，男性远多于女性，平均年龄 47 岁。所以，凡年龄在 45 岁以上的胃痛病人，应争取配合胃镜检查，俾能早期发现，及时治疗。职业以干部为多，共 45 人，占 75%。可能由于早年生活艰苦，饮食不调，饥饱失常，损伤脾胃而酿成胃疾，发展成为本病。

2. 萎缩性胃炎的症状，以胃脘痛为主，绵绵隐痛，也有少数病例呈刺痛。但也有不少患者，并无明显疼痛，仅有嘈杂或呈烧灼样感觉。目前，确诊萎缩性胃炎，主要靠胃镜及直视下胃黏膜组织活检。而胃液之游离酸度及对组织胺的反应性，则是诊断萎缩性胃炎的重要辅助手段。至于嘈杂及烧灼感，乃患者自觉症状。所谓嘈杂者，似饥不饥，似痛不痛，而有懊侬不宁之状，多属肝热犯胃。肝胃不和往往伴有嗳气频频。烧灼如火燎，多属胃阴不足，内热灼津所致。关于本病的成因：阳明为十二经脉之长，水谷之海，引起胃痛之因甚多，或因情志不遂，忧思郁怒，导致肝郁气滞，横逆犯胃，影响脾胃受纳运化功能；或因饮食失节，嗜饮无度，或喜辛辣炙煿，以致脾胃蕴热，胃津受灼，而致胃阴不足。最近发现一例萎缩性胃炎，过去并无胃痛史，去年 10 月吃螃蟹过多，引起胃痛发作，以后逐渐加重，频频嗳气，经胃镜检查证实为萎缩性胃炎。以往有认为萎缩性胃炎多是胃阴不足，但实践证明，并不尽然。我们发现中虚气滞及肝胃不和者不少，大约分别为45%和27%，而胃阴不足者仅占23%。个人体会，对本病要认真辨证，凡脘痛连胁，胀痛走窜，口苦泛酸者，属肝气不疏；脘痞喜按，得食痛缓，嗳气呃逆者为中虚气滞；脘痛绵绵，嘈杂烧灼，口干舌红少苔或苔光剥，脉细数者，为胃阴不足；痛有定处，状如针刺，夜甚，拒按，舌紫脉涩者，多为夹瘀之证，如胸脘痞闷，苔白腻或灰腻，脉弦滑，乃为夹有痰湿之象。寒热虚实，要仔细辨证，宜补宜泻，宜温宜清，必须慎思明辨，知常达变，既遵原则，又要灵活，切莫执一不化。对于升降二字，尤为重要。胃主受纳，宜降则和，脾主运化，宜升则健，脾气下陷固病，即使不陷，气滞不运，已属有病，胃气上逆固病，即使不逆，但不通降，亦需调治。在诊治时，还需重视舌诊，因胃病与舌苔的关系密切，"苔乃胃气之熏蒸也"。一般说来，望舌体可以了解正气的虚实状况，察舌苔可以辨别邪气的性质和病情的轻重。萎缩性胃炎，尤其是症状不典型时，舌诊颇为重要。本文统计，黄苔较多，共19例，其中薄黄苔12例，灰黄苔3例，糙黄苔3例，黄腐苔1例。黄者热也，胃热熏蒸，故出现黄苔。如胃阴不足，可见无苔或剥苔，共7例。苔腻多属痰湿，共5例。至于舌体，暗红及干红少津共19例。红为内热，少津为阴伤，舌上苔厚为病邪未去，光红无苔多为阴虚内热，热灼阴伤。舌紫7例，多属夹瘀。同一患者，通过辨证治疗，舌苔由黄转白，由厚转薄，则说明病邪渐退，病情好转。如舌苔黄腻不化，由薄转厚，症状不见减轻，说明病情加重。舌苔是客观体征，也是反应疾病本质的一个重要方面。但观察本组有近半数的患者舌苔尚属正常，则需根据症状，辨证施治。本组脉象，以弦细为多，弦为肝病之脉，痛证、痰证亦可见之。细脉属虚，也是胃气不足之征。因肝与胃的关系密切，内伤七情，肝失调达，横逆犯胃或土虚木侮，肝胃不和，木土的相互制约失去正常平衡，均可导致本病。

3. 萎缩性胃炎因其病程多数较长，气阴均伤，应用理气药宜慎重选择。气虚阴伤者，用之多弊少益。因理气药多数属辛燥香窜，耗散气血之品，应用不当可以助热伤阴。若合并溃疡病，久久服之，有导致出血之可能。理气药中，我一般常用木香，此药比较平稳，能调诸经之气。如中虚气滞，大便溏薄，煨熟用之尤宜。陈皮、郁金、佛手亦可选用。至于疼痛，一般来说，喜按为虚，拒按为实，久痛多虚，暴病多实。得食稍安者为中虚，胀满畏食者属实滞。还要辨其性质，属寒、属热，是痰、是瘀。寒者温之，热者清之，有痰宜化，有瘀宜行。胃痛发作，在止痛药中，以乳香、没药最能定痛，但较难服。寒痛气滞，多用桂、附、干姜。痰湿中阻，二陈、苍、朴。肝热犯胃，用黄连、白芍、淡吴萸、瓦楞子。血瘀阻滞，用桃仁、红花、九香虫、醋炙五灵脂。如胃中嘈杂如灼而无酸水，胃阴已伤，宜酸甘化阴主之，如生地、麦冬、石斛、乌梅、白芍、炙草。气虚宜黄芪、党参；痛甚加枳壳、木香；食滞加炙鸡金、建曲。胃为水谷之海，多气多血，痛久伤络，亦可导致出血，故萎缩性胃炎偶可合并出血。如便血色黑如柏油样，为气虚不能摄血，属于"远血"，当益气摄血。可用党参、黄芪、当归、炮姜、炙草、阿胶珠、侧柏炭、地榆炭等。如疼痛拒按，便下紫黑夹有血块，为血瘀在胃，乃络伤之血凝聚不散所致，宜活血化瘀治之。常用桃红四物汤加失笑散等。

4. 对于本病的饮食宜忌也需注意，应向患者交代清楚。如舌苔腻者，应少食肥甘油腻。如患者向日好饮，胃中常有积瘀，当尽量少饮，尤其是烈性酒要禁忌。如见苔少或光剥、舌红少津等胃阴不足之证，忌辛辣刺激如葱蒜韭椒及炙煿等食物。因辛辣炙煿可以助热伤阴。当然，过食生冷，亦可导致病情反复。尤忌饮食不洁或暴饮多食，即所谓"饮食自倍，肠胃乃伤"。总之，以少食多餐、吃清淡易消化的食物为宜。

另外，若患者中年以上，面色无华而灰滞，性情忧郁多虑，胃痛日久，绵绵不休，食入痛甚，多治少效，形体日瘦或呕吐黏液如粉丝，舌质瘀紫，舌苔白腻，或灰腻不化，脉沉细或沉涩。可能系本病恶变之先兆。需经常定期检查，俾能早期发现，及时处理为妥。

三、从医生涯七十秋

从我学医算起，至今已历 70 年，不可不谓长矣！然面对丰富浩瀚的中医宝库，尚只能谓初涉藩篱而已，每忆及往岁业医历程，常慨无多成绩，只是蹉跎岁月而已。聊可慰者，略抒几点体会，或可勉之于新秀。

1. 学点文史，打好基础，方能领悟医道意趣

我世居江苏丹阳，虽地处乡邑，然人才荟萃，江南孟河医派即发于其邻，当时医学亦颇兴盛，名医名噪一方。受环境熏陶和亲友的影响，父亲让我走学医的道路，于是把我送到邻村读私塾。当时我仅 6 岁，从四书、五经、《史记》、《古文观止》、《十三经》到唐宋诗词、散文八股，之乎者也，作文练字，一读就是 10 年。当时私塾的先生，多是乡间秀才，才学较深，启蒙教育，学了点文史，有些文学修养，为以后学医打好了根基。

中医上溯轩岐，几部经典，文字艰涩古僻，质奥难窥，非学识肤浅者所能明其旨者。古谓："医者，意也。"只有善于体验、意会，才能探其意趣，有所启悟，所谓"神明其意于

法之中"。可见，文学与医，关系密切。

从 16 岁起，先问业于同邑名医张伯卿先生，他以内外科见长，学了 3 年，又随清末御医马培之高足贺季衡学医，又历 6 载多。当时贺先生门墙桃李，与我同时的就有十几个，大多是至亲旧交，而我非亲非友，全凭勤奋专心和幼时私塾之学做基础。我白天侍诊抄方，晚上随师出诊问业，按老师之嘱，抽隙攻读医书，把基本中医书籍和四部经典著作学完后，即奉《张氏医通》为经典，朝夕相伴，爱不释卷，医业遂日有长进而独得先生垂青，加上我性素随和，不逐名利，遇事多与同学切磋，虽在同业者中年不算长，但被大家视为师兄。先生曾对我父亲说："泽生他日之名，必在我上。"虽师言若此，但我始终虚心向先生求教，细心体会他的辨证用药法度和特点。待我学业结束，即在丹阳县城挂牌行医。病家见我诊病脉理尚能成章，文笔也有几分秀气，处方用药与老师几无二致，诊病不论贫富贵贱，一视同仁，遇贫病交加者，赠药送医，悯恤为怀，加上业师推荐介绍，就诊者几每日盈门。今日回忆起来，我之所以能在医道上有所成就，与我几年私塾学习有很大关系。旧社会病家请医生看病，不仅要看你的疗效，还要鉴赏你的脉案医理，这就逼着你每写一个脉案，都要一丝不苟，周密考虑，措词用字，都要细心斟酌，论理成章。尤其是关键处，既要承前病理脉证，又要启后贯其方药，而不是自眩渊博，撷拾其辞，追求浮美，也不是罗袭前人方药而自耀不凡，以求其精当为务。今随录 2 则早年脉案，虽处忙乱，而书写不算敷衍。

案一 黄某，女，71 岁。

头为诸阳之会，唯风可到。风为天之阳气，首犯上焦，风

304

热引动温毒之邪，由少阳阳明外泄，两颊红肿发亮，透及耳根，但热不寒，便结溲赤。古稀高年，正虚不能一鼓驱邪，间有神昏谵语、舌红苔黄、脉弦数，大头瘟重症，势将内陷心包，亟宜普济消毒饮，表里双解。金银花15g，连翘15g，黄芩6g，黄连2.4g，荆芥6g，薄荷3g，炒牛蒡子10g，桔梗6g，僵蚕10g，生甘草3g，板蓝根10g，大青叶10g，生军10g，升麻6g，马勃1.5g，豆豉12g，1剂。外敷如意金黄散。

药后，腑通8次量多，热减神清，面肿显退，两目自动睁开。既见效机，毋庸更新，原方生军改制军，加炒竹茹6g、陈皮3g。

案二 施某，男，72岁。

年逾古稀，肺脾早伤，肾阳衰微，火不归宅，浮越上炎，面赤火升，短气不足以息，两脉参差不齐，舌苔腐黄，底白质淡。法当温补摄纳，潜阳入阴，导火归宅，宗附桂八味丸加减。大熟地12g，上肉桂（后下）1g，熟附片2.4g，红参须10g，煅龙骨12g，牡蛎15g，白芍10g，法半夏6g，陈皮3g，灵磁石15g，胡桃肉10g，青盐1g，5剂。

次诊：补肾纳气、引火归原，药入尚合，火升面赤、心悸气喘、脉不整均有减轻，原方再进。

2. 读书由博返约，临证方有定见

我致力于临床，70年从未间断。初学医时，读些《本草从新》、《药性赋》、《汤头歌》、《成方便读》、《医宗必读》、《医宗金鉴·杂病心法》、《医醇賸义》、《脾胃论》、《临证指南医案》等普及书籍。入门后，老师要求我学习四部经典著作，反复阅读，对临床有意义的，或一些警句，熟读默记，边

医论摭拾

読边在书上加阅加点，或附以按语。行医之后，泛览一些有代表性的医学著作，包括近代名医的著作文章，而一生最笃嗜者，当推《张氏医通》。我的老师对《张氏医通》甚为推崇，认为它既有《灵》、《素》及各家论说，不仅畅发其意，又参以自己的学识经验，议病、治法、方药，朴实详尽，甚切实用，极少浮泛之谈，兼附有医案和按语。张璐活了70多岁，临床经验极见功夫，足资借鉴。我想我平生主要有两个老师，一是贺季衡，一是张石顽，而两者学识经验一脉相承。我用药喜用甘温和中取效，实亦得益于此也。

　　我认为，读书宁可少而精，不可多而泛、太多太繁。郢书燕说：泛泛而过，印象不深，有时反滋其惑，看了丹溪书，则从阴虚治，看了景岳书，则从阳虚治，今天重用苍朴二陈，明天重用熟地山药，治无定见，方药容易变乱。当然，在学医或初业医时，可以广采博搜，增加知识。但当业医一段时间后，就要有所定见，治要有定法，读书要有选择、有批评，合我者用之，不合者弃之，要去芜存菁，不可死背教条，要活用前人的学识和经验，这就叫"师古而不泥古"。因为疾病千变万化，这就需要理论联系实际，读书务求实用。再说，自轩岐以后，医学源流虽说一脉相承，但其间多有学派争鸣，有些可互为补充，但有些迥然有别，甚至学说对垒，难以适从，对于临床未必有补。当然，读书太少，则知识贫乏，见少识浅，难穷应付。我主张经典著作要熟读精读，其他可以泛读博览，最后要重点反复研读一本实用书籍，从此书到临床，从临床到此书，反复数次。定型以后，可参看一些名家医案医话、杂志文章，广搜博取，丰富自己的临床，这样实践功夫才能纯熟，这就叫做"取精于宏"。

3. 中医之精华，实在临床

我的老师贺季衡先生，名重一时，当时求诊者真可谓踵趾相接，有时一夜出诊十多次。他用药不奇而每能愈大病，有时他在前医处方上修改一两味，或剂量稍改变一下，其效立见，不仅使我对先生更为倾慕，也对中医产生了浓厚兴趣。每思及老师为何读书不算太多，而临床辨证，左右逢源，可有的医家，读书盈篋，却治不了病？这与他一生强调临床实践之重要，强调理论联系实际是分不开的。待到我有点名气之后，更体会到中医之精华实在于临床，读书临证，当以提高疗效为本。中医源于实践，是经过千百年锤炼的经验结晶，若没有临床，理论就是无根之木，这就坚定了我矢志临床，不脱离临床的决心。还记得在青年时期，曾遇一妇新产卧床，忽见烛光下有人影一闪，呼之不应，复视之，果无人，因受惊恐，当夜即恶寒发热，请附近医生诊治，投以疏表之剂，寒热退而神志恍惚不安，合目则见鬼，呓语喃喃，津津自汗，投养血镇心安神之剂无效，即入城邀我往视。诊脉细数不靖，舌质红，神色有恐怖之状。细悟之，此属新产百脉空虚，先因惊而伤心，后因恐而伤肾，汗为心液，汗多心阳外越，神无所依，神去则舍空，即予归脾汤加生脉散。重用五味子，收敛心神，5 剂而愈。《张氏医通》认为悸主于心，而肝、胆、脾、胃皆有之。而本例从症状病因分析，推究病在心肾，产后百脉空虚。可见读书不能读死，临床应灵活，其精华于此可见一端。

又遇过一偏头痛病患，女性，48 岁。偏头痛已历 15 年，越发越勤，越发越重，痛势颇剧，如锥如刺，头部恶风怕冷，两目流泪，不能睁视，多种中西药治疗，收效不著，诊其脉沉细，舌质暗红偏紫。认为"头为诸阳之会，风寒袭于脑府，久病入络"，因制验方治之。取白芷18g，僵蚕18g，生川草乌各3g，制川草乌各3g，甘草6g，上药共研细末，每服3g，每日3次，清茶调服。药后除自觉口唇略感麻木外，无其他不适，脉沉细，舌边有紫气，头部风寒已解，气血尚亏，继以补益气血之汤剂巩固。随访3年，未再发作。按一般医书记载，头痛或因外感六淫上犯，或为七情，木郁化火上冲，或因内伤，肾水亏乏，水不涵木，肝阳上亢，或痰或瘀，均可导致，偏头痛亦然，而治疗更为困难。过去我按常法治疗，效不巩固，后来温习《内经》"寒气入经而稽迟，泣而不行"和《张氏医通》"头痛数岁不已，当有所犯大寒"等论说。取乌头大辛大热，散风除积冷，生乌头止痛有神效，白芷祛风止痛又引药上行，僵蚕祛风痰通经络，甘草解乌头之毒，且祛邪不伤正，药少而精。我用于风寒顽固头痛，屡用屡验，一般6天可定痛，再服6天可除根。这就是从实践中摸索出来的经验，可见中医之精华，实在乎临床。

4. 治疗重在识证，谨守病机

临证先要认病识证，察其病机，然后随证立法，选方用药，其中识证乃属关键所在，所谓"谨守病机，各司其属"，识证比认病、立法、遣药更重要、更难，需多参先贤经验见解，经过多年临床实践磨练，于错综复杂处细细推究其病理关键，认证才有把握，治法才能切中要害。我开始习医，只重视认病，不重视认证，有时见病症开药，往往药证不符，疗效不好，通过精研《张氏医通》和一些医案医话，反复琢磨老师诊病识证的功夫，细细参玩前人对医案的批语，重视医案辨证关键之处。如病状或病名相似，为何彼作那样的辨证，此则作这样的辨证，病从古方加减一两味处，细推其理，时间久了，在识证用药上，就能谨守病机，胸有成竹。犹如弈棋者，下手便成优势，车马炮卒，精灵巧使，皆从全局大局进退。我曾遇一失音患者，病已8个月，前医从宣肺理气、泄热化痰治之无效，继用清润肺肾之阴，其证依然。我抓住患者心烦不寐、溲黄、胸闷等症，辨其为心火不降，肾水不能上承，肺气不宣，在前医方中加麻黄四分、木通一钱，声音即亮，而病即霍然。细思之，麻黄与养阴剂同用，不仅能宣肺，且可引阴柔药上承润肺，木通苦泄入心，使心火得降，水火相济，上下二焦通达，气化则常，水升火降，肺气清润，故声音即开。可见，取效关键在于识证。

我早年治一湿温病患者，未满20岁，见白㾦内陷、神志昏糊，经治热退神清能食，为舌瘖不语，迭从痰热阻肺，肺气不宣治疗无效，以后自下黑便盈桶而突然音开能语。可见，当初治疗，未识这是"瘀血内阻脉络"之证，若早用祛瘀通络法，即可能早愈。这类情况，临床不易顾及，从此病例也可悟出认证要准确。又如，我曾治一例黄姓女患者，头昏心慌、形疲食减、舌质暗红起紫红小点，曾在几所医院做过详细检查，包括大便常规、浓集法查虫卵，均未发现有肠寄生虫卵。但我根据自己累积的数十年经验，认定舌前满布紫红色小点，必是虫积所致。药用当归、白术、炙甘草、胡黄连、吴萸、木香、乌梅、槟榔、榧子肉、白芍等，10剂服后，便下寸白虫（绦虫）成团。三诊时察其舌，紫红色小点已大减，虫去后转而温养心脾善后。又诊得一女患者，右少腹经常作痛，西医诊为慢性阑尾炎，曾用大黄牡丹汤、薏苡附子败酱散等方，腹痛依

309

医论摭拾

然。面色萎黄、杳不思食、舌起红点、面部见有白斑，诊为虫积腹痛，而非肠痈，用乌梅丸改作汤剂，温脏安蛔，药后驱出蛔虫 10 多条，腹痛乃愈。类似病例尚多，说明中医认证确属重要。

5. 经方时方重在务实，遣药组方要细致权衡

经方、时方是历史上形成的两大用药派别。其实，中医历代许多名家，既不是经方派，也不是时方派，而是求实派。如叶天士，一般人认为他是时方派，其实他是能活用经方，用经方治时病，增水行舟法即是活用经方承气汤的例子，灵活变通其制，参以自己的经验方药，形成独到的用药风格。张璐也属此列，不拘泥于经方、时方之别。我们一定要根据临床实际，或用"经方"加减，或从"时方"增损，或经方、时方配合，变古方之剂为我所用，或参酌数方之意，融为一方；或参以单方、验方，随病机层次，组成新的处方，这样更为实用。至于用药，个人所见，不在药多，而在精练，主次轻重得当，不在量大，而在轻灵对证，这就需要深究方药，反复体察病人药后反应，取得经验，最后才有自己的成法成方。这看起来似乎平淡，其实是在长期反复实践中摸索出来的规律和精华。当然，这需要取诸家之长，融冶于自己腹中。如曾遇一心悸患者，头昏思睡，胸闷心里难过，血压 96/62mmHg，听诊心率 42 次/分，西医诊为"病态窦房结综合征"，经多种中西药物治疗，始终不见好转。前医中药用量颇大，其中细辛一次用到 15g，另有补骨脂、麻黄、黄芪、太子参、丹参、熟地、五味子等，共服 105 剂，心率仍为每分钟 40 多次。我根据其面色无华、心慌、气短、神倦、脉迟、舌质暗红偏紫，诊为心气不足，心

310

血痹阻。药用党参 15g，炙黄芪 9g，当归 9g，紫丹参 15g，川桂枝 3g，红花 9g，炒陈皮 6g，炒白芍 9g，炙甘草 3g，九节菖蒲 5g，守方先后服用 90 剂，诸症消除，心率增为每分钟 60 次，临床治愈。上方既非经方又非时方，用药不多，药量适中，不过是变前黄芪建中汤意，出入增损的普通方剂。

辨证虽明，用药还要根据病情的轻重缓急，反复权衡斟酌制方用药，才能恰到好处。如对温病，往往有不问邪之轻重，概用黄连、石膏，凉药太过，反伤真火，以致汗出肢冷、烦躁欲寐、面赤如妆、真阳浮越，而呈虚脱。如我治温病，邪在气分不解有逆传心包之势时，在用药配伍上要权衡轻重。因为温病受邪，初在肺，次传心包络，终传心脏，必须审查邪在肺卫、心包络之间各居几分。如肺卫七分，当以肺卫为主，稍加心包之品，常用薄荷或豆豉与鲜石斛、鲜生地同杵，加万氏牛黄丸同服；如肺卫三分，心包七分，当以心包为主，稍加肺卫之品。如不知此理，见其大渴、脉数、舌黄（肺卫七分），稍有谵语烦躁（心包三分），骤用犀角地黄汤及紫雪丹、至宝丹、牛黄丸等入心之品，及菖蒲、郁金之类，往往反致昏沉不语，此乃病轻药重，自开心窍，使邪入内室所致也。

治慢性病、调理病，用药取王道为好，精练轻灵，多着眼脾胃后天之本。因脾胃为生化之源，一身元气之本，如能正确运用调理脾胃之法，可杜渐防微、振衰起弱，有时还能起沉疴大疾。培土可以生金，扶土可以抑木，健脾可以助肾，许多疾病可以通过调治脾胃而获效机。对于任何疾病，处方用药都要考虑勿使患者的胃纳有所呆滞或衰败，尽量少用、慎用燥烈滋腻或腥臭苦涩之品，防止"水去则荣散，谷消则卫亡，荣散卫亡，神无所依"。慢性久病，用药要照顾醒脾和胃。中气衰弱，或病后胃气不醒，我最喜用香砂六君、香砂二陈汤和枳术丸，常配用一些轻淡验品。如脾虚泄泻或清气不升者，配荷叶以芳香醒脾、引胃中清气上升；中气不醒，或兼痰湿的，加些冬瓜子、糯稻根和中化痰、悦脾醒胃；病后卫气薄弱，嘱病人用生姜片，以白糖渍后置饭锅上九蒸，再在阳光下九晒，九蒸者，得水谷之气，九晒者，得天地之气，入胃可使胃气冲和，饭后食姜1片，用之每验。用药要根据自己的经验和见识，学古而不泥于古。如我治疗气火咳嗽，用泻白散加减时，常用桑叶易桑皮，桑叶既可宣散风热，又具凉肝清火之功，桑皮仅能泻肺且易恋邪，非肺热而喘，不宜早用。用药以对证胜病为宗旨，不可自炫新奇，以图出奇制胜，也不可依样画瓢，抄袭前人方药，否则往往适得其反。当治疗无效时，应细推其因，是药不胜病，还是不切病机，不要随意加量。当看到他医用大量不能取效时，其弊往往就是量大，药不得法，这时若用轻可去实之法，守方治疗，或可取效。

6. 揣摩医案医话，博采众长，可丰富学识经验

医案齐备理法方药，是先贤治验的原始记录，犹如大匠之绳墨，能示人以规矩。一边临床，一边经常翻阅医案，对辨证施治大有裨益。有些按语，有作者的见解、批评、讨论，畅发前人之未发者，很有启发作用。临床遇到一些疑难杂症，或久治不效的病例，往往从前人的医案中得到启示或借鉴。所以，我常说："非详究古人治验，不能识治法之奥。"如我从《辨证奇闻》录一治不寐方：茯神9g，麦冬30g，熟地30g，丹参9g，黄连6g，生枣仁15g。后遇一患者，失眠10余年，每夜必服安眠药3~4种才能入寐，中药

常法少效，我即用此方加珠珀散吞服，服30余剂即能安卧，后用膏剂，均取显效。

医话中不乏前人对某些问题的精辟见解，也有经验教训、心得体会，或对一方一药的见解，内容广泛，许多精要寓于其内，多读能长见识、丰富临床知识。在读这些书的时候，我喜欢结合自身的体会、经验教训，或根据需要，把其中精华融冶成自己的知识，或称临床偶得吧。随笔写成日记，日后翻翻自己的日记，能起到温习、加深印象，甚至发现新的灵机的作用。前后我曾集有10多年诊余日记，惜"文革"初期，多已散失，所剩无几，深感惋惜！兹录几则于下。

胸痞之症舌苔见黄燥，方可议下；黄而不燥，仍可宣泄，以驱之入胃或苦温佐之。化燥见黄，方可用苦泄、泻心、陷胸之类；黄白相间或灰白色，仍用开提，以达之于肺，不可误也。

温病如见以下诸症，属危症，须提高警惕：初起耳聋、战汗、痉厥、神昏内闭、喘如拽锯、汗多亡阳。

有一种不因时邪内引而由里自发的伏邪温病，初起即见神昏耳聋、舌红而干或舌黑唇焦、津液不腾、脉象沉数或至数不清，甚则肢厥而痉，当以犀角地黄汤及清营汤、紫雪丹等，急清阴分深伏之邪。若营气复得一分，则邪气出得一分，渐渐由血分达气分，如盗贼由内室而出厅堂，此时必然大渴引饮有汗、脉洪大、舌黑变黄、舌红绛渐生新苔，尽现气分诸候。遂改用竹叶石膏汤及人参白虎汤，则邪去正复，脉静身凉。

肺痈，表热不退，呛咳胸痛更甚，臭痰更多，口渴，苔黄脉滑数，此已酝酿化脓，痈疡已溃，蕴毒甚重，急宜排脓解毒，宜甘桔汤加石膏、天花粉、芦根、黛蛤散、生苡仁、鱼腥草等，务使秽脓排尽，不致蔓延至好肺。如见气喘不平、秽痰难出，急用葶苈大枣泻肺汤，另用鲜苡仁根捣汁冲服，此味为治肺痈除臭痰的特效药。如能热退咳减，臭痰逐步减少，此系蕴毒将尽，只需清化余邪蕴热，此是第二阶段。另用单方陈芥菜汁，生苡仁根杵汁服或煎汤代茶亦可。

久咳伤肺，津不上承，干咳咽痛、音嘶，此咽痛与饮咽无关，中医所谓阴虚喉痹。须培养肺肾，但不宜过服寒凉药，到此境地，脾土亦弱，又怕过用寒凉伤脾。如再脾伤，即属过中，不治之症。一般多用生脉散合六味丸、百合固金等法。如系虚劳失音，到此地步，不易挽回。以上所谈俱属临床实践经验，实证切忌过用寒凉滋腻之剂，因肺为娇脏。如系虚证，则忌过分疏散，致伤肺气。

齿衄由齿缝溢出成条成饼、鲜紫浓厚者为阳明胃经积热，犀角地黄汤、清胃散、玉女煎治之。如呈黯紫或如杨梅汁，此是肾虚阴火上扰，知柏八味丸稍加肉桂或附子，四生丸亦可并用，外用生附子末、鸡蛋清调敷涌泉穴，或用吴萸、黄柏末亦好。

7. 活到老，学到老，医无止境

我年已八十有七，经历了晚清、"民国"、新中国三个时期，旧社会农村多温病疫疬，不独杂病，而且病者原来体质较强，危症重症颇多。我参酌明清诸家及老师的学识经验，用药胆大心细、圆通活变，当补则补、当泻则泻，承气抵当不嫌猛、黄芪熟地不嫌补、附桂理中不嫌温、知柏石膏不嫌寒。旧社会没有西医，依靠中医确也治好了许多重症险症。中医名声得振，其实多从治急性重病开始。现在新一代的中医也应有志于疑难重症，否则老是停留在治慢性病上，不仅中医得不到发展，医生得不到锻炼和进步，而且社会上视中医只能看慢性病的风气愈来愈根深蒂固，中医阵地势必越来越小、越来越窄。新中国成立后，我由小城镇到了大城市，病科、患者的体质、生活习惯、风土人情不同了，就要有不同的治疗方法，不仅要在实践中摸索，而且要不断学习，我经常看《医醇賸义》、《丹溪心法》、《叶氏医案存真》及近代恽铁樵、陆渊雷等医家的学说。"文革"结束后，我又搞了8年肿瘤病的治疗，又学到了不少治疗肿瘤病的知识，也积累了一些经验。1975年后，我把主要精力放在脾胃病的调治上，特别对萎缩性胃炎，通过几年摸索逐步认识到萎缩性胃炎并非多属阴虚，阴虚反较少见，如套用过去养阴法治疗，病人药后常见纳呆、便溏等症。从患者多见纳少、脘痞、形疲、便溏等症，而从中虚气滞论治，甘温补中为主，少佐辛香行滞，不仅自觉症状改善满意，而且不少病人病理改变逆转，初步统计197例萎缩性胃炎的治疗结果，有效率达89%，初步摸索出一套治疗此病的规律。

现在我年事已高，已力不从心，但每当闲逸之时，还常翻阅一些名家的医案、书籍，甚至《红楼梦》、《三国演义》、《西游记》等古典小说，书中的医药知识，有时还能摘记一些，每用于临床而见良效。

我觉得，医学知识博大精深，绝无止境，必须活到老，学到老，才能有所进步，否则，不进则退。

四、当代著名老中医张泽生
对脾胃学说的贡献

张泽生（1895—1985），江苏丹阳人，南京中医学院教授、主任医生。

张氏善调脾胃，用药轻灵，精通内科，对妇、儿科造诣亦深，擅治温病、疑难杂症，尤对脾胃病有深研，近几年又专心于萎缩性胃炎的治疗研究。出版有《张泽生医案医话集》、《温病分证辨治》、《萎缩性胃炎辨证论治》。他的"脾胃病诊疗和教学应用软件"已通过省级鉴定。

他临证重视脾胃，认为脾胃的盛衰直接影响疾病的发生、发展、转化和预后，所以治病时多从调理脾胃入手，他的学术主张是：

脾胃健旺，五脏可安，为其一。

他常说："中土为四运之轴，上输心肺，下益肝肾，外灌四旁，充养营血，脾胃健，则谷气充旺，可令五脏皆安。"所以，主张外感祛邪也要处处照顾胃气，邪势既衰则应尽早恢复胃气；对内伤诸病更着眼脾胃。分清主次、轻重、缓急，妥为调治。用药则反对滥施攻伐或滞补，以免损伤胃气。

如对肠结核、慢性支气管炎等慢性肺系的脾虚生痰壅肺病证，他用培土生金之法治疗，常获比较满意的效果。尝云："肺金久病，兼见久泻，即谓过中。病情多重，亟宜培土生金。"

对木旺克土，肝胃不和之证，常用疏木扶土兼治；若兼阴虚，则加敛阴泄肝之品；若肝气犯胃，胃气见虚，常用培土佐疏肝、泄肝之法。

对慢性肝炎见脾胃虚弱，血不养肝之证，多用归芍六君子汤加味，以扶土养肝而见功。

对肝硬化腹水的肝脾两亏证，则用扶土固本，兼化阴邪为治而取效。

对脾虚及肾，水湿泛滥之阴水，用实脾制水之法为治。

一例男性39岁患者，肝病年余，食少餐后腹胀，两胁胀痛，二便尚调。舌质瘀紫，苔薄白，脉细软。辨为肝病及脾，脾虚气不化湿。治以健脾和胃，理气化湿。药用党参、炒白术、大腹皮各9g，炒建曲、炒苡仁各12g，木香3g，半夏5g，枳壳、香橼皮、青陈皮各4.5g，生姜2片。

连服一旬，两胁痛除，腹胀大减，饮食亦增。再以前方加桃仁、红花、桂枝等化瘀温阳之品，调理月余，面浮晦暗不泽、舌质瘀紫等症均退，精神也恢复正常。

依据特性，升降润燥，为其二。

张氏很赞赏叶桂的"脾为阴土，胃为阳土。脾恶湿，宜升宜燥；胃恶燥，宜降宜润"之论。强调临证必须依据脾胃的特性及其相互关系，调整其升降润燥之偏。

他认为，升与降、润与燥，相辅相成，在病机上相互影响。如脾气下陷，可致清阳不升或气滞于中；胃气不降，可致浊阴上逆或腑浊内结；胃失润降，燥热太过，脾可成焦土；脾失健运，寒湿凝结，可伤及胃阳。临证需察在脾在胃，或脾胃同病，权衡两者何主何从，正确处以方药，以复其升降润燥之性。

益气升阳、提携中气，常用党参、黄芪、当归、白术、甘草等，配升麻、荷叶、葛根。

和胃降浊、濡润通导，多选旋覆代赭汤、枳实导滞丸、麦门冬汤、橘皮竹茹汤等。

升清降浊喜用六和汤。

温化寒湿、消滞升清，则用费伯雄和中化浊汤（茅术、厚朴、茯苓、枳壳、青皮、砂仁、木香、芍药、山楂炭、神曲、车前子、荷叶、煨姜）。

滋养胃阴，用麦门冬汤、沙参麦冬汤、消渴方。

芳化燥湿，选平胃散、二陈汤、三仁汤、藿朴夏苓汤。

脾阳、胃阴均虚，治宜兼顾而重在脾，但健脾不用温燥，喜用白扁豆、生苡仁、太子参、生白术、生山药、莲子肉、茯苓、冬瓜子、糯稻根等甘平之药。酌加沙参、麦冬、乌梅炭、石斛、白芍等甘润不碍脾之品。

增液通便，常用增液承气汤加当归、火麻仁、全瓜蒌、决明子、郁李仁。老人多加肉苁蓉、黑芝麻；润燥还应加紫菀、杏仁、桔梗以开肺润下。

补气化痰，用人参伍莱菔子。

补气化瘀，选人参配五灵脂。

一例乳糜血尿患者，女，24 岁。尿如米泔 1 年，曾用海群生及中药治疗未效。左腹疼痛，尿浊夹有血块。舌胖苔白，脉濡细。尿检蛋白（＋＋＋），乙醚试验（＋）。用益气利浊和营之剂调治月余，未见改善，且左少腹坠痛，苔白舌胖大，脉转沉细。改用补中固下、升清化浊为治。药用潞党参、炙黄芪、升麻、炒白芍、炒白术、当归、小茴香、乌药、萆薢、益智仁、桑螵蛸等。连服 40 剂，小便转清，舌转淡红，连续 5 次尿检及乙醚试验均阴性，病获痊愈。

补养脾胃，勿峻勿壅，为其三。

张氏强调："脾以运为健，胃以通为补。"主张平补，适补脾胃，不恃峻补、壅补。

他认为，脾虚多由运化无力，脾精不散，湿邪困中所致。治疗重在甘平助运，脾得健运则湿化气行，如一味甘腻峻补，反碍气机，助湿生满。所以，临床常用五味异功散、香砂六君子汤、行健汤（黄芪、人参、茯苓、白术、甘草、当归、白芍、陈皮、砂仁、木香、青蒿、料豆、大枣、姜）等方。

偏脾阳虚，选用黄芪建中汤、补中益气汤、理中汤等，但亦常加理气化湿之品，以调畅气机。

痰湿偏重，则不用参、芪、草之甘，而取二术、薏苡仁、白扁豆、冬瓜仁、茯苓，配法半夏、陈皮、川朴、荷叶、郁金等，以奏健脾化湿、芳化辛开之功，使脾胃自复。

对气滞脘痞，兼有中虚者，喜用枳实消痞丸，以辛开苦泄、理气助运。

对中虚食滞者，用枳术丸加味，消补兼施。

泻痢初愈，每以扁豆、薏苡仁、山药、白芍、白术、木香、建曲等平补善后。

胃纳不振，加砂仁、蔻壳、谷麦芽、冬瓜仁以悦脾醒胃。

久泻脾虚及肾，不用附、桂辛热之药，而取煨豆蔻、益智仁、补骨脂、吴萸、炮姜等与甘温助脾药同用。

胃燥津伤，阴液不足，方用沙参麦冬汤、麦门冬汤、一贯煎，药选生地、玉竹、天花粉、石斛、南沙参、北沙参、黄精、麦冬等甘凉之品，不用熟地、阿胶、玄参等厚味滋填之药；兼气虚时，参、芪、术多生用，或加瓜蒌、地锦草、蛤粉使润中有通；用上药无效，且胃酸缺少，而兼有肝经症状时，

医论撷拾

多配乌梅、白芍、木瓜、甘草等酸甘化阴，少佐桑叶、厚朴花、佛手干、川楝子等轻散不燥之剂。

总之，张氏用补必兼通，冀以恢复斡旋、转输、升降、运化之功，用药亦精练，轻平适中。认为脾胃既虚，大剂用补反增脾胃负担，甚则壅塞脾胃，不利运化。

一例女性 36 岁患者，阴血不足，中州失濡，虚热犯胃。症见嘈杂，善饥，咽干，面易烘热，大便干结，舌红少苔，脉弦细数。以甘凉濡润、清肝和胃为治。药用南沙参、麦冬、白芍、柏子仁、桂圆肉各 9g，乌梅炭、黑山栀、炒竹茹各 4.5g，法半夏 5g，熟枣仁、白蒺藜各 12g，红枣 4 枚。药后诸症均消，停药后脘部又觉嘈杂，头昏，大便较干，舌红少苔，脉弦细，辨为肝阳初潜，阴血尚亏。守原方去竹茹加炙草 3g，仍咽干易燥，心膺嘈杂，舌红少苔脉细，此为阴血不足，津不上承，宜养血生津。药用南沙参、麦冬、白芍各 9g，川石斛、生地、柏子仁、桂圆肉各 12g，桑叶 6g，炙草、乌梅炭各 3g，红枣 4 枚。药后诸症消失，大便尚干，用桑椹膏调治而愈。此即甘凉不腻、润中有通之法。

痛辨八要，泻分暴久，为其四。

张氏认为，胃脘痛的辨证，以虚实、寒热、气血、脏腑八字为纲要；而证的确立，应以主要证候为依据。他的经验如下：

新病暴病，多在肝、胃，属实；久痛不愈，多在脾、胃，属虚。胀满属实，饱则痛甚，多属实滞；隐痛绵绵，得食稍安，多为中虚；补而不效多实，疏而愈著多虚。

脘痛阵作，痛势急迫，灼热口苦，为胃有实火；脘痛口淡，得热痛减，为脾胃虚寒；胃脘灼痛，嘈杂似饥，口干苔净，为胃阴不足或阴虚胃热；嘈热懊侬，或兼吞酸，多肝胃郁热。

痞胀拒按，得矢气或嗳气则舒，多为气有余；脘闷食后为甚，气胀作坠，多为气不足。呃逆噫嗳，气逆在胃；胀及胸胁少腹，气滞于肝。

初病痛而且痞，病在气分；脘痛经久刺痛拒按，已入血络。

有便血者或素嗜酒，多兼瘀；便下黑血疼痛拒按，为络伤之血凝聚，瘀阻于胃。

在辨 8 个要证的基础上，再建立分证。治疗要针对主证施药，适当照顾兼证。

对泄泻，认为病变中心在脾胃，但与肝、肺、肾各脏有关，主张分暴泻和久泻施治。

暴泻多见于夏秋，有兼外感湿浊、热秽之异；久泻则有脾虚（或夹湿，或气陷）、脾虚肝郁、脾肾虚、脾肺虚之别。

一例女性 32 岁患者，脾虚气弱，清阳不升。症见腹部胀满，大便不实，虚坐努责，肛门作坠，舌淡苔白，脉沉迟。病史 10 余年，某院诊为肠结核。治以益气健脾升清。药用党参、白术、炙黄芪、半夏、沉香曲各 9g，陈皮、枳壳、香橼皮各 5g，升麻、木香、炙草各 3g，炮姜 1.5g。二诊：腹胀已消，肛门作坠亦减，食欲渐振，大便 3 日未通，舌质淡白，脉较无力。此为清阳初升，阴血尚亏，肠腑失于濡润。原方加淡苁蓉、黑芝麻各 9g，去沉香曲，服后大便通畅，腹胀已除。在原方基础上调理至愈。

慢性萎缩性胃炎，中虚滞多，为其五。

张氏通过系统的临床观察，认为慢性萎缩性胃炎涉及的脏

医论撷拾

腑为胃、肝、脾，病理为虚实寒热和升降润燥过偏等不同，临床表现为标本虚实、脏腑相兼者为多。他统计的 197 例萎缩性胃炎中，属中虚（气虚或阳虚）气滞的占 55.1%，脾胃不和的占 18.5%，胃阴不足的占 16.9%，气滞血瘀的占 9.5%，其中还有兼痰、伤络之变。所以，治疗主张用甘温调中为主。

中虚气滞用健脾行气法，多用香砂六君子汤或黄芪建中汤加减。

肝胃不和用疏肝和胃法，以柴胡疏肝饮合四逆散加减。

胃阴不足用甘凉养胃法，或佐微酸，选益胃汤、沙参麦冬汤合乌梅、白芍、稽豆衣。

气阴两虚，常用太子参、生白术、山药、扁豆、生苡仁和石斛、玉竹、沙参、麦冬等。

气滞血瘀，常用桃红四物汤、失笑散为主，加瓦楞子、九香虫等。

远血加阿胶珠、侧柏炭、地榆炭、炮姜炭；夹痰加半夏、橘皮络、全瓜蒌；胃热伤络，用犀角地黄汤加生军、藕节、白茅根。

他指出，慢性萎缩性胃炎的用药，要善用甘温调中，慎用开破；气阴两补，应甘温而不燥，柔养而不腻；要散中有收，用气药则兼血药；要开痹散结，当先疏启其中，总以权衡升降润燥为要。

他强调，在应用理气药时要慎重选择，因萎缩性胃炎多属病程较长，气阴均伤，用之不当则常因其辛燥香窜之性而耗散气血、劫热伤阴。若合并溃疡病，久服还易导致出血之变。他的经验：理气药以木香、陈皮、佛手较为平稳，止痛药则以乳香、没药为主。

一例男性 44 岁患者，慢性萎缩性胃窦炎史 4 年。胃痛隐隐，无规律性，经常泛吐清水，苔薄，脉细。辨为中虚气滞，胃气失和。用温中和胃法。药用炒党参、蒲公英各 15g，炒白术、茯苓、制香附、白芍各 9g，干姜、桂枝、木香各 5g，甘草 3g。服药 2 月余，每日 1 剂。再诊：上腹胀痛或醋心，纳食尚可，苔薄腻转黄，脉小滑。此为中虚湿邪未清。用养胃膏（白芍 12g，蒲公英 15g，紫河车、乌梅、绿萼梅、青木香各 3g），1 日 2 次，合香砂养胃丸 5g，1 日 2 次继服半年。又诊：胃脘痛偶作，苔黄腻，脉细。证属痰湿中阻，受纳无权。以化湿和胃为主：炒白术、茯苓、法半夏、炙鸡内金各 9g，焦楂曲各 12g，陈皮、木香、川朴各 5g，炒谷芽 12g。服 3 个月后复查胃镜，转为慢性浅表性胃炎。

实践创新，不泥旧说，为其六。

张氏重视临床实践，善于总结经验并发现问题，提出新见，不泥于旧说。

如对叶桂"胃宜润降"的主张，他就不完全赞同，指出胃病日久，易伤胃阳；胃阳不振，可致寒凝气滞，痰饮内停，治当用辛热温燥之味，怎宜润降？

再如对"痛无补法"之说，指出仅限于实证，而不适用于虚证。他根据临床统计资料，指出慢性胃病以虚为多，不但可补，且必须补。即程钟龄"若属虚痛，必须补之"之谓。

对于舌诊，他的经验是舌质偏淡胖，边有齿印，或舌质淡紫，中有裂纹，苔白或白腻，多属脾气虚；舌红苔少，干绛无苔，舌中有裂或苔糙白，或舌苔剥裂，舌体干瘦者，多属胃阴不足；淡红无苔，多属气阴两虚。

此外，"口渗清涎不是脾虚，多为虫积"；"向日好饮（嗜酒），胃中必有蓄瘀"；"中年以后，脘痛不已，呕吐黏涎，状如粉丝者，多属恶变"；"中年以后，脘痛反复不止，便黑形瘦，平时善郁，或呕黏液血丝，当虑恶变"等，都是他的经验结晶。

（王淑兰．脾胃学说与临床．北京：人民卫生出版社，1990.）

学术继承人论文摘编

一、忆祖孙对话数则

南京中医药大学　张履南

（一）

"文革"之初，爷爷被罚天天上门诊，他说"正合吾意"。

学校停了课，都去大串联了，我成一逍遥人，天天偷着来给爷爷抄方。两个月下来，爷爷问我：

"抄了这些天，抄到什么没有？"

"抄到几张爷爷的经验方。"

"哦，说来听听。"

我理了理思绪，说："对诸如胃脘痛、泄泻、痹证、咳嗽等常见病，爷爷都有一主治之方，如治胃脘痛的主方就是：

炒白术　　炒枳壳　　法半夏　　陈皮

炒白芍　　广木香　　佛手　　甘草

以上 8 味是您最常用的，是吗？"

"嗯，那你讲讲为何要用这几味药？"

"胃失和降一词在您按语中使用得最多，可见胃气不和、失于和降是各种胃脘痛普遍的病机，而痛、胀、逆三个字就是这一病机的临床表现。此方以枳术丸为主补脾消痞，消补兼施，合木香、佛手等消胀；合芍药、甘草等止痛；合二陈降逆。如胀甚而苔厚者加厚朴，痛甚则加延胡索，逆甚则用旋覆代赭或橘皮竹茹，其他如砂仁、藿佩等药亦可酌情选用。"

"讲下去。"爷爷鼓励我。

学术继承人论文摘编

"胃失和降虽然是胃脘痛的一般性病机，但致使胃失和降的原因才是每一例具体病症之本。因此，如脉虚无力、神疲乏力或病史较长、年老体弱，证属中虚气滞致胃失和降者，则处方君以潞党参、当归；如脉弦而脘胀痛及胁，证属肝气犯胃致胃失和降者，则处方君以醋柴胡；如吞酸、吐酸，属寒热错杂，曲直作酸者则处方君以黄连、淡吴萸；如犯吐清水属胃家寒者，则君以干姜、桂枝或淡附片；如口苦苔黄、胃痛灼热属胃热者，则君以川连、山栀、川楝子；如口黏苔腻，湿阻气滞者，则君以苍术、厚朴。如兼瘀血者，则加桃红、五灵脂；兼食滞者，则加炒谷麦芽、炒建曲等。"

说完了一通，见爷爷不住地点头，于是我接着大胆发问：

"教科书上，胃脘痛的第一证型就是用黄芪建中汤，但爷爷却很少用到黄芪，何故？"

答："黄芪太甘，太升，故不宜胃失和降者。但如病属十二指肠溃疡，且有典型之饥则痛，得食则缓，喜食甘者，当用之，酸多者还可以加乌芍散。"

又问："书上有胃阴不足一证，为何亦少见之？"

答："胃阴不足证在萎缩性胃炎中能见到，但也不多见。必须是舌红少苔，甚至无苔，厌食嘈杂，脘痛如灼方是此证，重用甘凉濡润、酸甘合化方药。"

这一次祖孙对话，其乐融融，却苦等了十几年。1978 年，我获平反回宁，又能跟爷爷抄方了。爷爷问："上次抄去的方子，在乡下用得如何？"我答："确实有效，尤其是治胃痛方，几无不效者。"爷爷说："夸大其词。"

（二）

一天，外科许履和主任亲自登门请张老为其子诊治，希能免其于次日即行之手术。

张老欣然前往，我当时所记按语如下：

许作屏，男，36 岁。

宿患十二指肠球部溃疡已 10 余年，中虚已久，近因合并幽门梗阻和消化道出血入院治疗已半月。现大便隐血已转阴，但仍频繁呕吐，夹有 2 日前所食之物，两日来全不能进食。刻诊：胃脘胀痛，牵及两胁，自觉气往上逆则呕吐酸水痰涎，夹有宿食，大便干结已 4 日未解。脉沉弦，右实，舌质红，舌心苔黄腻，胃失通降，急则治其标也。

薤白　全瓜蒌　川军　黄连　淡吴萸

枳实　苏梗　木香　炒白芍　陈皮

姜竹茹

此处方用药与此前病区所用有较大不同，因此，会诊后我问爷爷："此病名胃反，古人云食之反出，是无火也。爷爷为何反而用承气、黄连而非苓桂术甘、大半夏汤等方？"

爷爷说："看病应据证而立法用药，不能仅据本本或条条。此案胃痛既久，中虚脾运不健，致痰饮、宿食停滞于胃，从本而论，当补脾气、温脾阳、化痰饮、消宿食，但刻下痰浊宿食积滞已然化热，标实标热而且标急，中医不是有急则治其标的治则吗？"接着又说："你回去看看《千金方》，其中治胃反多有用大黄者。"

爷爷案头，除先师之《指禅医案》外，最常翻阅的就是张璐的《张氏医通》和张氏所衍义的《千金方》。爷爷谓《张氏医通》博采众长而平正不颇，而《千金方》则多有出奇兵者。为知这奇兵之效，第二日晨起后我即赶往病房欲一探究竟：一见当晚值班医生在病历上书："1 剂后，泻稀水 2 次，

329

夹燥屎六七枚，顿觉上下气通，胸腹舒畅，其苦若失。"二见病人已起坐，正在进食稀粥汤。

数年之后，我去病案室查阅病例，得知 3 年后，该患者曾旧病复发，病情如前，管床医生仍以张老原方 1 剂而效。

（三）

一日，随爷爷到工人医院会诊，病人是一位急性胆管炎合并败血病的患者，虽经大量抗生素和激素的多日治疗，但40℃以上的弛张热却依然往来。爷爷拟小柴胡汤主之。回家的路上我问："如此严重的病症，小柴胡能管用吗？"爷爷说："往来寒热，小柴胡管用。"

两日后去复诊，知 1 剂后热退而不再作。我问爷爷何以如此神效，爷爷说："少阳枢机就好比表里之间的一道门，如其开合不利，则内外之寒热不能调和，关死则热，开大即寒，故往来寒热。小柴胡汤和解少阳，使这扇被卡住的门恢复自如的开合调节，寒热就不复往来了。"

我又问："此案如果未经大量抗生素控制感染，小柴胡亦能有如此神效吗？"爷爷沉吟片刻之后："所以要中西医结合么。"接着又说："小柴胡治往来寒热为历代医家所宗，刘完素虽然不遵仲景麻黄、桂枝之法，但对小、大柴胡还是遵法不二的。"

此后，我自己在临床上也有了多例用小柴胡治疗因风湿热、败血症，以及不明原因而致的往来寒热、发作有时的高热或低烧的经验。

（四）

爷爷在 20 世纪 50 年代就开了癌症专科门诊及临床研究，30 年中也确实为不少癌症患者减轻痛苦，延长生命。一日，我问爷爷："中医药能治好癌症吗?"答曰:"不能。"我再问,不是也有治好的吗?答曰:"那也不一定是吃药好的。"我再问:"那中医学征服癌症(这是当时的口号)就没希望了?"爷爷不语,然后说:"人贵有自知之明,中医更要有自知之明。如肺痨这个病,死了多少人!明代就有医家提出:'君以杀虫,臣以养正,佐以益水清金。'认识到益水清金只能起辅助的治疗作用,这就是自知之明。而君以杀虫,虽经上天入地,盲目地寻找了几百年,终未找到杀虫之药,最后还是靠西医,靠现代科学。"

类似这样的实话,爷爷居然也曾实说,给当时来宁视察的中央部级首长听,真是老实到家了。

二、张泽生治疗妇科疑难杂症的学术思想

泽生源创始人　张挹芳

本文仅就祖父张泽生教授治疗妇科疾病的学术思想作一介绍。

调冲任,女子以血为根本

先祖父认为,女性的生理特点有别于男性,其经带胎产均以气血为本。女子"二七而天癸至,任脉通,太冲脉盛"若气血充盛和调,升降出入不休,则月事按期而潮,经量适中,色泽鲜艳,稀稠适度。随着精气的不断盈溢,性器官逐渐发育成熟,阴道产生适量的分泌物,当阴阳调和,即可蓄血以养胎儿。可见气血对女子生理之重要。

在辨治月经、胎产的病证时,先祖父尤重先辨气血,再明

虚实寒热。辨气分气滞、气虚、气脱，辨血析血寒、血热、血瘀、血虚。如对月经失调，主张分周期治疗，经前以理气为主，经期以调血为要，经后以补气血为重。凡血热宜清热凉血，但经行之时不宜过用苦寒，以免留瘀。属寒滞当温经活血，寒去则滞通。气虚者宜补气摄血，血虚者以益气养血，气充则血实。对血热妄行而致崩漏，常用固经汤加生地、赤芍、丹皮；如气滞血瘀，舌紫、脉涩，每加用失笑散，或震灵丹、参三七粉等；如气虚血脱，用人参、黄芪补气摄血。对气滞血瘀之经闭，倡导早用、重用行气活血通经之品，如川芎、香附、三棱、泽兰、牛膝、刘寄奴之类。

先祖父曾治一已有碗大之卵巢瘤引起血崩不止者，恐其暴脱，暂缓手术。嘱患者用别直参 10g，桂圆肉 20 枚煨浓汤，日服 1 杯，1 个月后崩漏即止，4 个月后腹块无形。此例大补气血，不割瘤而瘤自消。故先祖父指出："养正祛邪之一法，以气血充足自能祛邪愈病也。"它如胎死腹中的引产、产后恶寒发热，均重视补气血、扶正达邪。

先祖父还将《内经》的食养疗法广泛应用于妇科。如用红枣配鲜藕，作为阴血不足，虚火迫血，经事超前、量多的辅助治疗；气血两亏之证，嘱患者常服猪肝菠菜汤及砂锅龙眼人参鸡汤等，都反映了张老注重女性气血的学术观点。

辨脏腑，肝脾两经是关键

先祖父常曰：脾主运化，对水谷精微的消化、吸收和输布起至关重要的作用，故为气血生化之源，后天之本；肝司疏泄，为藏血调血之脏，女子以肝为先天。故于产妇诸疾，张氏极为重视肝脾两脏，他推崇刘河间之说："妇人幼童，天癸未行之间，皆属少阴；天癸既行，皆从厥阴论之；天癸既绝，乃属太阴经也。"重视调肝治脾在中老年妇科病中的应用。

如治痛经、闭经，先祖父必用疏肝之味，常选柴胡、香附、川楝子、白芍、川芎；若先期量多、淋漓难净，属肝气郁结，横逆犯胃克脾，肝脾统藏失职，治用疏肝理气，兼调脾胃，逍遥散合归脾汤出入。

先祖父对宫颈癌、阴道癌的诊治进行了长期的探索。以为女子生殖器部位属足厥阴肝经，指出中年妇女，白带淋漓、少腹坠痛、阴道不规则流血，多由情志郁结，心脾两亏，肝经气火失调所致。治疗以清泄肝经湿热为主，用龙胆泄肝汤加半枝莲、蜀羊泉等，如下血加紫草根、凤尾草根；白带多加椿根皮、黄柏。曾用此法治数例宫颈癌或阴道癌晚期，不适应放疗及化疗患者，服中药治疗3年多，主要症状消失。继续服用半枝莲、蜀羊泉并加神农丸，可存活6年以上。老年妇女，忽然阴道流血，少腹不痛，腰也不酸，一向体质尚健者，可用健脾补气摄血法，常用黑归脾汤、黄土汤加减出入，如舌质光红，须加黄柏、龟板，血止后，可常服归脾汤调理。另外，平时常服单方、验方治疗，如半枝莲、紫草根、薏苡仁、白花蛇舌草等。

乳房属胃，乳头属肝，大腹、前阴均为肝脾两经所属，故治乳癖痰气交阻，或劳倦食伤之脾虚带下，先祖父多从肝脾两脏入手，如用调和肝脾之四逆散加小金丹、牡蛎、昆布、海藻等软坚散结之品，可使乳癖硬结消散；或用完带汤合参苓白术散增减，治疗脾虚肝郁，湿浊下注之带下黄白、清稀无臭、面色㿠白、倦怠便溏、舌淡苔白、脉濡弱等症，收效甚捷。

"年四十而阴气自半"，脾胃为后天之本、气血生化之源，肾为先天之本，精气闭藏于肾。故对于女性更年期诸症，先祖父更重脾肾。对阴虚之体，以六味丸为主，常以首乌、芝麻、地黄、胡麻、女贞子、黑料豆、白芍、山萸肉、杞子等随证损益。如阴虚火旺加龟板、知母、黄柏；惊悸恍惚合桂枝龙牡汤；骨蒸盗汗益地骨皮、白薇。月事不调者以四物加味；内有干血，当以大黄䗪虫丸缓中补虚。阳虚者，以右归饮加味。若五脏俱不足，可以黄芪建中汤，执中央以运四旁。

知常变，虚实补泻灵机通

先祖父在治疗妇女经带胎产诸疾时，虽循求古训、博采众方，但又勇于创新，根据不同的病情，辨证处方，从不墨守成规。

如治产后发热，一般医家据"胎前宜凉，产后宜温"之训，不敢用寒凉之品，而先祖父在辨证确当的前提下，善用寒凉，知常达变。曾治一产妇，产后高热两旬，壮热多汗，烦渴引饮，辨为热淫于内，阳明邪炽，热盛伤津，正虚邪实。虑其热邪正盛，如不即予大剂清热，则邪热留恋，更伤气阴，故用白虎加人参汤，既可清热祛邪，又可生津益气，以取泄热存阴、扶正达邪之功。

或治产后恶露不下，亦不泥产后气血两亏之说。一妇产褥，惧招风邪，于长夏酷热之际，闭窗覆被，遂受暑热。腹部疼痛，恶露点滴全无，身热有汗，口干时欲饮冷，小溲短少，心烦懊侬，难以名状，舌红少苔，脉象洪大。此产后百脉空虚，下暑发自阳明也。先以井水调服六一散，药后下身流血出秽浊少许，继以西瓜汁频饮，紫血得下，腹痛顿除，发热亦退。若执守"产后宜补宜温"之说，过用辛温燥血之剂，无异抱薪救火。方中六一散，甘凉淡渗，清热存阴。西瓜性寒解热，有天然白虎汤之称，为夏令清热解暑、止渴除烦之佳品。药虽平淡，却能消息于无形，轻以去实，热去阴存，恶露自下。

三、孟河医派张泽生、张继泽教授运用膏丸散剂调补的学术经验

泽生源创始人　张艳芳

祖父和父亲在对疑难杂证的调治方面，都有独到的经验，其中之一就是善于根据不同的病情、体质和季节，综合运用多种中药剂型，以达到最佳治疗效果，值得后人借鉴和仿效。现就张氏家族运用膏丸散剂调治各种急慢性疾患的学术经验予以介绍，以供同道指正。

重辨证，因人因病而定

祖父和父亲强调，临床实践是中医的根本和精华。中医辨证论治的核心在于识证和谨守病机。这是治疗疾病的前提条件。而明确诊断和确定治则治法后，方剂和剂型则是治法的具体运用。祖父和父亲对于常见病症的治疗多用汤剂，配用散剂，但对需要长期调理的慢性疾病则结合膏剂和丸剂。本文重点介绍膏丸散剂的应用。

祖父和父亲运用丸剂、膏剂、散剂，并不局限于运用成方成药，而常常是在辨证论治且用汤剂治疗有效的基础上，自订丸剂、膏剂和散剂，嘱患者服用 1～4 个月不等，达到从本图治的目的。辨证组方，服用汤剂有效后组成的丸膏散剂，较一般的成方成药，具有最大的个性化和最佳的效用。现行的丸膏

成方，固然是古代医家长期经验积累的结晶，有其一定的实用价值。但由于时代的变化，常见疾病谱的改变和个体的差异，成方膏丸散剂的适应范围极其有限，只有对其进行化裁变化，根据不同的病情和个体适应性，拟定相应的治则和方药，才能收到预期的效果。如有一便秘 30 年的病人，长期服用麻仁丸、番泻叶、果导、开塞露等通便，效果不甚理想。先祖父嘱其先服几剂煎药，佚其有效，将其方制成丸剂，长期服用则效力持久，达到彻底根治的目的。

祖父和父亲临床辨证强调 3 个结合：辨证和辨病结合，辨证和辨体质结合，辨证和四季结合。

（1）辨证和辨病结合：祖父和父亲诊治消化系统的疑难杂症较多，重视将西医诊病和中医辨证相结合，认为这有助于综合考虑疾病的治疗方案，采用不同医学之长，把握疾病的发展趋势和转归。对初诊病人，协助和要求病人，尽早获得现代医学的明确诊断。如暂时无法诊断，积极采用中医综合疗法治之。很多服用祖父和父亲中药处方者，是需要长期调理的慢性疾病。他们已经服用汤药一段时间，取得了初步效果，当冬令到来，转用膏方，从本调治。如郭某，患急性肠炎，西药未能根治。了解到病人有 10 余年肝硬化史，合并复合性溃疡，经常出血，已行胃次全切除，术后仍有多项肝脾指标异常。中医辨证为湿瘀气滞，肝脾两伤，湿浊留恋肠腑。"急则治标"，先用汤药运脾清肠。五诊后大便正常，但仍有胃脘隐痛、食欲不振及腰酸腿软、精神疲乏等虚中夹实之证。六诊时届冬令，则用膏方益气健脾，养血行瘀并培补下元，从本调治。

（2）辨证和辨体质结合：体质指人体素质，平时的饮食和生活习惯，以及过去所患病症，都可引导病人产生与未来疾病病机相关的病理体质。如有一患者，先患肺结核，继患支气管扩张、肺气肿，导致体质肺肾两虚。每年冬季咳喘发作，动则喘促、形体消瘦。初次病人来诊时，病正发作，祖父予汤药化痰宣肺、止咳定喘。控制后，处以膏方缓图。以后，每于冬季病发之前，给服膏方，补肺固肾，从本缓图。患者服用补肺纳肾膏方 4 年，咳喘不再复发。另有一肠易激综合征患者，来诊时体重下降、腹痛便溏、时带黏液、体倦乏力，经过中药汤剂治疗，症情得以控制，继以膏方补益脾肾，缓图其本。以后患者每遇冬季，则邀家父开膏滋一料，调整体质，预防发作，至今已有 5 年，肠易激综合征未有再发，体重增加，体质增强。

对于首次使用膏方的市民，祖父和父亲的经验可在进补前先服用"开路药"，也就是由中医诊断并开具有针对性的汤药先调理一段时间，对症后再开膏方进补，这样有助于了解患者的生活习惯和相关体质，使疗效进一步提高。家父的经验是每张膏方都要适当照顾到肾气和脾胃功能，因为先后天是人的体质之根基所在，不可忽视。

（3）辨证和四季结合：指辨证时还应结合寒暑温凉的气候变化综合考虑。如病多冬季发作，说明气阳不足，阴气内盛；多夏季发作，可见阴分不足，或气火太旺。在季节转换时发作，提示阳不配阴或阴不配阳。这些因素，都当在辨证时加以考虑。

家父认为，辨证中定要分清阴阳虚实、寒热温凉。辨证方法要抓主要矛盾。因患者主诉可以涉及多方面，作为医者应辨别其矛盾的主要方面，用药上重点解决其要害所在，其他方面可适当兼顾，不能面面俱到，否则不易取效。

论时令，丸膏各有所宜

膏剂具有强身健体、祛病延年、补虚纠偏的功用，以培补人体的气血阴阳，并可兼祛瘀血、痰浊、湿热等实邪。《素问·四气调神大论》提出"春夏养阳，秋冬养阴"的养生方法，认为秋冬季节，自然界的阴气偏盛，若人体阴血、阴精不足，于此时调补，有同气相求之效。选择冬令进补是有道理的，冬季是虚损病患进补的最佳季节，但是进补并无季节限定。比如夏季，各种生命活动旺盛，能量与营养物质消耗大，也是人体需要进补的时候，但与冬令进补不同的是，应以食补、清补为主，也可在中医师的指导下，选用一些益气、生津的滋补品。

祖父和父亲即便是制订同样的方剂，往往冬用膏剂，夏用丸剂，以适应不同季节的需要。

冬季人体消化吸收功能旺盛，易于吸收及贮藏人体需要的多种营养物质，膏方对各种慢性病、脏腑功能失调病症的适用范围很广，像胃肠机能紊乱的泄泻、肝胆代谢机能低下、胃肠癌变康复期、风湿病、类风湿性关节炎等。祖父对于肝硬化合并结肠炎的泄泻、前列腺肥大、中风后遗症、阳痿、肺气肿等慢性病症，于冬季采用膏方，培补下元，从本调治，缓图其效。

膏剂多作为冬季滋补之品而服用，用于虚证和虚中夹实证。一般来说，膏方的药味多在 25～45 味之间，其每味药的分量是一般汤剂常规用量的 10 倍。

夏季人体的新陈代谢旺盛，出汗增加，自然界的阳气偏盛。对于人体阳气不足，于此时补养，亦有同气相求之功。

夏季人体消化吸收功能略微减弱，此时服用滋腻厚味，易致碍胃滞中。故于夏季，祖父、父亲多用丸药缓图，一般来说，丸方药味在15味左右，其每味药的分量是一般汤剂常规用药的5倍。无论是萎缩性胃炎、囊肿、胃肠癌术后正虚夹瘀，还是便秘、便血、崩漏、产后亏虚发热等需要调理一段时间的慢性病，均可于汤药收效之后，用丸方3~4个月以图根治或预防复发。由于其简便易行，行之有效，深受患者的欢迎。

明缓急，标本先后有别

急则治标、缓则治本。标指实证、新病、急性病。急则治标，当标证为急，病人体质尚强健耐攻，常用汤药少量多次，配合散剂，先治其标，每次3~7天药量；缓则治本，缓指虚证、虚中夹实、旧病、慢性病。缓则治本，当标证已得缓解，则可用膏、丸，缓图其本，以期彻底治愈，预防复发，每次1~4个月药量。正如华佗论治疗说："病有宜汤者，宜丸者，宜散者……种种之法，岂唯一也。若非良善精博，难为取效。"

虽然膏丸在冬夏季应用时有其独特的优势，但毕竟属于"缓则治本"之例。对于大多数实证新病或比较急的疾病而言，仍应"急则治标"。用汤药少量，多次复诊，且每于汤剂当中，配合散剂。散剂具有制备容易、服食方便、吸收快、奏效速等特点，祖父和父亲创制了很多有效的散剂方，配合辨证汤药使用，独辟蹊径，屡收奇功。

如化顽痰老痰，用荸荠、海蜇（雪羹汤）化痰清热，或用牙皂水浸泡白芥子常服以化痰祛浊。

湿热结石，阻于下焦，用鱼脑石、生军粉、琥珀粉、月石粉和匀吞服，以通淋、下石、祛瘀。

血热烦躁、不寐、口渴，用羚羊角粉以平肝泄阳，或琥珀粉、珍珠粉蜜调分吞以镇心安神。

咯血，用琥珀粉和参三七粉以行血止血，而不留瘀。

对于心气不足，心阳不展的心悸，加用红参粉1月。

对于处于疾病初、中期的肿块结节，又常用川贝粉、沉香粉配合治疗。

湿热阴汗，则加工生龙骨、生牡蛎、五倍子粉，外扑汗处。

总之，中医治疗方法和剂型，都得因人因时因病而变，才能实现使人体气血阴阳通畅、平衡，以达到恢复正常机能的目的。

四、学习张泽生教授
运用升脾降胃法治疗杂病的体会

第一批中医博士研究生　江杨清

张泽生教授，有70年丰富临床经验，对李东垣、叶天士的学术思想深有研究，尤擅长治疗脾胃疾病，运用脾胃升降理论得心应手。我们通过随师应诊，亦多体会。今介绍张老运用升脾降胃的理论指导临床之验案8则，供同道参考。

案一　突发性耳聋（清气不升证）

王某，男，36岁。

在操作化学实验时，不慎引起爆炸，导致两耳失聪。经检

340

查诊断为突发性耳聋。经西药能量合剂、维生素类及高压氧治疗未效。1977 年 4 月诊之，两耳失聪，病属外伤引起。系由清气不升，浊阴不降，上犯清阳所致。治用益气升清法，清气得升则浊阴自降。用补中益气汤加葛根，重在益气升阳。治疗不到半年，听力恢复正常。

按：经云："耳者，宗脉之所聚也。"清阳不升，则精微不能上承，宗脉虚竭则耳聋，故以参、芪、术、草益气健脾，升、柴升清举陷，葛根升津，配升、柴升补清阳而润宗筋，此上病者取在中而升其清。故耳聋非独治肾也，善用升降之法，可见一斑。

案二　眩晕综合征（痰浊上逆证）

罗某，女，25 岁。

1975 年 3 月 24 日初诊。半月前因情绪激动，眩晕又发。已用鲁米那、大仓丁、晕海宁等药未效，由我院急诊室诊断为"眩晕综合征"，用担架送入病房。头晕目眩，两目不能睁视，天旋地转，两手发抖，言语不清，耳如蝉鸣，频频呕恶，呕出食物痰涎，小溲黄少，大便秘结，5 日未行，舌质暗红苔黄腻，脉弦滑小数。乃属肝胆疏泄失常，夹胃中痰浊上扰，清阳为之蒙蔽，胃失降和。治拟清泄肝胆，和胃降逆。方选礞石滚痰丸、温胆汤加减。用桂枝、法半夏、枳实、陈胆星、炒竹茹、旋覆花、代赭石、青礞石、灵磁石、郁金、大黄、黄芩、生姜等。服药 3 剂，大便畅通，呕吐亦止，渐思纳食。唯头目仍眩晕，胸脘痞闷，苔腻渐化，脉仍弦滑小数。胃气上逆初和，中焦痰浊未清。原方去旋覆花、郁金，生军改制军。又服 3 剂，眩晕大减，已能下床活动，生活可以自理，饮食逐渐增加，大便日行 1 次，唯夜寐较差，苔黄腻已化，脉小滑，病已十去其七。上方既效，原方续进。原方去黄芩、大黄，加百合、夜交藤。眩晕未作，饮食如常，夜寐亦酣，舌苔腻已化尽，脉细弦。痰浊初化，胃气已降，再以和胃化痰，善后调理。用太子参、炒白术、法半夏、广陈皮、炒苍术、炒竹茹、茯苓、炒谷麦芽等。

按：患者形体肥胖，苔腻，脉滑。痰浊壅盛，上扰清阳，浊邪害清，清空失旷。此次发作，由于情绪激动，肝气升发太过，痰热互结，扰于清窍，犯胃上逆，故用礞石滚痰丸合温胆汤加减，以涤痰通腑、降胃兼清肝胆之郁热。服药 3 剂，大便得通，腑气下行，痰浊得泄，升降之气一顺，则眩晕自愈。

案三　慢性结肠炎（清气在下证）

吉某，女，34 岁。

脾虚气弱，清气在下，不能化湿，则生飧泄。3 年来，大便溏泄，近来泄泻如注，舌苔白腻，脉濡细。治拟升清运脾，化湿止泻。炒白术 10g，上川朴 3g，炒枳壳 5g，煨木香 5g，炒白芍 10g，淡吴萸 2.4g，炮姜 3g，炙甘草 3g，炒扁豆 10g，车前子（包）10g，鲜荷叶 1 角。服药 5 剂，泄泻即止。再以前法增入健脾之品巩固。

按：本例久泻脾虚，清气在下，不能化湿，而致大便溏泄如注。运用枳术丸加味，取白术甘温升补脾阳以健脾化湿；枳壳（枳实）苦寒降胃浊以消痞行滞，川朴、木香调中宫升降之气，更有荷叶芳香醒胃，鼓舞脾胃清气上升。湿浊尚盛，故不用参、芪呆补，而用干姜温运，脾运得复，清气上提，泄泻即愈。

案四　阿米巴痢疾（脾虚气陷证）

于某，男，38 岁。

痢初未行推荡，肠腑积蕴未清。休息痢延及两载，痢时腹痛肛坠，夹有白色黏冻，脉沉细，舌质暗红。久痢伤脾，脾虚气陷。拟益气升清，兼清余蕴。太子参 10g，炒白术 10g，升麻 3g，炮姜 3g，白芍 10g，煨木香 5g，焦楂炭 10g，乌梅炭 5g，炙甘草 3g，广陈皮 5g，石榴皮 10g。药后痢止，再予调理巩固。

按：本例休息痢，西医诊断为阿米巴痢疾。阅前医迭用通、清、补、涩等法，收效不著。病已 2 年，痢久伤脾，脾虚气陷。经云："清气在下，则生飧泄。"治疗若纯用参、草补益，反致中焦气滞，不如升补兼施，使清阳得升，脾运复健，则湿化气畅。故于参、术培土之中，佐升麻引清阳之气上升，木香、陈皮开脾胃之郁结。本例痢久肛坠，用之尤宜。或加荷叶，行其升提之功亦可。患者痢初未行推荡，余积未尽，故痢下愈而复发。延久正气渐亏，虚中夹实，故标本兼顾治之。既补中益气升陷，又用山楂等化积导滞，以除邪蕴。

案五　肠结核（气虚下陷证）

徐某，女，32 岁。

脾虚气弱，清阳不升，腹部胀满，大便不实，虚坐努责，脱肛作坠，已 10 余年。经某医院检查，诊断为肠结核。舌苔淡白，脉沉迟。拟予益气升清运脾为法。潞党参 9g，炙黄芪 9g，炒白术 9g，炙升麻 3g，法半夏 9g，广陈皮 5g，炒枳壳 5g，广木香 5g，沉香曲 9g，炮姜 1.5g，炙甘草 3g，香橼皮 5g。进益气升清运脾之剂，腹胀已消，肛门作坠亦减，食欲渐振。唯大便 3 日未解，脉沉细渐起，舌苔淡白。清气初升，阴血尚亏，肠腑失于濡润。原方加入温润之品。原方去沉香曲，加淡苁蓉 9g、黑芝麻 9g。上药服后，大便畅通，腹胀已除。入冬以后，工作烦劳过度，腹部又觉作胀，头昏痛，食欲颇佳，脉沉细，舌苔薄白。仍当益气升清，健脾助运。用潞党参、炙黄芪、炒白术、升麻、淡苁蓉、炒白芍、炮姜、白蒺藜、陈皮等调理至愈。

按：经云："清气在下，则生飧泄，浊气在上，则生䐜胀。"东垣亦说："清气在阴者，乃人之脾胃气衰，不能升发阳气，故用升麻、柴胡助辛甘之味，以令元气之升，不能飧泄也。"故初投益气升清运脾之剂，腹胀即除，肛坠亦减。初诊清气虽升，但大便又复秘结。属气虚无力传送大便，阴血不能濡润肠腑。增苁蓉、黑芝麻润降，使脾精上输，胃浊下降，脾升胃降各司其职，则诸症随之而解。

案六　乳糜血尿（清气不升证）

邱某，女，24 岁。

1974 年 1 月 24 日，尿如米泔，已历 1 年。曾用海群生及中药治疗未效。左腹疼痛，尿浊夹有血块，阻塞尿道。尿蛋白（＋＋＋），乙醚试验阳性。脉濡细，舌苔胖白。用益气利湿和营之剂调治月余，症情未见改善，尿浊如前，左少腹坠痛，脉沉细，舌体胖大。改从脾气虚弱，清阳不升，精微下流论治。药用潞党参、炙黄芪、升麻、炒白芍、炒白术、当归、小茴香、乌药、萆薢、益智仁、桑螵蛸等补中益气升清。连服 40 剂，小便清，舌质淡白转红。连续 5 次尿检，乙醚试验均阴性，而获痊愈。

按：本例尿浊，由脾虚气弱，中气下陷，统摄无权，精微下流所致。先用健脾分利，以清湿热，未见效果。改用益气升提，重用参、芪、术、升，使清气得升，脾运得复，尿浊乃愈。此法对内脏下垂、久泻久痢、妇女月经量多、带下清稀量多，而症见倦怠神疲、面色萎黄、舌淡脉弱，属中虚气陷者，每获良效。

案七　慢性胃炎（胃气上逆证）

忻某，男，28岁。

半月来自觉胃脘不适，不能进食，食入即吐，呕吐酸水痰涎与食物夹杂，脘痞腹胀，右胁疼痛，嗳气则舒，大便5日未行，小溲色黄而混浊，伴有头昏目眩，口干而苦，苔黄腻，脉弦细滑。经云："诸呕吐酸，皆属于热。"肝热犯胃，胃失和降。治拟疏肝和胃、降逆止呕为法。旋覆花（包）5g，代赭石12g，茯苓10g，青陈皮各5g，法半夏10g，炒枳壳5g，炒竹茹5g，淡吴萸2.4g，姜川连3g，大黄5g，沉香曲10g，生姜2片，3剂。治宜泄肝和胃，降逆通腑。3日来大便得通，呕吐已止。唯觉胸中烦热、胃胀隐痛。此属气逆已平，痰热未清。再以苦寒散结，降逆和胃。姜川连3g，黄芩5g，法半夏10g，广陈皮5g，茯苓10g，炒枳实5g，大黄5g，炒竹茹5g，沉香曲9g，生姜2片，3剂。呕吐已愈，纳食增加。仅有胸闷、心烦未除，舌苔黄腻已化，脉细弦。肝气已疏，胃热未清，脾运未复。原方去大黄加炒谷芽12g。

按：本例呕吐的特点是食入即吐，并伴嗳气吞酸、胁痛口苦、脘痞腹胀。显由肝胃不和，胃有蕴热，失于通降，胃气上逆所致。用连、芩苦降泄热以和阳；夏、萸、姜辛开散结以和阴，合用辛开苦降、泄肝和胃、并以旋覆花、沉香曲下气；代赭石重镇；夏、陈以化湿和胃。宗《金匮要略》"食已即吐者，大黄甘草汤主之"之意。并用大黄、枳壳通腑泄热。药后大便通畅，呕吐、泛酸、腹泻亦止，升降复常而愈。

案八　习惯性便秘（胃失通降证）

陈某，男，56 岁。

习惯性大便秘结已 30 年，需服泻药大便方通。口渴，舌红苔黄，脉小数。阴伤肠燥，津液不能濡润肠腑，胃失通降。六腑以通为用。先服水药 5 剂，继服丸方巩固。南沙参 12g，麦冬 10g，火麻仁 10g，郁李仁 10g，瓜蒌仁 15g，肉苁蓉 10g，枳实 5g，皂荚子 5 粒，知母 5g。继用丸方：生首乌 50g，生地50g，肉苁蓉 50g，火麻仁 50g，郁李仁 50g，瓜蒌仁 50g，炒枳实 30g，大黄 30g，皂荚子 30g，杏仁 50g，桃仁 30g，紫菀30g，桔梗 30g。共研细末，炼蜜为丸如梧桐子大，每次 5g，每日 2 次。药后大便即能每日畅解。

按：本例便秘已久，因症见口渴、舌红苔黄、脉小数，辨证为津液不足，肠腑失濡，胃失通降。治疗以大队甘寒润降，佐枳实、大黄苦降，苁蓉咸降，终使腑气得降而津液不伤，更用紫菀、桔梗、杏仁开提肺气、宣上通下，使肺与大肠复升降之常。30 年顽疾，得以解除。

体　会

升降学说是建立在中医学"天人相应"平衡调和基础上的一种学说。气机升降是导致一切疾病的根源，所谓"死生之机，升降而已"。脾胃居中，又为气机升降之枢。脾胃所化精微，上升可养心肺，下达可助肝肾，旁灌可及四肢百骸。历代许多医家，多从脾胃升降立论。认为胃主受纳、腐熟水谷，传送糟粕，以降为顺，宜降则和；脾主健运，输布水谷精微，变化气血，以升为用，宜升则健。李东垣曾说："盖胃为水谷之海，饮食入胃，而精气先输脾归肺，上行春夏之令，以滋养周身，乃清气为天者也；升已而下输膀胱，行秋冬之令，为传化糟粕，转味而出，乃浊阴为地者也。"把脾胃的清升浊降视为天地、四季之更者，不可须臾或缺。治疗善用升以调脾胃，尤重于升补脾阳，并创立了不少以升阳为主的方剂，如补中益气汤、升阳益胃汤、升阳除湿汤等。沿用至今，仍不失为有效名方。叶天士对《脾胃论》之升降理论甚为推崇。他曾说：脾主运化，贵健运而不息，其宜升也明矣；胃主受纳，贵下行而不滞，其宜降也明矣。（《吴医汇讲》）华云岫根据叶天士的经验，作了进一步的阐发："脾胃之病，当详升降二字，盖脾气下陷固病，即使不陷而但不运，已病矣；胃气上逆固病，即使不上逆而但不降，亦病矣。"又说："仲景急下存阴，其治在胃，东垣大升阳气，其治在脾。"以脾胃升降分论，成为调理脾胃升降的主要理论依据。

脾胃升降失常，其临床表现多种多样。如脾胃虚弱，清阳不升，可致眩晕、耳聋或阴火发热；清阳下陷可致泄泻、久痢、脱肛、便血、尿浊、崩漏及白带颇多，若胃气上逆，可出现呕吐、呃逆、吐血、反酸、胸脘痞闷，甚至噎膈反胃；胃失通降，糟粕不能下行，则腹痛、痞满、便结；若阴阳反作，升降逆常，当升不升，当降不降，则清浊相干，吐泻交作。以上列举的眩晕、呕吐、泄泻、痢疾、耳聋、尿浊、便秘诸案，均由脾胃失常所致。

治疗总以平衡升降为旨。《医门棒喝》指出："升降之机，又在脾之健运。"因脾得健运，可使中焦气旺，斡旋有权。所谓"大气一转，其气乃散"。如仲景之枳术丸治水饮搏气所致"心下坚大如盘"，即本此义。张老临床诊治各种慢性胃炎、溃疡病等，根据症状，大多从中虚气滞论治。以甘温健运为主，少佐辛散理气，即属补脾胃以调升降。他常选用四君子汤、香砂六君汤、建中汤等。若清阳不升，中气下陷，多取参、芪、术、草加升、柴、葛或荷叶之属，以升举清阳。若胃气上逆，张老根据寒热虚实，选用和胃降逆之剂。如温降多用旋覆代赭汤、丁香柿蒂散、小半夏汤、吴茱萸汤等；寒降多用橘皮竹茹汤、加味连苏饮；润降多用通幽汤、增液承气汤、麦门冬汤等；苦降则用承气之属；对寒热错杂，胃气上逆者，则寒温并用，苦辛通降，诸泻心汤常用；若升降逆乱，吐泻交作者，每选六和汤、连朴饮、三仁汤和藿香正气散等升清降浊、调和肠胃。总之，治法总不出"高者抑之，下者举之"，疏其气血，令其条达，而致和平。

五、"胃炎灵"冲剂治疗中虚气滞型慢性浅表性胃炎的初步探讨

——附 **67** 例临床小结

江苏省中医院主任医师　汪红

我们以根据已故张泽生教授治疗脾胃病经验研制的"胃炎灵"冲剂，治疗中虚气滞型慢性浅表性胃炎 67 例，取得满意疗效，现报告如下。

临床资料

病例选择：所有病例均经纤维胃镜确诊为慢性浅表性胃炎，辨证属中虚气滞者。中虚气滞型的主要症状：胃脘部隐痛不适，喜热喜按，得食稍缓，多食又感痞胀不舒，嗳气，纳呆，神疲乏力，舌淡或质胖，苔薄白，脉细弦等。

一般情况：67 例患者中男性 44 例，女性 23 例，男女之比为 1.91∶1；年龄最小者 19 岁，最长者 66 岁，平均 40.6 岁；病程最短为半年，最长为 25 年，平均 9.7 年。其组间分布见表 1。

表 1   年龄及病程分布情况

年龄（岁）	≤25	26~30	31~40	≥41	
例　数	6	11	24	26	
病程（年）	≤2	2⁺~5	5⁺~10	10⁺~15	>15
例　数	14	13	17	9	14

67 例患者除患有慢性浅表性胃炎外，部分患者尚兼浅表性十二指肠炎（21 例）、食道炎（3 例）、胃下垂（2 例）、胃溃疡（2 例）、十二指肠球部溃疡（2 例）和慢性胆囊炎、胆石症（1 例）等疾病。

发病诱因所占比例从高到低依次为饮食不节、情怀不舒、中焦受寒和过度劳累。

治疗方法："胃炎灵"冲剂（江苏省句容县中药厂生产），每次 1 包，1 日 3 次，冲服。1 个月为 1 疗程，一般服药 1~3 个疗程。

药物组成：炙黄芪、潞党参、炒白术、炙桂枝、炒白芍、广木香、广陈皮、佛手片、炙甘草、生姜、大枣。

疗效分析

疗效标准：①临床治愈：临床症状与体征消失，经纤维胃镜检查，原有病变消失。②显效：临床症状和体征基本消失，纤维胃镜复查有显著好转。③好转：临床症状和体征部分消失或主诉症状改善，复查纤维胃镜见好转。④无效：临床症状和体征无任何改变，纤维胃镜复查未见变化。

治疗结果：临床治愈 2 例（2.99%），显效 24 例（35.82%），好转 39 例（58.20%），无效 2 例（2.99%）。总有效率为 97.01%。

统计分析：对于治疗前后予以等级记分的症状和体征，经 Ridit 分析：其中脘腹胀、脘痛、纳呆、嗳气、神疲等 5 大症状的等级积分间的差别有非常显著的意义（$P < 0.01$），喜热食一症的等级积分治疗前后的差别也有显著意义（$P < 0.05$），其他症状与体征的等级积分治疗前后无显著差别（$P > 0.05$），详见表 2。

表 2　疗效分析

等级积分	治疗	脘腹胀	脘痛	纳呆	嗳气	神疲	喜热食	喜按	嘈杂	便溏	口干	食后痛减	恶心	便秘
0	前	13	17	19	25	39	43	48	50	51	52	57	57	57
0	后	43	40	46	45	55	57	60	60	61	59	64	62	67
1	前	11	21	13	8	6	10	8	10	6	10	2	6	10
1	后	18	21	17	17	9	7	5	6	6	7	2	3	0
2	前	40	27	32	29	21	14	11	7	10	5	8	4	0
2	后	6	6	4	4	3	3	2	1	0	1	1	2	0
8	前	3	2	3	5	1	0	0	0	0	0	0	0	0
8	后	0	0	0	1	0	0	0	0	0	0	0	0	0
Ridit 分析		$P < 0.01$，$P < 0.05$，$P < 0.05$												

讨论

1. 慢性浅表性胃炎是一种常见病、多发病。目前认为是萎缩性胃炎的早期阶段，且有约 10% 的患者可发展成胃癌。按中医辨证，属中虚气滞型的患者约占慢性浅表性胃炎检出率的 79.48%，较肝胃不和型为高，两者间的差别有显著意义（$P < 0.05$）。从有关实验研究的结果来看：中虚气滞型慢性浅表性胃炎患者的血浆 cAMP 含量和细胞免疫功能水平低下较其他证型显著；在局部病理改变上，胃黏膜浅表炎、胃体部固有腺萎缩、胃窦部黏膜肌增生、重度肠上皮化生以及胃体部非典型增生均较实证（肝胃不和型）者的检出率为高。有显著或极显著意义。因此，中虚气滞型慢性浅表性胃炎不仅发病率高，而且病理改变偏重。

2. 中虚气滞型慢性浅表性胃炎，其本在中虚，其标在气滞。在治疗上应遵循"脾胃属土，唯火能生"的原则，取甘温之品，扶脾胃之弱、益中虚之气；助理气行滞之药，行郁滞之气，疏升降之机。补益之物，易滞中焦，故亦需理气药物扶持，使得补而不滞，并收补脾胃、通气滞之效，二者相得益彰。因此，治疗原则以温中健脾为主，理气行滞为辅。

3. "胃炎灵"冲剂中单味药物的药理研究表明，黄芪除具有强壮作用外，利尿消肿作用也较强；党参可使正常兔的红细胞及血红蛋白略有增加；白术利尿作用也较强且持久，尚具有强壮及抗菌作用；炙甘草对实验性溃疡有明显的抑制作用，能直接吸附胃酸，且对正常及胃酸缺乏者能增加胃酸分泌，呈双向调节作用；桂枝有抗菌及利尿作用；白芍有解痉止痛之功，还能抗溃疡、抗炎，与甘草配合在抑制胃液分泌方面有协同作用，且能改善胃窦部的血运，芍药提取液能使胃液酸度分泌轻度上升，改善食欲，也呈双向调节作用；陈皮具有明显的抗溃疡、抗炎作用；木香、佛手亦有解痉止痛及抗菌消炎作用；生姜对胃酸及胃液的分泌呈双向调节作用；大枣有强壮作用。"胃炎灵"冲剂合方的实验研究结果还表明，该冲剂能较好地保护酒精损伤的胃黏膜，且能促使已损伤的胃黏膜早期愈合。具体表现在：服用"胃炎灵"冲剂的大鼠酒精所致胃黏膜损害的程度远较对照组为轻，在炎性浸润程度、浸润范围、充血、变性、黏膜脱落、糜烂或出血等各项指标方面，两者的差别均有显著或非常显著的意义。且发现，服用"胃炎灵"冲剂的大鼠造型后病变主要集中于大鼠的腺胃和幽门，认为造成两组炎性病变差别的原因可能是"胃炎灵"冲剂对黏膜屏障的保护作用，并减少黏膜细胞间的损害，从而减少了氢离子的弥散作用和钠离子的逸出，并推测"胃炎灵"冲剂混悬液灌入胃后，与血清蛋白组成的高分子凝胶层相互作用，加强了黏膜屏障的功能，从而防止胃黏膜继续受损，阻止炎症进一步发展。

此外，脾胃虚弱及脾虚气滞证的研究结果还提示，两证患者黏膜中的 cAMP 含量比正常胃黏膜中的 cAMP 含量降低显著，同时，血浆 cAMP 也显著降低。血浆 cAMP 在脾虚证缓解和消失后则明显上升，而"胃炎灵"冲剂中的君药炙黄芪能明显提高 cAMP 在血浆中的含量。还有研究表明，脾胃气虚患者外周淋巴细胞的超微结构与健康人相比明显增大，胞核常染色质的比例增高、核仁变大、线粒体体积增大、粗面内质网的数目增多增长后，可恢复到正常水平。"胃炎灵"冲剂治疗中虚气滞型慢性浅表性胃炎获效，同样可从这些方面得到一些解释。

六、张泽生教授脾胃病用药特点剖析

江苏省中医院主任医师　汪红

随着《张泽生医案医话集》（1981 年版，以下简称《医案》）及《张泽生脾胃病诊疗和教学应用软件》的面世，其精湛医术蜚声海内外。在张老逝世 10 周年之际，再读《医案》，掩卷沉思，感辨证立法之精，叹遣方择药之良，确非一般医者所能及。乃以药为纲，别类分门，纵横疏理，意欲发其隐幽之所，探其布方用药之律，从中汲取营养，以提高自己的临床水平。今不揣愚昧，综合归纳于次，以求正于同道。

一般资料

《医案》中脾胃病部分，共收病症 14 种（胃脘痛、呕吐、嘈杂、口疳、牙痛、噎膈、痞、腹胀、腹痛、虫积、泄泻、痢疾、便秘、便血）44 例，其中实证 13 例、虚证 14 例、虚实夹杂证 17 例，涉及现代医学明确诊断的疾病有 16 种（包括浅表性胃炎、萎缩性胃炎、胃及十二指肠球部溃疡、胃癌术后、神经性呕吐、急性胰腺炎、急慢性肠炎、急慢性菌痢、肠寄生虫病、习惯性便秘、肠结核、结肠癌术后、口腔溃疡等）。

药物分类

《医案》脾胃病部分共使用药物 176 种（另有膏滋赋型剂绵白糖、冰糖 2 味），处方 161 次，还配用中成药 8 种（东风片、绿袍散、六一散、鸡苏散、健脾丸、榆槐脏连丸、麻仁丸、桑椹膏）。所用中药分属 18 个大类（按 5 版教材《中药学》及《中药大辞典》所载药物功效归类），详见表 3。

表 3　176 味药物分属门类一览

分　类	药　物
解表药	桂枝*、生姜*、香薷*、荆芥*、防风*（辛温）；葛根*、柴胡*、升麻*（辛凉）
清热药	石膏、知母*、芦根、天花粉*、竹叶、栀子、夏枯草*（清热泻火）；黄连*、黄芩*、黄柏*（清热燥湿）；生地黄*、玄参、赤芍*、人中白（清热凉血）；金银花、蒲公英*、马齿苋*、白头翁*、秦皮*、白花蛇舌草*、马鞭草*、石打穿*、半枝莲*、凤尾草*、海南子*（清热解毒）；胡黄连*（清虚热）
泻下药	大黄*、芒硝*（攻下）；火麻仁*、郁李仁*、皂角子*（润下）
祛风湿药	独活*、威灵仙、防己*、秦艽*、豨莶草*、木瓜*
芳香化湿药	苍术*、厚朴*、厚朴花*、藿香*、佩兰*、砂仁*、白豆蔻*
利水渗湿药	茯苓*、泽泻*、薏苡仁*、车前子*、车前草*、滑石*、木通*、黑大豆、玉米须*、荷叶*、椒目*.
温里药	附子*、干姜*、炮姜*、肉桂*、吴茱萸*、细辛、小茴香*、陈艾绒*
理气药	橘皮*、青皮*、枳实*、枳壳*、佛手*、香橼*、木香*、香附*、乌药*、沉香*、川楝子*、青木香*、薤白*、代代花、苏梗、大腹皮*.

354

（续表）

分　类	药　物
消食药	山楂*、建曲*、麦芽*、谷芽*、鸡内金*
驱虫药	使君子*、槟榔*、雷丸*、榧子*
止血药	地榆*、侧柏叶*、三七*、茜草*
活血化瘀药	川芎*、乳香*、没药*、延胡索*、郁金*、丹参*、益母草*、鸡血藤*、桃仁*、红花*、五灵脂、牛膝、穿山甲、急性子
化痰止咳平喘药	半夏*、桔梗*、旋覆花*、前胡、瓜蒌*、贝母*、竹茹*、冬瓜子*（化痰）；杏仁*、紫菀*、枇杷叶（止咳平喘）
安神药	酸枣仁*、柏子仁、合欢皮
平肝息风药	牡蛎、代赭石*、刺蒺藜*、决明子*、稆豆衣*
补虚药	人参*、党参*、太子参*、黄芪*、白术*、山药*、扁豆*、扁豆衣*、甘草*、大枣*、饴糖、蜂蜜*（补气）；肉苁蓉*、杜仲*、续断*、骨碎补、益智仁、紫河车（补阳）；当归*、何首乌*、白芍*、阿胶*、龙眼肉*（补血）；沙参*、麦冬*、石斛*、玉竹*、黄精、墨旱莲*、鳖甲*、黑芝麻*（补阴）
收涩药	五味子*、乌梅*、石榴皮*、肉豆蔻*、赤石脂*、禹余粮*、莲子*、山茱萸*
外用药	明矾*、蟾皮*、青盐、瓦楞子*.

　　在所有 176 味药中，使用频率较高的前 20 味药如表 4

355

所示。

表 4　常用的 20 味药

药　物	使用次数	使用频率
橘　皮	99	61.5%（99/161）
白　术	98	60.9%（98/161）
白　芍	97	60.2%（97/161）
木　香	92	57.1%（92/161）
半　夏	69	42.9%（69/161）
党　参	68	42.2%（68/161）
茯　苓	48	29.8%（48/161）
当　归	44	27.3%（44/161）
甘　草	44	27.3%（44/161）
枳　壳	36	22.4%（36/161）
桂　枝	31	19.3%（31/161）
吴茱萸	31	19.3%（31/161）
太子参	30	18.6%（30/161）
黄　连	27	16.8%（27/161）
建　曲	26	16.1%（26/161）
乌　梅	23	14.3%（23/161）
川　朴	22	13.7%（22/161）
薏苡仁	22	13.7%（22/161）
黄　芩	19	11.8%（19/161）
炮　姜	18	11.2%（18/161）

　　对《医案》脾胃病部分的病证（除去口疮、牙痛两种病证），依据病位在胃在肠之不同加以区分后可以看出，用药情况出现了较大变化。病位在胃者用药相对集中（见表 3 中带 "＿"

356

者），处方 57 次中用药 79 味；病位在肠者用药较广泛（见表 3 中带"＊"者），处方 96 次中用药 149 味。并且，在处方中出现频率最高的 20 味药也发生了相应的变化，见表 5、6。

表 5　病位在胃常用的 20 味药

药　物	使用次数	使用频率
橘　皮	43	75.4%（43/57）
白　芍	41	71.9%（41/57）
半　夏	35	61.4%（35/57）
白　术	33	57.9%（33/57）
木　香	27	47.4%（27/57）
甘　草	25	43.9%（25/57）
党　参	23	40.4%（23/57）
当　归	20	35.1%（20/57）
枳　壳	17	29.8%（17/57）
桂　枝	17	29.8%（17/57）
茯　苓	16	28.1%（16/57）
佛　手	15	26.3%（15/57）
石打穿	15	26.3%（15/57）
吴茱萸	14	24.6%（14/57）
黄　连	12	21.1%（12/57）
竹　茹	10	17.5%（10/57）
太子参	8	14.0%（8/57）
乌　梅	7	12.3%（7/57）
沉　香	5	8.8%（5/57）
郁　金	5	8.8%（5/57）

表6 病位在肠常用的20味药

药 物	使用次数	使用频率
白 术	65	67.7%（65/96）
木 香	65	67.7%（65/96）
橘 皮	56	58.3%（56/98）
白 芍	53	55.2%（53/96）
党 参	32	54.2%（32/96）
半 夏	29	30.2%（29/96）
茯 苓	29	30.2%（29/96）
当 归	24	25.0%（24/96）
太子参	22	22.9%（22/96）
建 曲	22	22.9%（22/96）
川 朴	20	20.8%（20/96）
枳 壳	19	19.8%（19/96）
炮 姜	18	18.8%（18/96）
薏苡仁	18	18.8%（18/96）
吴茱萸	17	17.7%（17/96）
扁 豆	17	17.7%（17/96）
乌 梅	16	16.7%（16/96）
黄 连	15	15.6%（15/96）
山 药	14	14.6%（14/96）
桂 枝	14	14.6%（14/96）

用药特色

《医案》中脾胃病证用药达18大类176种之多是始料未及

的，从一个侧面反映了张泽生教授治疗脾胃病非一方一药所专，而是以注重辨证论治、灵活运用为长。择药多而不乱，章法分明，有许多内在规律可循，可资借鉴之处亦丰，然限于篇幅，仅择其要者简述4点如下。

（1）病在脾胃，擅用温补：病位在胃者处方中用药79味，其中温性药物32味、寒性药物28味、平性药物19味，与传统认为胃为阳土，喜润恶燥，用药宜施凉润的习惯不同。张老认为，胃气系人之生生之气，胃为五脏六腑之大源，是气血生化之本，胃气旺盛则化生气血，充养五脏六腑，脾胃亦得以自养。若胃气不足，脾胃功能衰减，则纳运失常，生化乏源，气机不得舒畅。久则脉络自痹，气血受阻，胃病则起。胃气之所以虚者，或为劳倦所伤，或思虑过度，或药食过偏，或久病中焦困乏，或年高脾胃之气渐衰所致。对胃气虚弱患者，常针对病情投以甘温之品，即所谓"脾胃属土，唯火能生"。病位在肠者处方中用药149味，其中温性药物64味，寒性药物59味，平性药物26味。

（2）解表药非专为散邪而设：《医案》脾胃病部分使用解表药物8味，其中桂枝、生姜用于温运中土，且使用频率甚高，分别达31次及15次之多；柴胡用于疏肝达郁，亦有11次；葛根使用7次、升麻使用6次，仅见于泄泻、痢疾案中，乃升提举陷之为；防风、荆芥分别使用4次和1次，投于泄泻初起，疏表之外，更有逆流挽舟、升腾胃气之意。

（3）任药尤偏理气，布施同中有异：《医案》脾胃病部分共使用理气类药物16种，兼有理气作用的药物15种，计31种，处方中使用达406次之多。但其中乌药、小茴香、大腹皮、香附、青木香、乳香、没药、延胡索、藿香、佩兰等10味仅用于病位在肠者案中，而病位在胃者案中不用；与此相反，苏梗、代代花、川朴花等3味药仅用于病位在胃者案中，而病位在肠者案中未见使用。其他理气药物则互有兼用。

（4）病久法当宜补，择药清淡为上：《医案》脾胃病部分对于病久虚损之证或少数虚实夹杂之证共使用补虚类中药31味，其中人参、杜仲、川断、紫河车、鳖甲等5味仅用于膏方之中，实际常用补虚药物仅26种。然无论补气、养血，还是益阴、助阳，皆以清淡味薄者为常，质重味厚者较少使用。其中，补气药白术（98次）、党参（55次）、甘草（44次），养血药白芍（97次）、当归（44次）、龙眼肉（7次），益阴药沙参（17次）、麦冬（10次）、石斛（5次），助阳药肉苁蓉（8次）、杜仲（3次）、续断（2次）的使用频率分列各项的前3位。